古法经络穴位
养生书

中医刮痧、拔罐入门简单学

李志刚◎主编

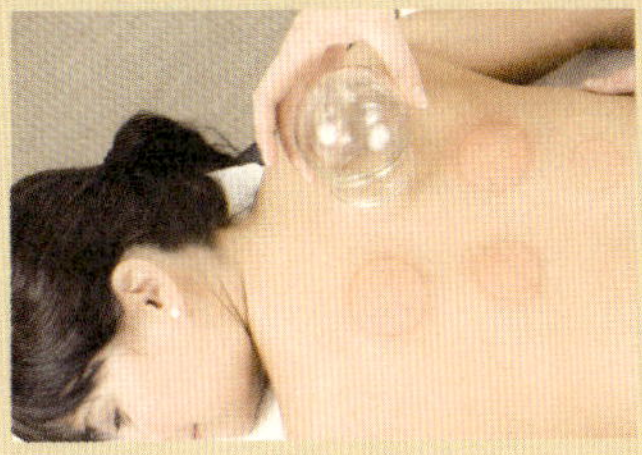

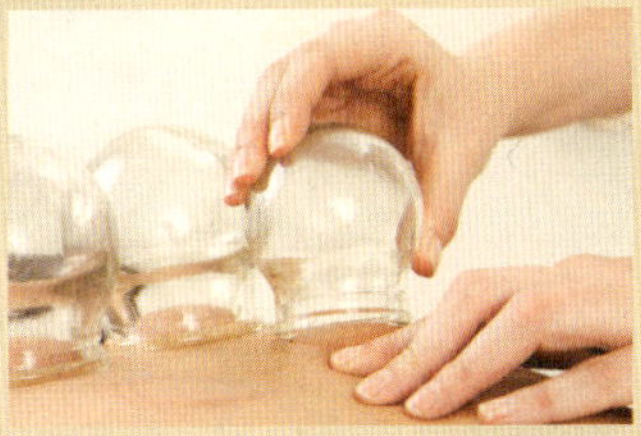

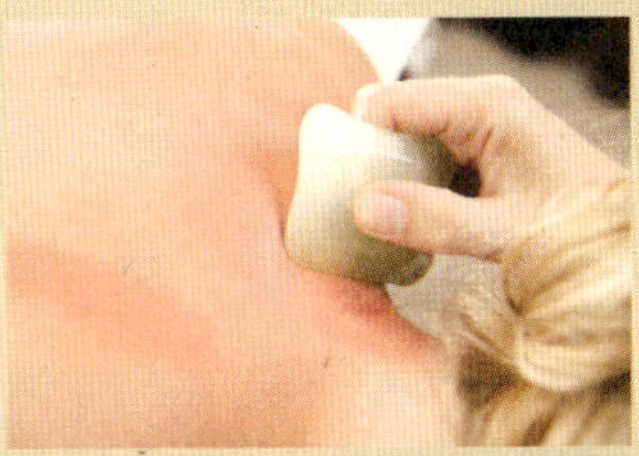

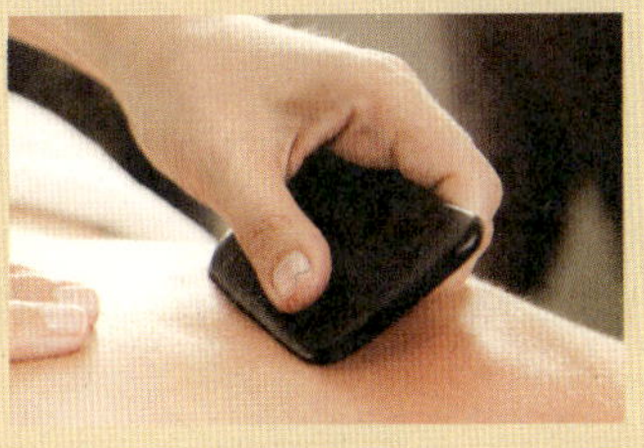

新疆人民出版总社
新疆人民卫生出版社

图书在版编目（CIP）数据

中医刮痧、拔罐入门简单学/李志刚主编. --乌鲁木齐:新疆人民卫生出版社,2016.9
（古法经络穴位养生书）
ISBN 978-7-5372-6696-3

Ⅰ.①中… Ⅱ.①李… Ⅲ.①刮搓疗法②拔罐疗法 Ⅳ.①R244

中国版本图书馆CIP数据核字(2016)第179368号

中医刮痧、拔罐入门简单学

ZHONGYI GUASHA、BAGUAN RUMEN JIANDAN XUE

出版发行 新疆人民出版总社 新疆人民卫生出版社
责任编辑 李齐新
摄影摄像 深圳市金版文化发展股份有限公司
策划编辑 深圳市金版文化发展股份有限公司
封面设计 深圳市金版文化发展股份有限公司
地　　址 新疆乌鲁木齐市龙泉街196号
电　　话 0991-2824446
邮　　编 830004
网　　址 http://www.xjpsp.com
印　　刷 深圳市雅佳图印刷有限公司
经　　销 全国新华书店
开　　本 173毫米×243毫米 16开
印　　张 12
字　　数 150千字
版　　次 2016年11月第1版
印　　次 2016年11月第1次印刷
定　　价 29.80元

前言 Preface

你的身体给了你生活，你的健康状况构成了你生活最重要的内容。不过，许多人都不知道自己身上就有一套人体自我修复系统——经络，还不了解经络是如何发挥作用的，更为重要的是，还不知道要训练经络，也不知道要怎么训练……事实上，我国的传统自然疗法——刮痧、拔罐，有着十分悠久的历史，是一门不可不学的经络训练学问。

现代社会，许多疾病发生的过程复杂，往往不是靠一方一药、一朝一夕所能解决，但其实许多早期疾病如能掌握一些简单的穴位刺激方法，就可以得到防治。比如防治伤风感冒的大椎、风池等，简单易学，几分钟就可以达到奇效，这些简单的手法，特别适合容易感冒、反复感冒的人士。这就是国医“治未病”的道理，即对于疾病，与其发现了再去治疗，不如早做防备。

“治未病”这种健康观念，催生了“自助保健”的理念。其中，刮痧、拔罐以其在民间悠久的历史、简便易学的操作、良好的功效受到广泛的欢迎。但是自助保健也要讲究科学性。刮痧、拔罐要用什么器具？作用于什么部位？哪些是适用证？哪些又是禁忌证？这里面可大有学问。

本书将带你一探奥秘，从传统中医养生理论出发，倡导回归本身的的自然养生方式，对刮痧、拔罐疗法进行了详细的解析。首先系统全面地介绍了影响人体健康的病理因素以及人体全身经络的作用及其与疾病的联系。然后介绍刮痧、拔罐这两种自然疗法的功效作用、操作技巧等几个方面，再将理论应用于实践，将各疗法对生活中常见病症的辅疗操作总结出来，并配以图示，操作既方便又简单，实用性非常强，就算零基础，也能让你在家轻松学会治病除疾的神奇秘诀，教你在神秘的经络河流中遨游，在刮痧、拔罐中呵护自己及家人的健康。

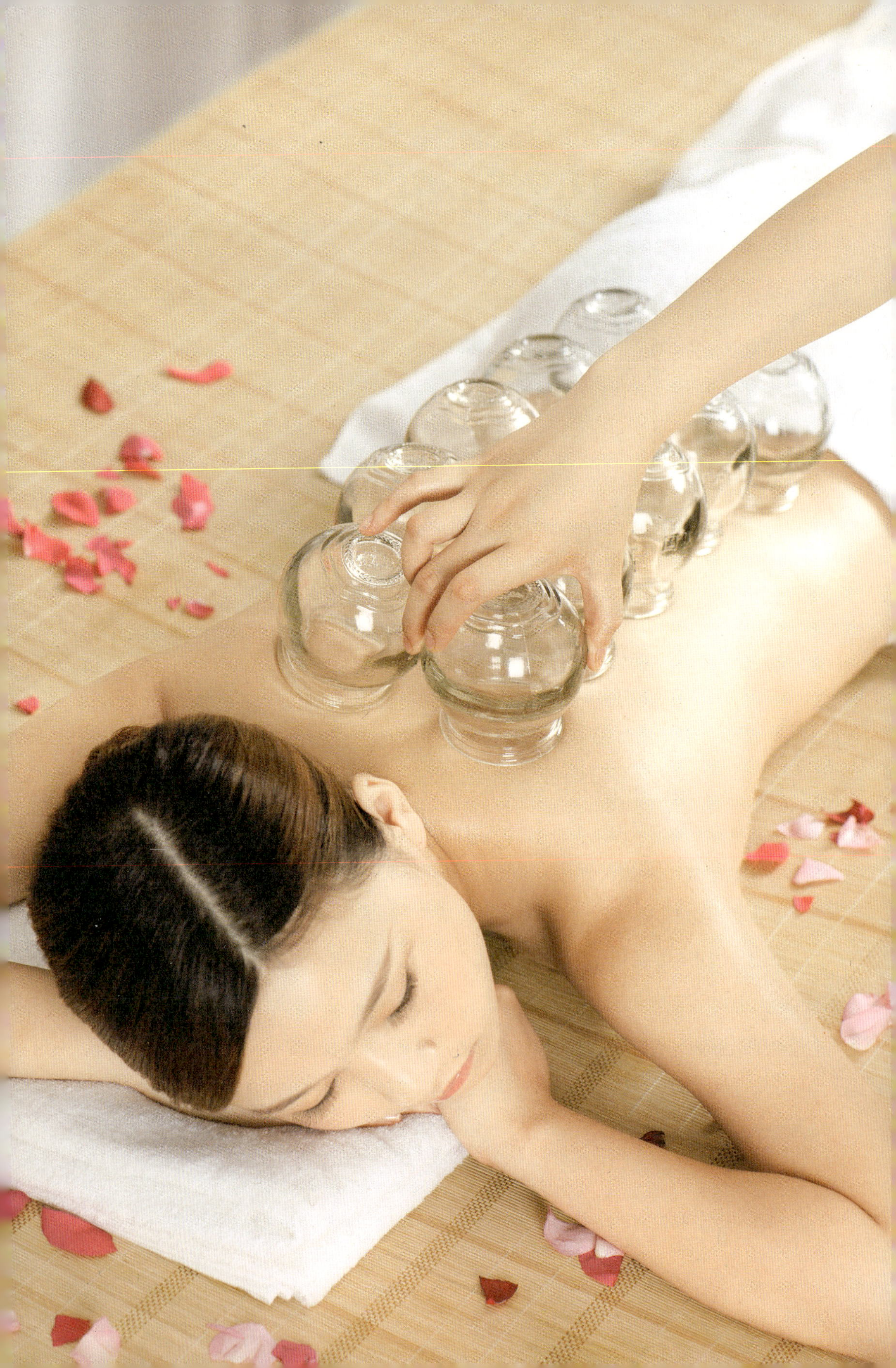

目录 Contents

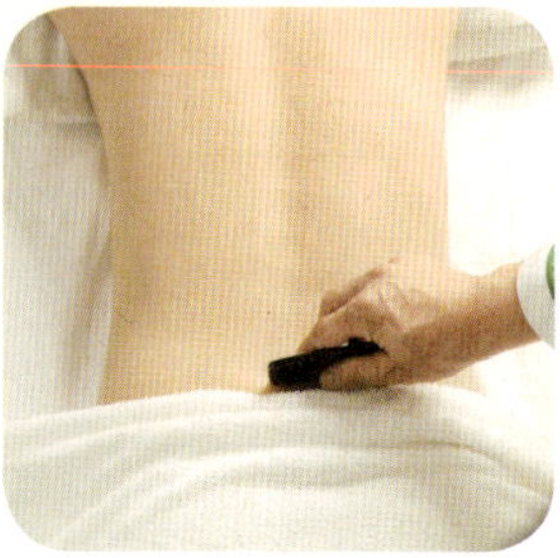
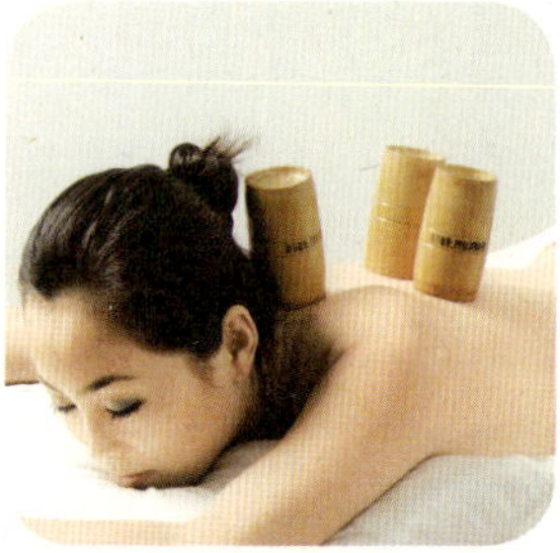
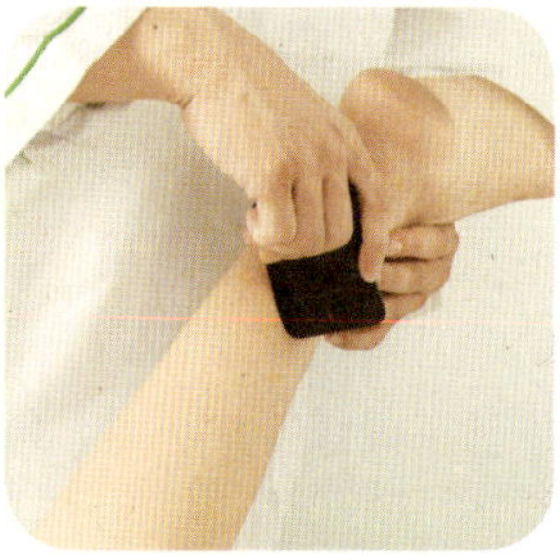
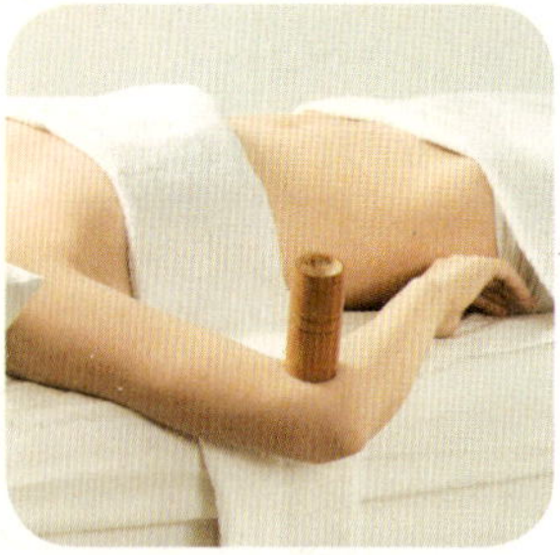

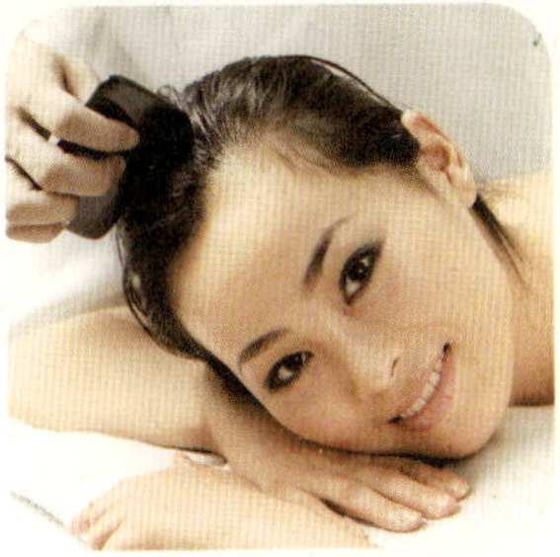

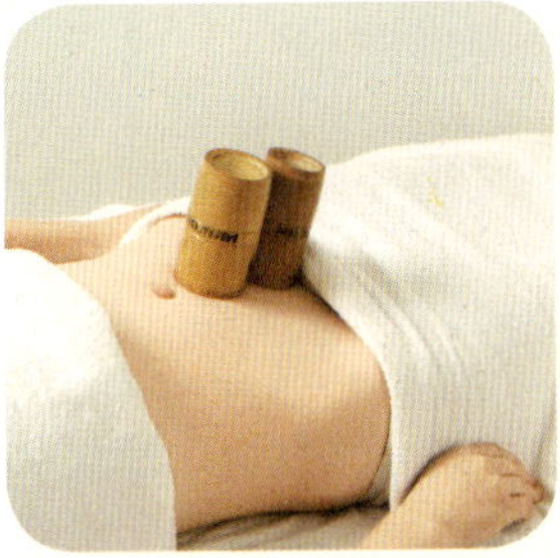

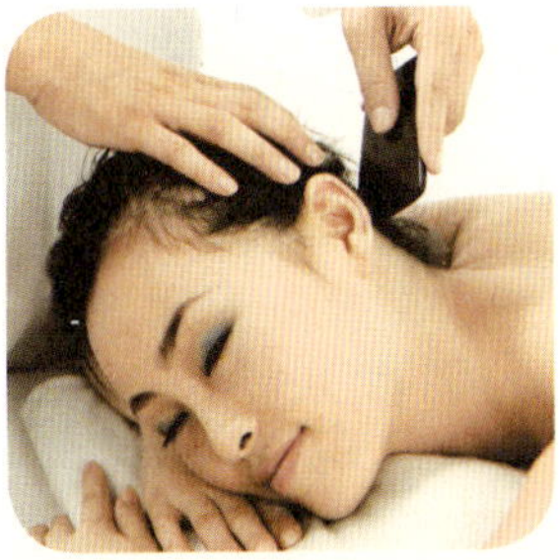

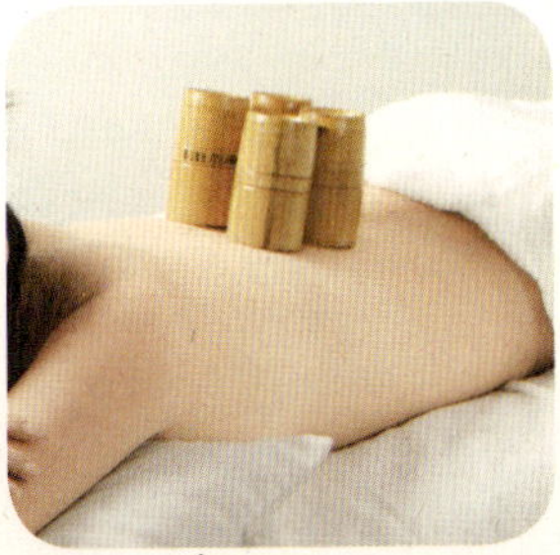

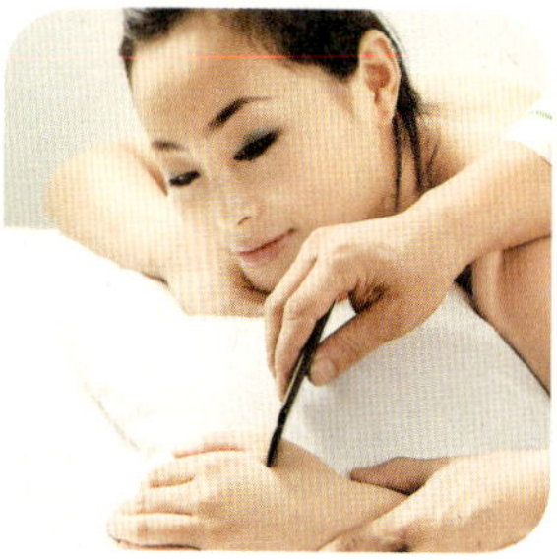

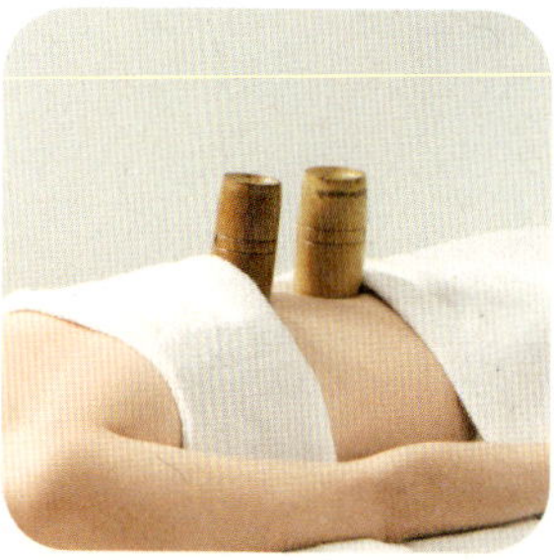

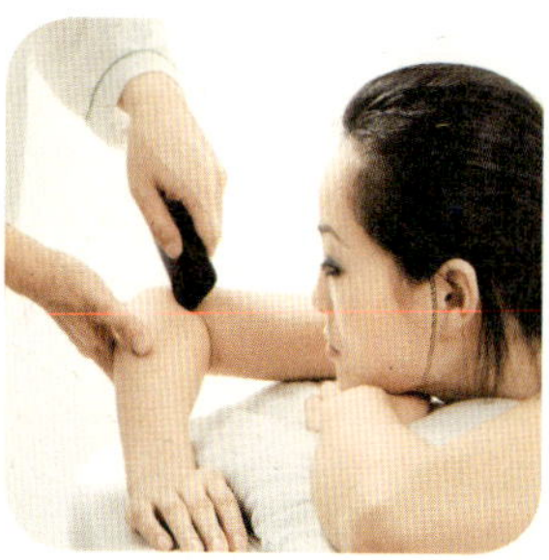

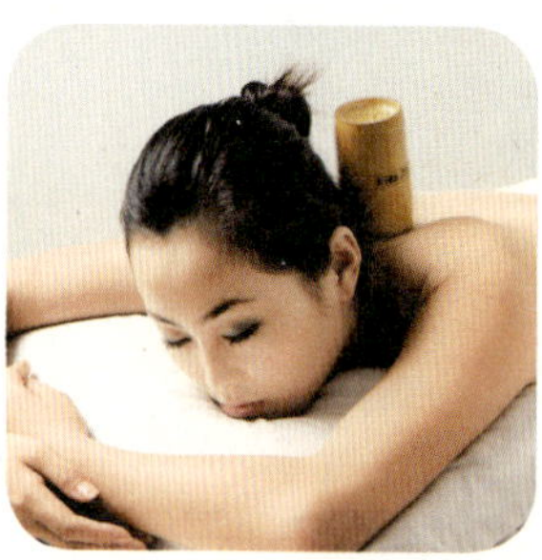

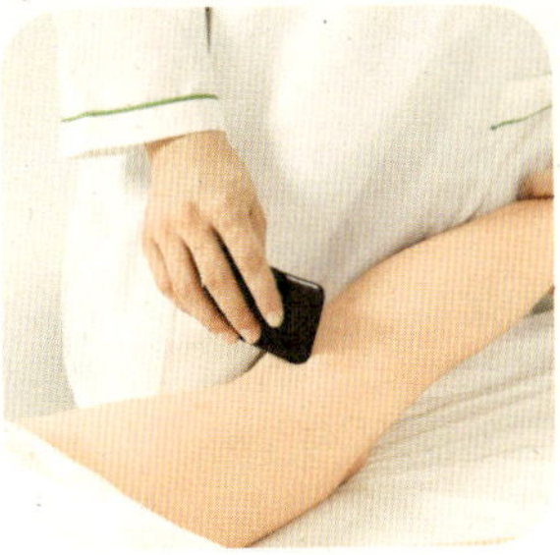

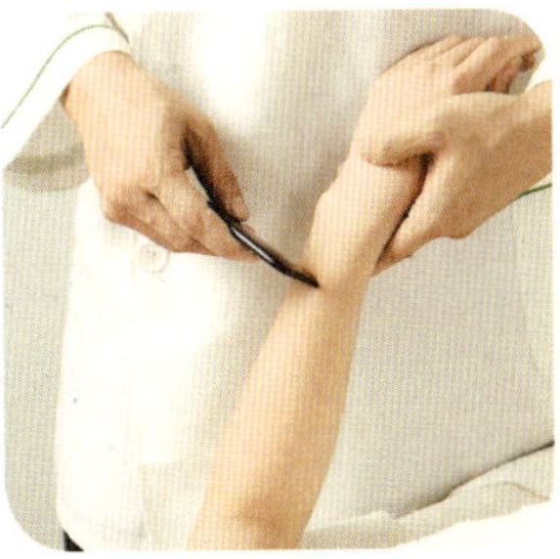

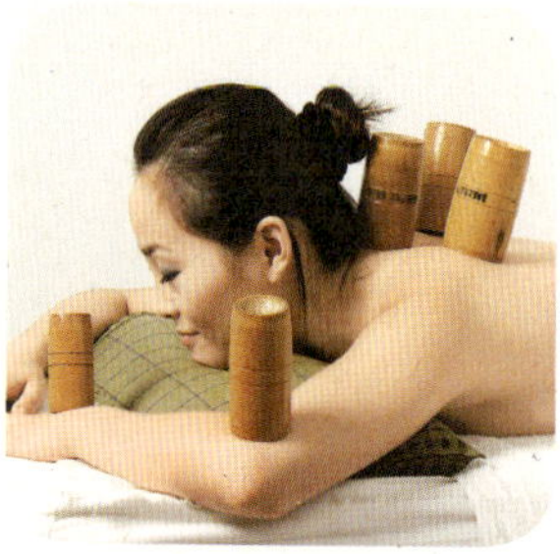

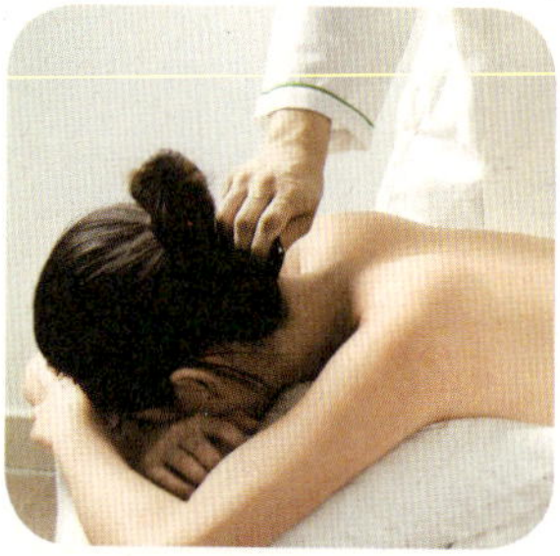

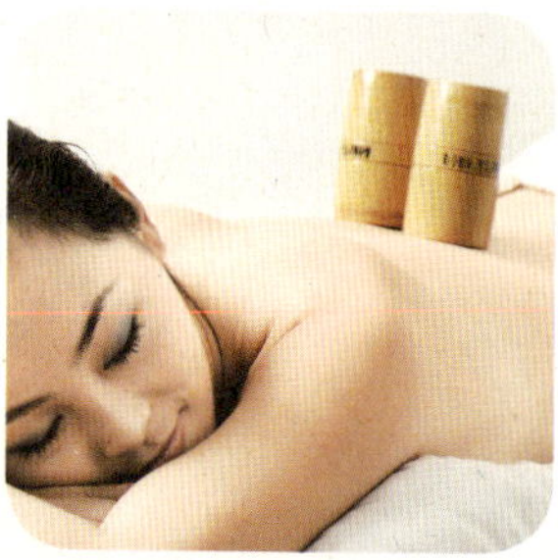

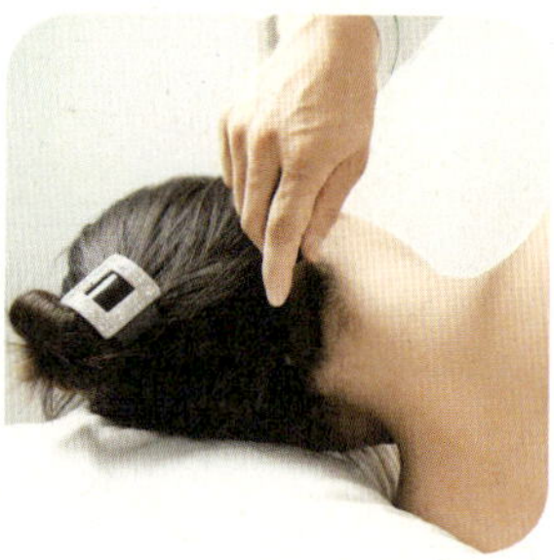

第一章

疾病要有预感，健康要有经络意识

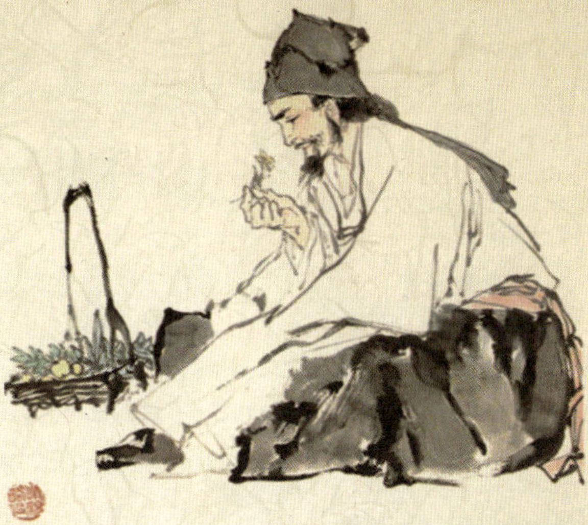

《黄帝内经》告诉我们“阴平阳秘”，实际上就是告诉我们身体健康的奥秘。所谓“阴平阳秘”，其实就是人体健康的一种平衡状态，身体所有的反应都是为恢复平衡做出的，而经络系统就是机体保持健康平衡状态的控制系统和调节系统。

那么导致各种疾病的诱因是什么呢？经络系统为什么不能控制和调节呢？经络学认为是八个字：“经络阻滞，气血不通。”故经络学又用一句话道破天机：“通则不痛，痛则不通。”

明白身体各种疾病的原因，解决的办法也有了：疏通经络，运行气血。

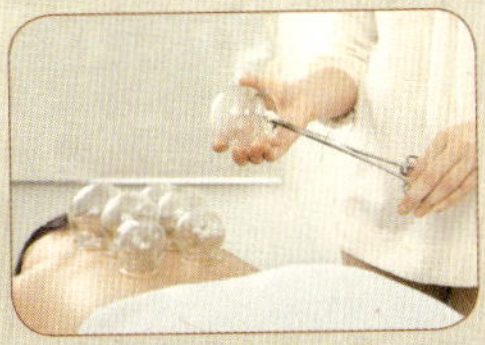
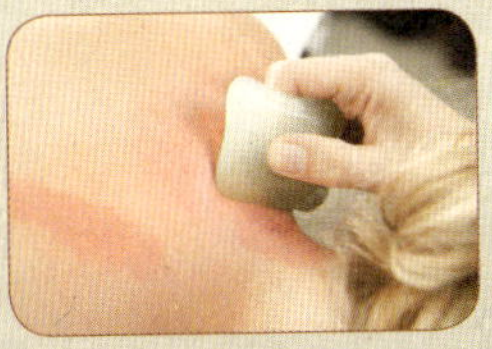
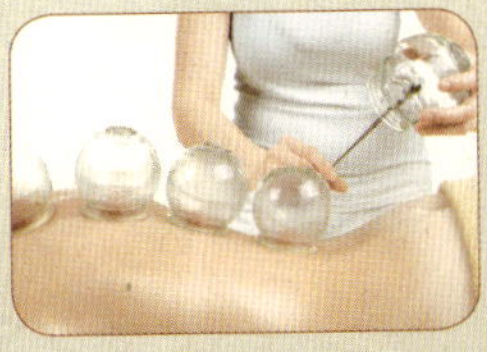
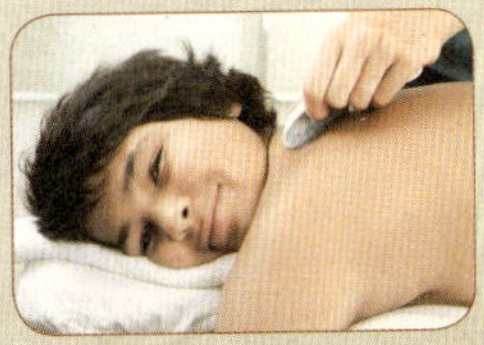

提前知晓影响健康的八大因素

（一）风

风为春季的主气，在一年二十四个节气中，大寒、立春、雨水、惊蛰四个节气为风气主令。因风为木气而通于肝，故又称春季为风木当令的季节。风虽为春季的主气，但终岁常在，四时皆有，故风邪引起的疾病虽以春季为多，但不限于春季，其他季节均可发生。

风邪的性质和致病特征

①轻扬开泄：风为阳邪，具有升发、向上、向外的特性。所以风邪致病，易于伤人上部，易犯肌表、腰部等阳位。风邪伤于肺则现鼻塞、流涕、咽痒、咳嗽等；风邪上扰头面，则现头晕、头痛、头项强痛、面肌麻痹、口眼歪斜等。

②善行数变：“善行”是指风邪具有易行而无定处的性质，故其致病有病位游移，行无定处的特性，如风疹、荨麻疹之发无定处，此起彼伏。“数变”是指风邪致病具有变化无常和发病急骤的特性，如风疹、荨麻疹之时隐时现，癫痫、中风之卒然昏倒，不省人事等。

③风性主动：是指风邪致病具有动摇不定的特征。常表现为眩晕、震颤、四肢抽搐、角弓反

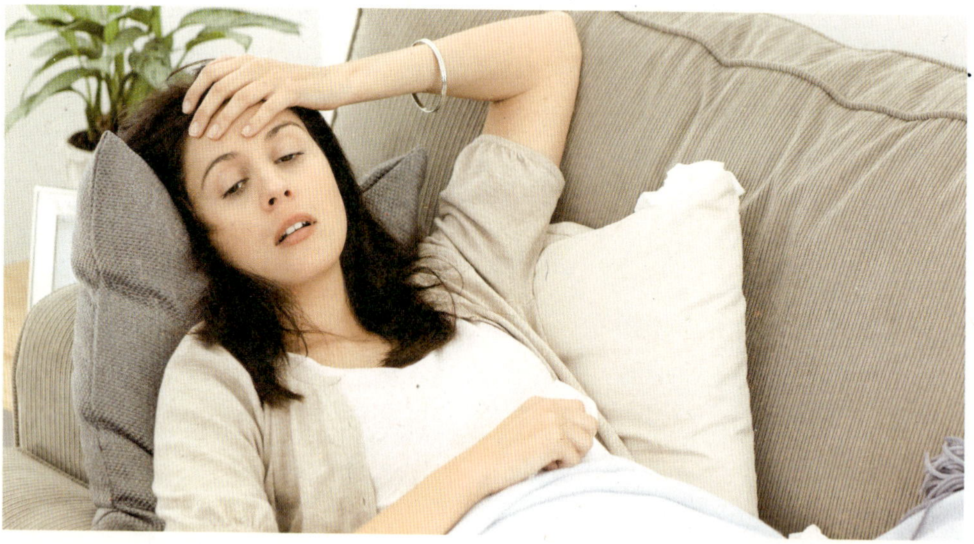

张、直视上吊等症状，故称“风胜则动”。

④风为百病之长：风邪是外感病因的先导，寒、湿、燥、热等邪，往往都依附于风而侵袭人体。如，与寒合为风寒之邪，与热合为风热之邪，与湿合为风湿之邪，与暑合则为暑风。

（二）寒

寒具有寒冷、凝结特性，为冬季的主气，从小雪、大雪、冬至到小寒计四个节气，为冬令主气。寒为水气而通于肾，故称冬季为寒水当令的季节。因冬为寒气当令，故冬季多寒病，但也可见于其他季节。由于气温骤降，防寒保温不够，人体亦易感受寒邪而为病。

寒邪的性质和致病特征

①寒易伤阳：寒为阴邪，阳气本可以制阴，但阴寒偏盛，则阳气不仅不足以驱除寒邪，反为阴寒所侮，故云“阴盛则寒”，“阴盛则阳病”。所以寒邪最易损伤人体阳气。阳气受损，失于温煦之功，故全身或局部可出现明显的寒象。如伤及脾胃，则致吐泻清稀、脘腹冷痛。

②寒性凝滞：人身气血津液的运行，赖阳气的温煦推动，才能畅通无阻。寒邪侵入人体，经脉气血失于阳气温煦，易使气血凝结阻滞，涩滞不通，不通则痛，故疼痛是寒邪致病的重要特征。因寒而痛，其痛得温则减，逢寒增剧，得温则气升血散，气血运行无阻，故疼痛缓解或减轻。

③寒性收引：是指寒邪具有收引拘急之特性。“寒则气收”。寒邪侵袭人体，可使气机收敛，腠理闭塞，经络筋脉收缩而挛急；若寒客经络关节，则筋脉收缩拘急，以致拘挛作痛、屈伸不利或冷厥不仁。

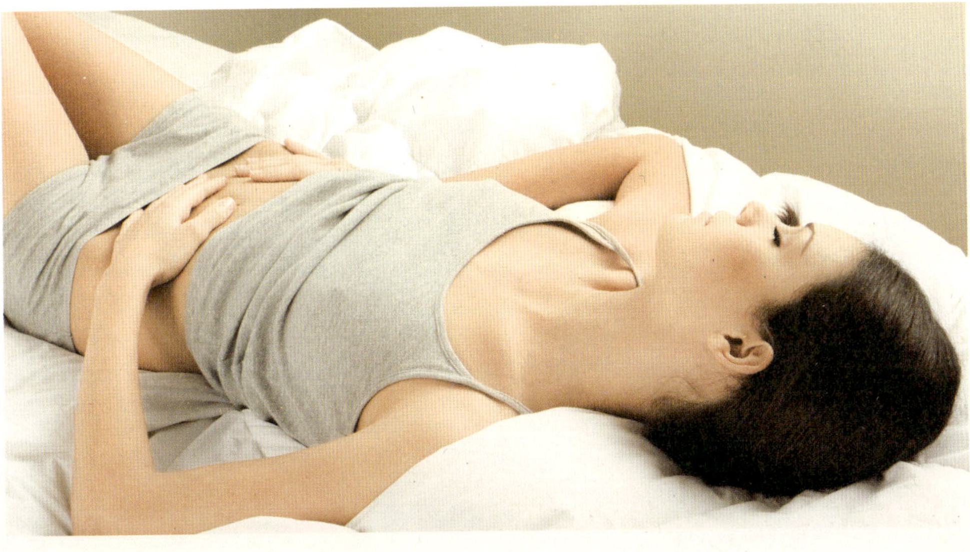

（三）暑

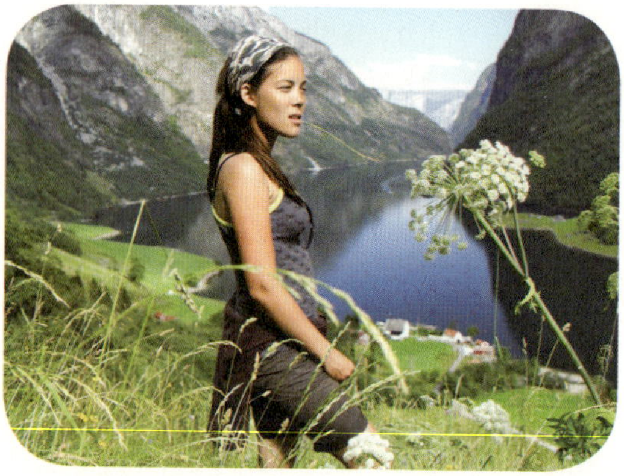

暑为火热之邪，为夏季主气，从小满、芒种、夏至，到小暑四个节气，为暑气当令。暑邪有明显的季节性，主要发生在夏至以后，立秋以前。暑邪独见于夏令，故有“暑属外邪，并无内暑”之说。暑邪致病有阴阳之分，在炎夏之日，气温过高，或烈日曝晒过久，或工作场所闷热而引起的热病，为中于热，属阳暑；而暑热时节，过食生冷，或贪凉露宿，或冷浴过久所引起的热病，为中于寒，属阴暑。总之，暑月受寒为阴暑，暑月受热为阳暑。

暑邪的性质和致病特征

①暑性炎热：暑为夏月炎暑，盛夏之火气，具有酷热之性，火热属阳，故暑属阳邪。暑邪伤人多表现出一系列阳热症状，如高热、心烦、面赤、烦躁、脉象洪大等，称为伤暑。

②暑性升散：升，指暑邪易于上犯头目，内扰心神；散，指暑邪为害，易于伤津耗气。汗多伤津，污液亏损，则可出现口渴喜饮、唇干舌燥、尿赤短少等。在大量汗出同时，往往气随津泄，而导致气虚，故伤于暑者，常可见到气短乏力，甚则突然昏倒，不省人事之中暑。

③暑多挟湿：暑季不仅气候炎热，且常多雨而潮湿，湿热弥漫空间，人身之所及，呼吸之所受，均不离湿热之气。其临床特征，除发热、烦渴等暑热症状外，常兼见四肢困倦、胸闷呕恶、大便溏泄不爽等湿阻症状。虽为暑湿并存，但仍以暑热为主，湿浊居次。

（四）湿

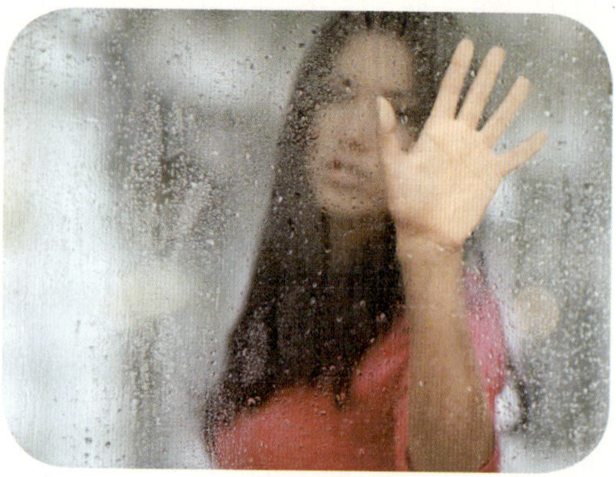

从大暑、立秋、处暑，到白露四个节气，为湿气主令。湿与脾土相应。夏秋之交，湿热熏蒸，水气上腾，湿气最盛，故一年之中长夏多湿病。湿亦可因涉水淋雨、居处伤湿，或以水为事。湿邪为患，四季均可发病，且其伤人缓慢难察。

湿的性质和致病特征

①湿为阴邪，易阻气机，损伤阳气：湿性类水，水属于阴，故湿为阴邪。湿邪侵及人体，留滞于脏腑经络，最易阻滞气机，从而使气机升降失常。胸胁为气机升降之道路，湿阻胸膈，气机不畅则胸闷；湿困脾胃，使脾胃纳运失职，升降失常，故现纳谷不香、不思饮食、脘痞腹胀、便溏不爽、小便短涩之候。

②湿性重浊：湿为重浊有质之邪。所谓“重”，即沉重、重着之意。故湿邪致病，其临床症状有沉重的特性，如头重身困、四肢酸楚沉重等。所谓“浊”，即秽浊垢腻之意，故湿邪为患，易于出现排泄物和分泌物秽浊不清的现象。如湿滞大肠，则大便溏泻、下痢脓血黏液。

③湿性黏滞：“黏”，即黏腻；“滞”，即停滞。所谓黏滞是指湿邪致病具有黏腻停滞的特性。这种特性主要表现在两个方面：一是症状的黏滞性。即湿病症状多黏滞而不爽，如大便黏腻不爽，小便涩滞不畅等。二是病程的缠绵性。因湿性黏滞，蕴蒸不化，胶着难解，故起病缓慢隐袭，病程较长，往往反复发作或缠绵难愈。

④湿性趋下：水性就下，湿类于水，其质重浊，故湿邪有下趋之势，易于伤及人体下部。其病多见下部的症状，如水肿多以下肢较为明显，如带下、小便浑浊、泄泻、下痢等，亦多由湿邪下注所致。

（五）燥

燥为秋季主气。从秋分、寒露、霜降，到立冬四个节气，为燥气当令。秋季天气收敛，其气清肃，气候干燥，水分匮乏，故多燥病。燥气乃秋令燥热之气所化，属阴中之阳邪。燥邪为病，

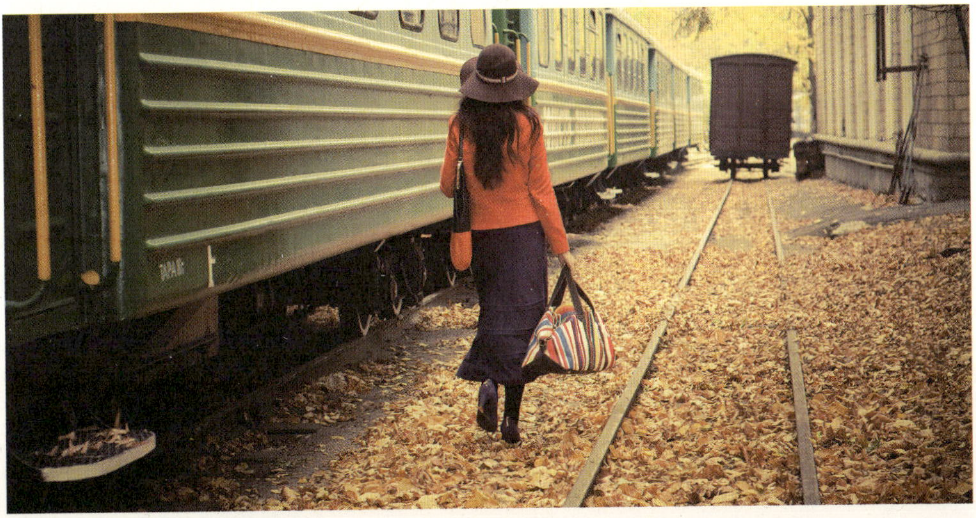

有温燥、凉燥之分。初秋有夏热之余气，久晴无雨，秋阳以曝之时，燥与热相结合而侵犯人体，故病多温燥。深秋近冬之际，西风肃杀，燥与寒相结合而侵犯人体，则病多凉燥。

燥邪的性质和致病特征

①干涩伤津：燥与湿对，湿气去而燥气来：燥为秋季肃杀之气所化，其性干涩枯涸，故曰“燥胜则干”。燥邪为害，最易耗伤人体的津液，形成阴津亏损的病变，表现出各种干涩的症状和体征，诸如皮肤干涩皲裂、鼻干咽燥、口唇燥裂、毛发干枯不荣、小便短少、大便干燥等。

②燥易伤肺：肺为五脏六腑之华盖，性喜清肃濡润而恶燥，称为娇脏。肺主气而司呼吸，直接与自然界大气相通，且外合皮毛，开窍于鼻，燥邪多从口鼻而人。燥为秋令主气，与肺相应，故燥邪最易伤肺。燥邪犯肺，使肺津受损，宣肃失职，从而出现干咳少痰，或痰黏难咯，或痰中带血，以及喘息胸痛等。

（六）火

火具有炎热特性，旺于夏季，从春分、清明、谷雨到立夏四个节气，为火气主令。因夏季主火，故火与心气相应。但是火并不象暑那样具有明显的季节性，也不受季节气候的限制。

火邪的性质和致病特征

①火性燔灼：燔即燃烧；灼，即烧烫。燔灼，是指火热邪气具有焚烧而熏灼的特性。故火邪致病，机体以阳气过盛为其主要病理机制，临床上表现出高热、恶热、脉洪数等热盛之征。

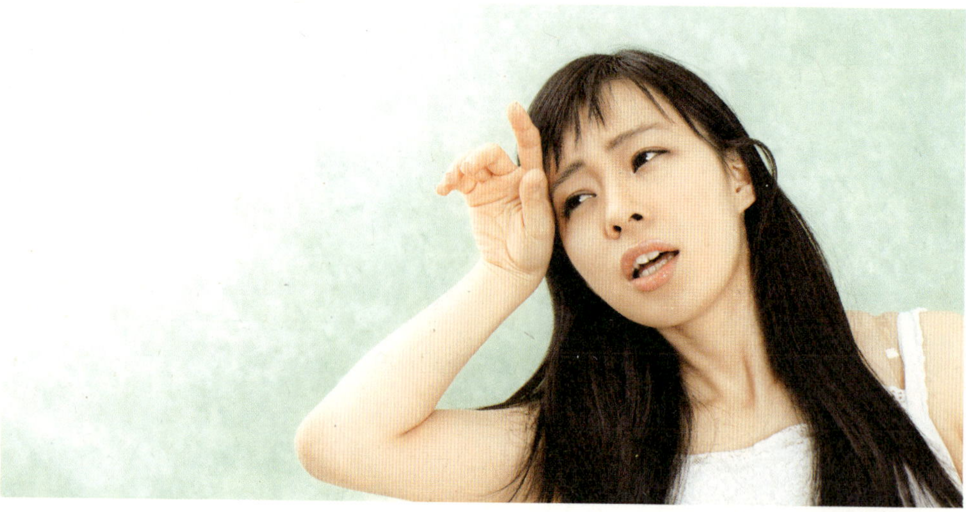

②火性炎上：火为阳邪，其性升腾向上。故火邪致病具有明显的炎上特性，其病多表现于上部。如心火上炎，则见舌尖红赤疼痛、口舌糜烂、生疮；肝火上炎，则见头痛如裂、目赤肿痛；胃火炽盛，可见齿龈肿痛、齿衄等。

③伤津耗气：火热之邪，蒸腾于内，最易迫津外泄，消烁津液，使人体阴津耗伤。故火邪致病，其临床表现除热象显著外，往往伴有口渴喜饮、咽干舌燥、小便短赤、大便秘结等津伤液耗之征。火太旺而气反衰，阳热亢盛之壮火，最能损伤人体正气，导致全身性的生理机能减退。此外，气生于水，水可化气，火迫津泄，津液虚少无以化气，亦可导致气虚，如火热炽盛，在壮热、汗出、口渴喜饮的同时，又可见少气懒言、肢体乏力等气虚之证。

④生风动血：火热之邪侵袭人体，往往燔灼肝经，劫耗津血，使筋脉失于濡养，而致肝风内动，称为热极生风。血得寒则凝，得温则行。火热之邪，灼伤脉络，并使血行加速，迫血妄行，易于引起各种出血，如吐血、衄血、便血、尿血，以及皮肤发斑，妇女月经过多、崩漏等。

⑤易致肿疡：火热之邪入于血分，聚于局部，腐肉败血，则发为痈肿疮疡。

⑥易扰心神：火与心气相应，心主血脉而藏神。故火之邪伤于人体，最易扰乱神明，出现心烦失眠、狂躁妄动，甚至神昏谵语等症。

（七）痰饮

痰饮是机体水液代谢障碍所形成的病理产物。这种病理产物一经形成，就成为一种致病因素作用于机体，导致脏腑功能失调而引起各种复杂的病理变化，故痰饮是继发性病因之一。

痰饮的致病特点

①阻碍经脉气血运行：痰饮随气流行机体内外，无所不至。若痰饮流注经络，易使经络阻滞，气血运行不畅，出现肢体麻木、屈伸不利，甚至半身不遂等。若结聚于局部，则形成瘰疬、痰核，或形成阴疽、流注等。

②阻滞气机升降出入：痰饮为水湿所聚，停滞于中，易于阻遏气机，使脏腑气机升降失常。例如，肺以清肃下降为顺，痰饮停肺，使肺失宣肃，可出现胸闷、咳嗽、喘促等。胃气宜降则和，痰饮停留于胃，使胃失和降，则出现恶心呕吐等。

③影响水液代谢：痰饮本为水液代谢失常的病理产物，其一旦形成之后，便作为一种致病因素反过来作用于机体，进一步影响肺、脾、肾的水液代谢功能。如寒饮阻肺，可致宣降失常，水道不通；痰湿困脾，可致水湿不运。

④易于蒙蔽神明：痰浊上扰，蒙蔽清阳，则会出现头昏目眩、精神不振，痰迷心窍或痰火扰心、心神被蒙，则可导致胸闷心悸、神昏谵妄，或引起癫痫等疾病。

⑤症状复杂，变幻多端：从发病部位言，饮多见于胸腹四肢，与脾胃关系较为密切。痰之为病，则全身各处均可出现，无处不到，与五脏之病均有关系，其临床表现也十分复杂。一般说来，痰之为病，多表现为胸部痞闷、咳嗽、痰多、恶心、呕吐、腹泻、心悸、眩晕、癫痫、皮肤麻木、关节疼痛或肿胀、皮下肿块，或溃破流脓，久而不愈。饮之为害，多表现为咳喘、水肿、疼痛、泄泻等。总之，痰饮在不同的部位表现出不同的症状，变化多端，其临床表现，可归纳为咳、喘、悸、眩、呕、满、肿、痛八大症。

（八）瘀血

瘀血，又称蓄血、恶血、败血、虾血。瘀乃血液停积，不能活动之意。所谓瘀血，是指因血行失度，使机体某一局部的血液凝聚而形成的一种病理产物，这种病理产物一经形成，就成为某些疾病的致病因素而存在于体内。

瘀血的致病特点

①疼痛：一般多刺痛，固定不移，且多有昼轻夜重的特征，病程较长。

②肿块：肿块固定不移，在体表色青紫或青黄，在体内为症积，较硬或有压痛。

③出血：血色紫暗或夹有瘀块。

④紫绀：面部、口唇、爪甲青紫。

⑤舌质紫暗（或瘀点、瘀斑）：是瘀血最常见的也是最敏感的指征。

⑥脉细涩沉弦或结代。

此外，面色黧黑、肌肤甲错、皮肤紫癜、精神神经症状（善忘、狂躁、昏迷）等也较为多见。

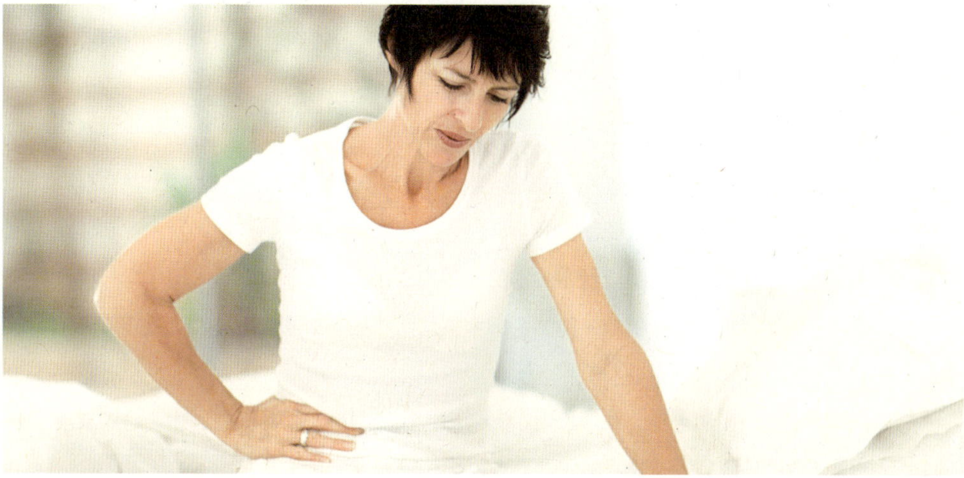

不要轻看健康的“忠实保镖”——经络

（一）经络有神奇的感应能力

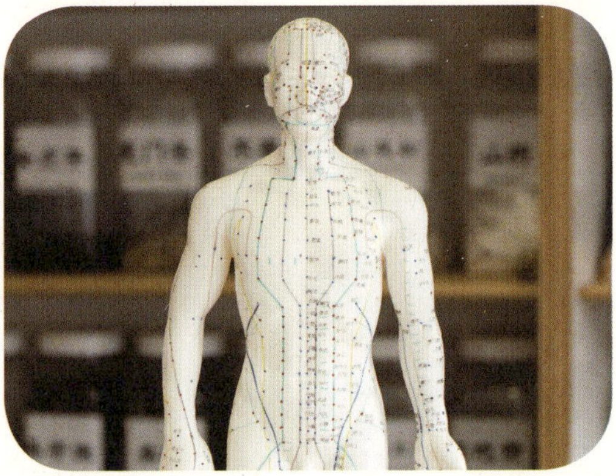

人体的每一个部位，甚至每一个细胞，都不断进行新陈代谢，不停地排出废物；人体的经络系统则不断地进行气血的运行、废物的运输。身体哪里有病，经络这个交通系统就马上报警。只要查一下经络图就知道那条经、哪个脏腑器官出了问题。所以中医有“诸病于内，必形于外”之说。

稍有一点经络知识的人都知道，经络是一条条“快车道”！生物点在这里的电阻是最小的，因而神经的敏感和快速就在情理之中了。实践发现，经络的感应能力是非常敏锐的，人体个器官的任何变化能被经络敏感地感应出来。身体的毛病在体表表现出皱纹、色斑、结节、压痛点等；经络的感应能力又是双向的，通过对这些色斑、结节、压痛点、穴位的运用手法，又可以迅速、敏捷地反应到相关的五脏六腑、头脑四肢；经络的感应力还是“多元化”的，对手法的轻重、工具的种类，甚至手法的时间（一天十二个小时对应的十二条经络），都会有不同的反映。所以，经络有着神奇的感应能力。

（二）经络有神奇的输导作用

经络是人体的一个快速、高效的“运营网络”，包括了血液、神经电流和各种体液的运输传导，只有它的通畅无阻，才能带来各组织和器官的正常、协调运作。大家知道，中医很强调“气血”两字。“血”是比较容易理解的，而这里的“气”，则不同于呼吸空气的“气”，经络的“气”是脏腑器官功能产生的一种能量，具有人体自己能量、信息、密码的一种波长（气），是可被输导，又怕被阻滞的神奇输导物质。

输导的神奇，除了“快”之外，更重要的就是“准”了。这个“准”包括两个含义：第一就是该输导什么就输导什么，决不会做无用功，决不会雪上加霜或者火上加油。同样一个风池穴，风热头痛它能降火止痛，风寒头痛则能散寒止痛。药品无论中、西，都甘拜下风。“准”的第二个含义就是不偏不倚取个“中”了。中医的灵魂就是一个平衡位中，不左不右，不余不缺，不寒不热，不高不低。经络就是能够通过输送气血，达到阴、阳、寒、热、燥、湿、营养等的生理平衡。

（三）经络有神奇的修复功能

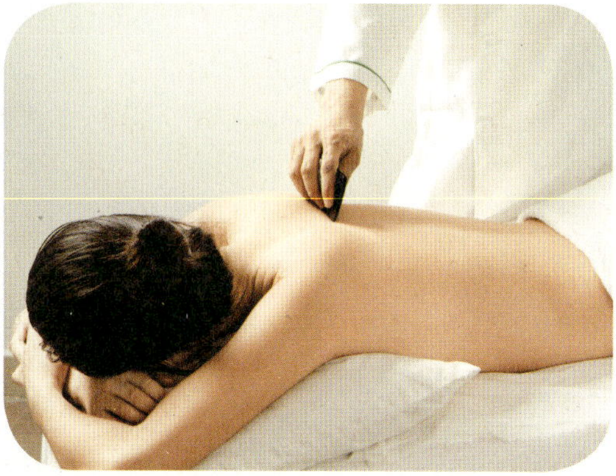

现代医学研究表明，经络系统起着控制人体健康的关键作用，一切疾病都是由于经络不正常发生的，一切疾病的康复都是通过经络的调整作用的，因此常常自觉地锻炼自己的经络，健康水平必将出现一个新的飞跃。

大家都知道各种运动可以强身健体，但是不知道运动强身健体的根本关键在于有形无形的在训练人体自我修复系统——经络。所以，经络的训练可以代替很多药物，但是没有一种药物可以代替经络的训练。所以经络能治疗百病，但没有一种药能治百病。为什么连“先天性”的体质虚弱都可以通过各种运动得到改善？为什么一些慢性、顽固性疾患能够“妙手回春”？为什么一些癌症患者，通过各种运动战胜了疾病？这就是通过各种运动，使得经络得到了很好的训练，战胜病魔就归功于经络神奇的修复、再生功能了。

经络的修复功能首先是祛邪排毒，所谓“邪祛正自安”。“排毒”是把身体内部代谢产生的、人体不需要的废物排出体外，“祛邪”则是调动体内防御功能将体外侵犯的邪，即中医认为的风、寒、暑、湿、燥、火，西医认为的细菌、病毒甚至吸入、食入人体内的有害物质，予以清除、杀灭、中和、排出体外等。有道是“祛瘀生新”，在加快了消除毒害的同时，身体各部位的正常代谢在不受到外邪的干扰下，才能发挥神奇的修复功能。

神奇的修复功能，还在于经络与全身脏器的“和谐协调”的本事。经络的养生、治病和康复能力，并不是头痛医头，脚痛医脚的办法，而是调动一切积极因素、齐心协力、相互帮助的“高招”。经络治病，一穴多病、一病多穴、上病下治、腹痛背治，这就是“协同作战”的奇效！人的脚底有个涌泉穴，不但可以用来急救昏迷，还是治疗咳嗽的神奇穴位呢！有道是：“伤风咳嗽，医生眉头皱”，如果感冒咳重，甚至小儿百日咳，只需晚上在涌泉穴上用蒜头敷上几个小时，竟可以“立即收声”！为什么不咳了？原来是受伤的肺和气管，被全身经脉用“气血”在几小时内“加急”修复好了！可见中医包括经络手法在内的各种“扶正祛邪”，正越来越多地创造康复的奇迹。

经络运行的生物钟很有规律

古人日出而作，日落而息。不是累了才休息，而是有规律休息。大自然是有一定的规律和法则的，如一年的节后规律就是春生、夏长、秋收、冬藏。而人体的经络运行也有一定的规律，每天的十二个不同时辰，分别对应着十二经络，分别都有不同的运作时间，这就是所谓的经络子午流注。

凌晨 3 ~ 5 点： 是肺经运作的时候，大部分的咳嗽、发热、出汗都会发作厉害一些，实际这是肺经出来奋起反抗自我治疗。

早晨 5 ~ 7 点： 大肠蠕动最旺盛，早上 7 点起来，最好就是大便排毒。

上午 7 ~ 9 点： 是胃最活跃的时间，是吃早餐的时候。

上午 9 ~ 11 点： 是脾脏活跃的时间，也是脾最好的吸收时间。

中午 11 ~ 下午 1 点： 是心经运行的时间，也是一天中阴阳最不平衡的时候，这时人最容易疲倦，好好地休息，就不容易生病。

下午 1 ~ 3 点： 是小肠活跃的时间，也是小肠泌别吸收的时候，故午餐最好在下午 1 点前吃完。

下午 3 ~ 5 点： 是膀胱活跃的时间，这段时间要多喝水，是重要的喝水时间，效果也最显著。

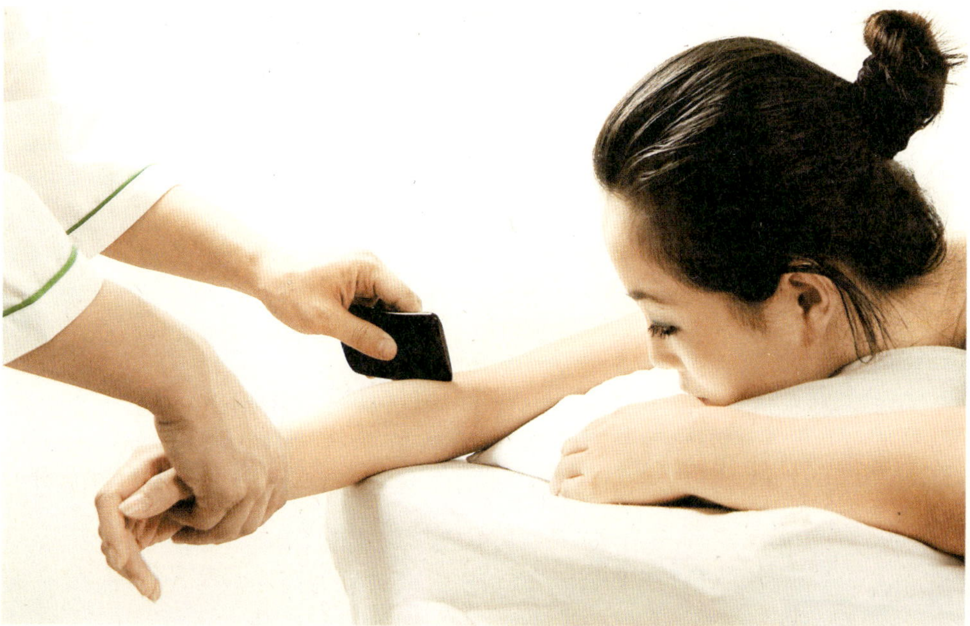

下午 5 ~ 7 点：是肾脏最活跃的时间。肾脏与膀胱不好的人，最好在这段时间进行穴位刺激，放开心情，放松身体。

晚上 7 ~ 9 点：为心包经运行的时间，是心脏与脑神经系统活跃的时间。

晚上 9 ~ 11 点：是三焦经运行的时间，是人体内分泌系统的活跃时间，不想内分泌失调的人这时就要准备好休息了。

晚上 11 ~凌晨 1 点：是胆经运行的时间，凌晨 1 ~ 3 点是肝经运行的时间，肝胆是人体重要的排毒器官，排泄器官和免疫器官，人体所有经络的通畅，废物的排泄，免疫力的提升，关键是在这个时辰由肝胆来共同完成。所以晚上 11 点 ~ 凌晨 3 点是人体的黄金时间，这个时间段谁在熬夜占用它，一定会影响健康。古人为何十分强调日出而作、日落而息的这种大自然规律，就是保证和提高经脉的自行调节和主动修复功能。

人的一生或多或少都会有透支熬夜的时候，但是一旦不得不熬夜，一定要在第二天中午补回休息时间，直至完全消除疲劳为止。别小看这个习惯，消除疲劳全靠它。健康与不健康之间究竟有多大的差别，往往是小细节都注意到了，就形成了良好的习惯。健康是从细节中开始，从细节中守护的。

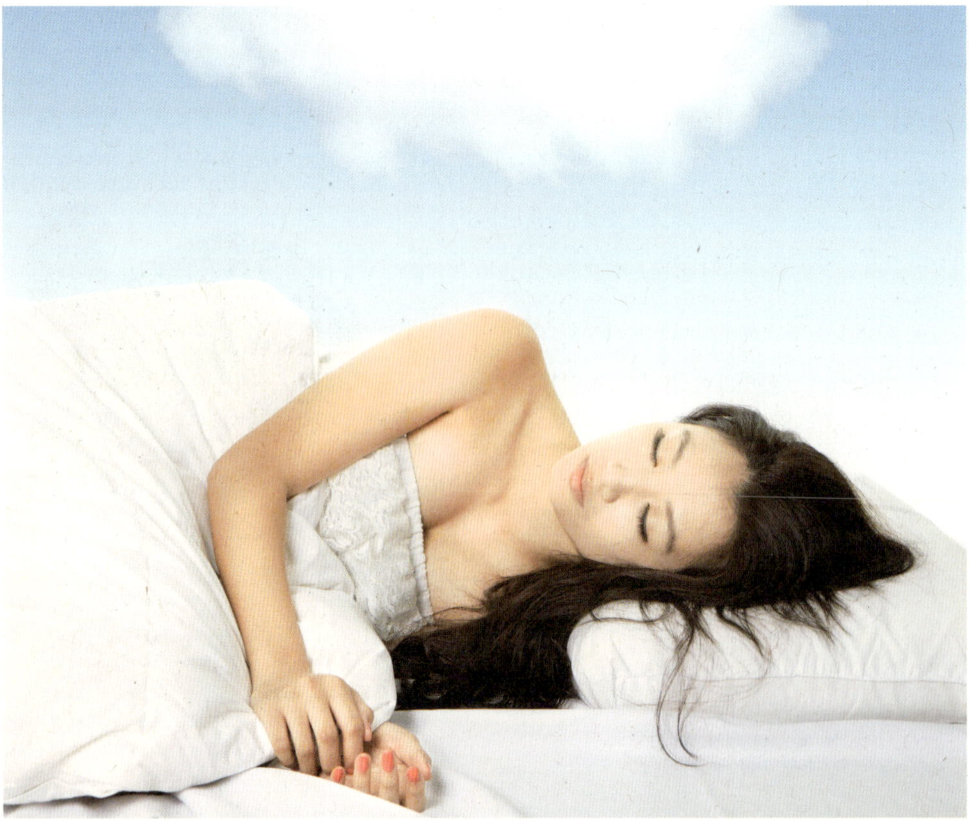

守护健康，先“下载”人体的经络交通图

（一）感冒咳嗽找肺经

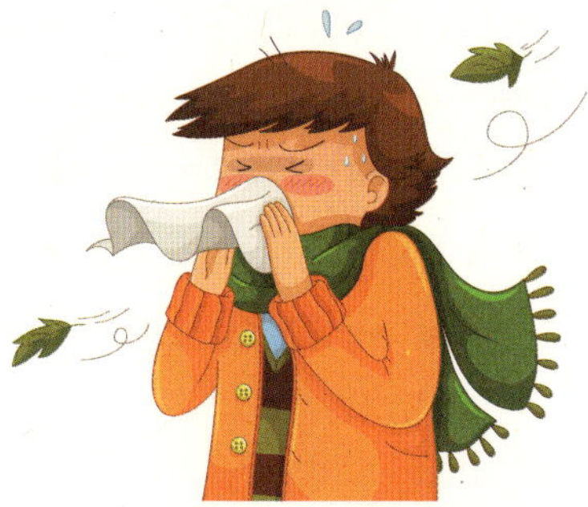

肺经的相关器官：鼻、咽喉、皮肤、支气管、肺。

肺经的循行：起于胸部中府，从胸走手，行于上肢内侧前缘，止于拇指桡侧指甲角旁的少商。

肺经的警告信号

经络症状：怕风、容易出汗，容易伤风感冒、鼻塞、流涕、咽喉痛及沿肺经所过部位的肿痛、麻痹、厥冷、异常感觉。

脏腑症状：肺脏本身异常会出现咳嗽气喘、短气上逆、胸部胀痛。肺气衰弱，不能行气布津，温养皮毛，则见皮肤干皱、无光泽、毛发脱落。

亢进热证时症状：体热、汗出、气喘咳嗽、痰涎多、支气管哮喘、背肩部酸痛，紧绷。

衰弱寒证时症状：恶寒、出冷汗、鼻塞、咽干口淡、咳嗽嘶哑、胸部疼痛、面色苍白。

（二）肠道问题找大肠经

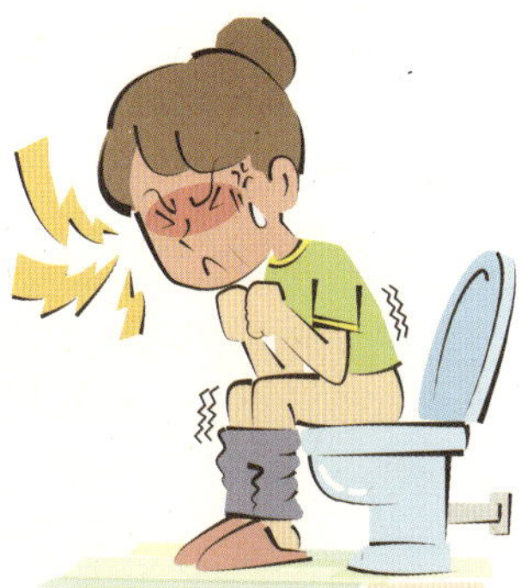

大肠经的相关器官：口（齿）、皮肤、鼻、咽喉、大肠。

大肠经的循行：起于食指桡侧指甲旁的商阳，从手走头，行于上肢外侧前缘及面前部，止于鼻旁的迎香。

大肠经的警告信号

经络症状：大肠经不畅，会出现因津液失调而致的牙痛、咽喉肿痛、流鼻血、流鼻涕、颈颊肿痛、暗疮及肩痛等。

脏腑症状：肠鸣腹痛、便秘、泄泻、脱肛等。大肠气绝则泄泻无度，大便失禁。

亢进热证时症状：便秘、腹胀痛、头痛、肩与前臂部疼痛、指痛、体热、口干。

衰弱寒证时症状：便溏、腹泻、腹痛、晕眩、上肢无力、手足怕冷。

（三）治胃痛胃胀先通胃经

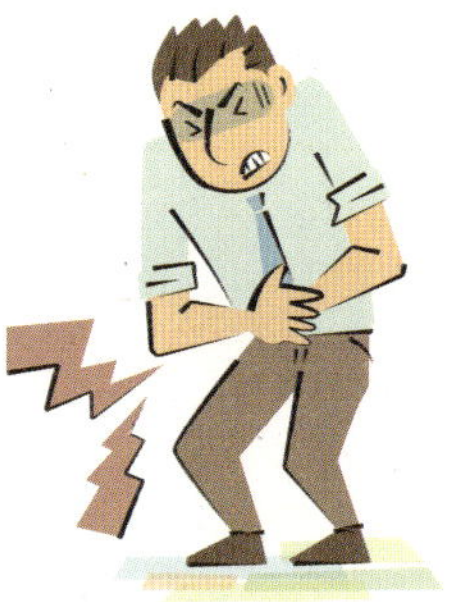

胃经的相关器官： 口腔（齿）、鼻、乳腺、膝、胃。

胃经的循行： 起于眼眶下的承泣，从头走足，行于面前部，在胸部行于任脉旁 4 寸，在腹部行于脐旁 2 寸，下肢行于外侧前沿，止于足次趾的外侧甲角旁的厉兑。

胃经的警告信号

经络症状： 本经从头走足，如有不畅，久积化火，容易发高热、出汗、前头痛、咽喉痛、牙痛、下肢风湿关节痛等沿经脉所过的疾病。

脏腑症状： 胃经功能下降，胃痛胃胀、易食难消、呕吐吞酸、肠鸣腹胀，胃气绝则胃口全无，不能饮食。

亢进热证时症状： 体热、腹胀、打嗝、便秘、食欲增加、胃痉挛性疼痛、胃酸过多、唇干裂。

衰弱寒证时症状： 餐后腹疼或腹泻或呕吐、消化力减弱、胃酸不足、忧郁、清涎多、下肢倦怠。

（四）体倦疲劳找脾经

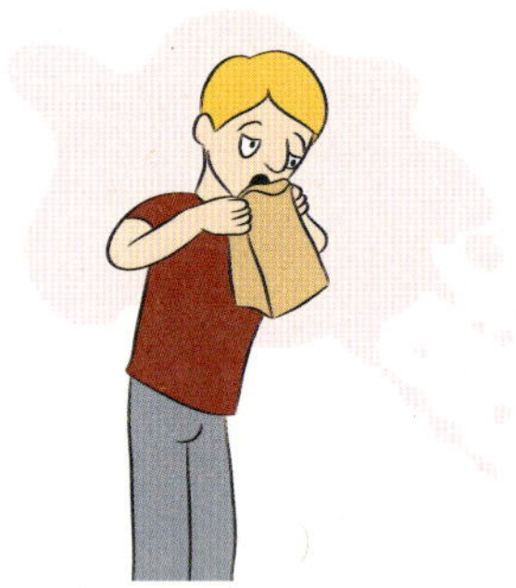

脾经的相关器官： 脾、胰、胃、子宫、卵巢、膀胱、前列腺。

脾经的循行： 起于足大趾内侧甲角旁的隐白，从足走胸，经足内侧内踝前方，行于下肢内侧前缘，在腹部行于任脉旁 4 寸，胸部行于任脉旁 6 寸，止于腋下 6 寸大包。

脾经的警告信号

经络症状： 脾经不畅，容易湿重疲倦、全身困重、四肢无力，并沿经脉所过大腿、膝、足趾肿胀、麻痹、怕冷。

脏腑症状： 脾经功能下降，脘腹胀满、不思饮食、呕吐嗳气、便溏、食难消化。脾气绝则肌肉松软、消瘦萎缩。

亢进热证时症状： 消谷善饥、胁下胀痛、呕吐、排气、足膝关节疼痛、第一脚拇指活动困难。

衰弱寒证时症状： 消化不良、胃胀气、排泄物积囤、上腹部疼痛、呕吐、肢倦乏力麻木。

（五）心烦心痛找心经

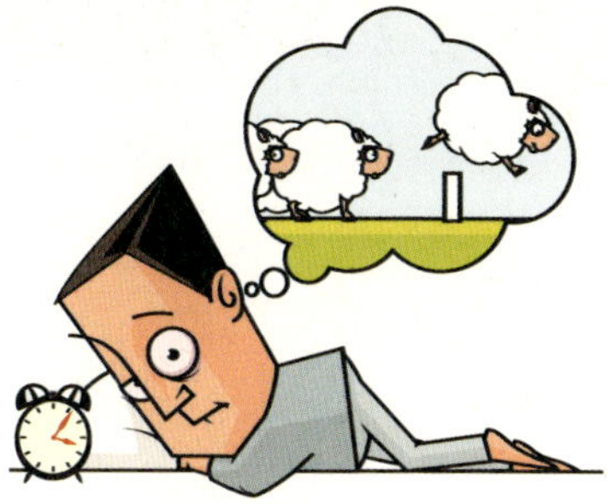

心经的相关器官：舌、脑、心脏。

心经的循行：起于腋窝下的极泉，从胸走手，沿上肢内侧后缘，下行至肘窝内侧，抵达于手掌后，进入手掌内侧后缘，至小指末端，止于小指桡侧指甲旁少冲。

心经的警告信号

经络症状：失眠、多梦、易醒、难入睡、健忘、痴呆、心经所经过的手臂部疼痛、麻痹、厥冷和血压不稳。

脏腑症状：心烦、心悸、心闷、心痛。心气绝则头发不泽、人瘦、面色晦暗。

亢进热证时症状：运动过后心悸动、兴奋、口干；处在有压力状态下，有压迫感、忧郁、内侧肩麻木、小指痛。

衰弱寒证时症状：胸口沉闷、呼吸困难、面色苍白、肩与前臂疼痛、四肢节重，血液循环不足引起的晕眩。

（六）吸收不好找小肠经

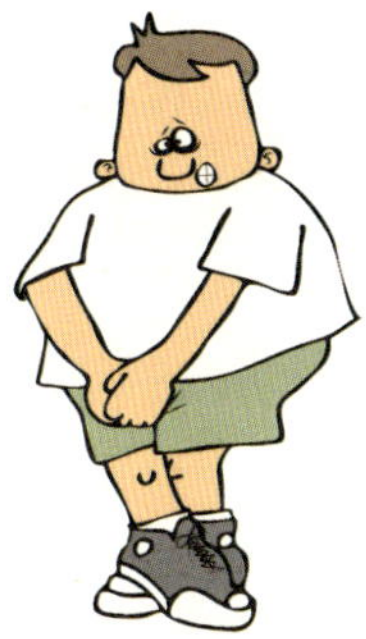

小肠经的相关器官：耳、腮腺、扁桃腺、牙、眼、小肠。

小肠经的循行：起于手小指甲尺侧甲角旁少泽，从手走头，行于上肢外侧后缘，经肘内两骨之间，上绕肩胛，经面颊，止于耳屏前方的听宫。

小肠经的警告信号

经络症状：耳聋、目黄、口疮、咽痛、下颌和颈部肿痛，以及经脉所经过的手肩部疼痛。

脏腑症状：绕脐而痛、心烦心闷、头顶痛坠、腰脊痛引、睾丸疝气、小便赤涩、尿闭、血尿，小肠气绝则自汗不止。

亢进热证时症状：颈、后脑、太阳穴至耳疼痛，肚脐与下腹部疼痛、便秘，后肩胛至臂外后廉疼痛。

衰弱寒证时症状：额、颈浮肿，耳鸣、听力减退、呕吐、腹泻、手足怕冷、身体虚弱等。

（七）颈肩腰背问题寻膀胱经

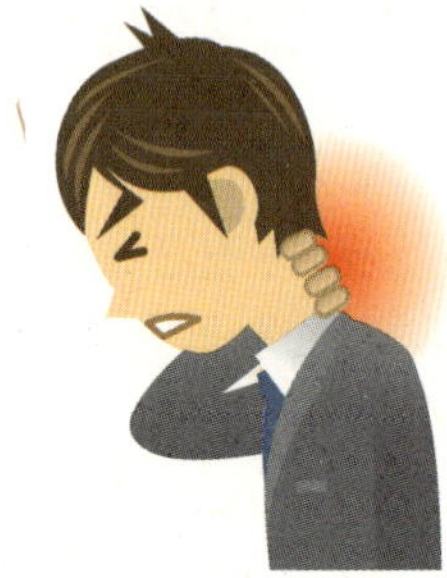

膀胱经的相关器官：头、鼻、眼、脑、脊椎关节、膀胱。

膀胱经的循行：起于目内眦的睛明，行于头项，后项背部，在背部分为两支下行，其一沿背中线旁1.5寸下行，其二沿背中线旁3寸下行，至下肢，行于下肢后侧正中线，经外踝后至足外侧，止于足小趾外侧甲角旁的至阴。

膀胱经的警告信号

经络症状：本经虚寒则容易怕风怕冷、流鼻涕、喷嚏，经脉循行所经过的项、背、腰、小腿疼痛及运动障碍。

脏腑症状：小便不利、遗尿、尿浊、尿血。膀胱气绝则遗尿、翻白眼。

亢进热证时症状：泌尿生殖器疾病，如尿频、前列腺炎，后背肌肉强直酸痛、脊椎部酸痛。

衰弱寒证时症状: 尿液少、生殖器肿胀、后头与背部肌肉胀痛、四肢倦重无力、眩晕、腰背无力。

（八）精力不足找肾经

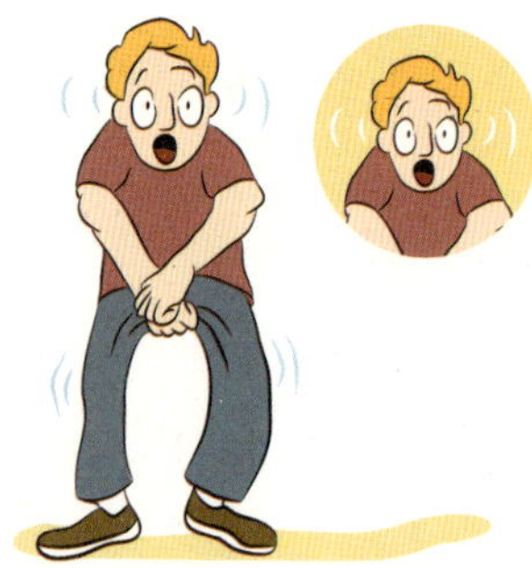

肾经的相关器官：耳、腰椎、关节、肾上腺、肾。

肾经的循行：起于足底涌泉，绕过足跟，在下肢行于内侧后缘上行至腹，在股部行于任脉旁开0.5寸，在胸部行于任脉旁2寸，止于锁骨下的俞府。

肾经的警告信号

经路症状：肾阴不足，则以怕热为主，容易口干舌燥、慢性咽喉炎、气短喘促、心烦心痛、失眠多梦、五心（手心、足心、心口）发热等；肾阳不足，则以怕冷为主，容易手足冰冷、面色晦滞、神疲嗜睡、头晕目眩、腰膝酸软等；如果两种症状都存在，甚至有些人冬天怕冷，热天怕热，有些人上热（咽喉痛）下寒（手脚冷），则说明肾已经阴阳两虚，正走向衰老。

脏腑症状：水肿、小便不利、遗精、阳痿、心悸、恐惧、耳鸣、眼花、目视不清。肾气绝则骨髓失养，骨质疏松、肌肉萎缩、齿松发枯、面色无华。

亢进热证时症状: 尿黄、尿少、口干、倦怠、足下热、大腿内侧疼痛、劳热、性欲强、月经异常。

衰弱寒证时症状：尿频、尿清、肿胀、腿冷、足下冷、下肢麻木、容易受凉、犹豫不决、性欲减退、肠功能减弱。

（九）失眠多梦找心包经

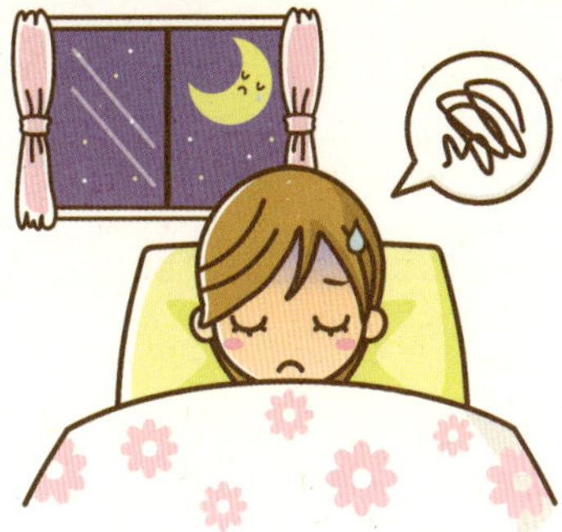

心包经的相关器官：血管、心脏、手。

心包经的循行：起于乳头外开 1 寸天池，行于上肢内侧正中线，止于中指尖端的中冲。

心包经的警告信号

经路症状：失眠、多梦、易醒、难入睡、健忘、口疮、口臭、全身痛痒等。

脏腑症状：心烦、心悸、心痛、心闷、神志失常等。心包气绝则眼大无神、直视、形体萎黄如烟熏。

亢进热证时症状：心烦、易怒、失眠多梦、胸痛、头痛、上肢痛、目赤、便秘。

衰弱寒证时症状：容易心悸、心动过缓、晕眩、呼吸困难、上肢无力、胸痛、目黄、易醒、难入睡。

（十）疑难杂症找三焦经

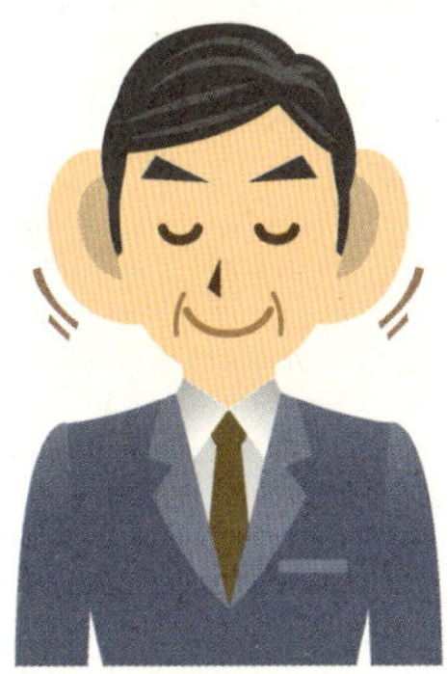

三焦经的相关器官：耳、眼、头、腮腺、扁桃腺、膜系统。

三焦经的循行：起于无名指尺侧指甲角旁的关冲，经上肢外侧正中线，经颈项绕耳后，止于眉梢的丝竹空。

三焦经的警告信号

经路症状：偏头痛、耳鸣耳聋、咽喉肿痛、眼痛等头面五官症状，以及沿经络所过的颈项痛、肩背痛、肘臂痛等运动障碍。

脏腑症状：上焦容易心烦胸闷、心悸、咳喘；中焦容易脾胃胀痛、不思饮食；下焦容易水肿、遗尿、大小便异常等。上焦气绝则喜叹息，中焦气绝则不能食，下焦气绝则二便失禁。

亢进热证时症状：耳鸣、耳痛、头剧痛、上肢痛、肩颈无力、缺乏食欲、失眠、发怒。

衰弱寒证时症状：上肢麻木无力、面色白、呼吸浅表、发冷、尿少、精神与身体倦怠、忧郁、肌肉松弛无力、听力障碍。

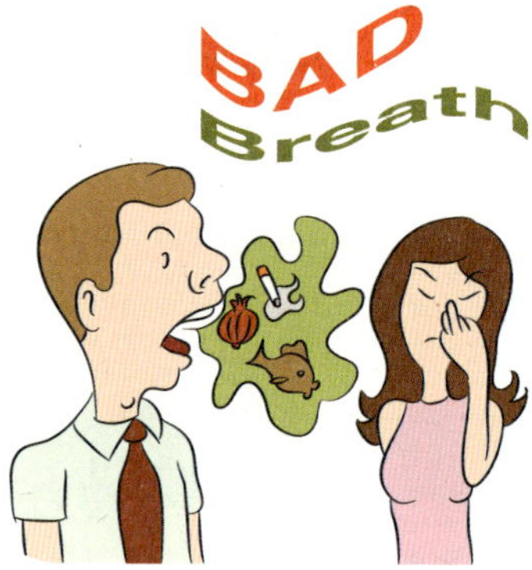

（十一）废物难排找胆经

胆经的相关器官： 眼、头、关节、脖子、微血管、胆。

胆经的循行： 起于眼外眦角的瞳子髎，上行至额角，环绕侧头部，向下循行于耳后，至肩入缺盆，下至腋窝，过胸部到季肋，下行至髂关节环跳穴，再沿下肢外侧中间，经膝外侧腓骨前缘，外踝前方到足背，止于第四趾外侧的足窍阴。

胆经的警告信号

经路症状： 口苦口干、偏头痛、白发、脱发、怕冷怕热、经脉所经过的缺盆和腋下肿痛、膝关节痛、踝关节痛、坐骨神经痛。

脏腑症状： 胸胁苦满、胆怯易惊、不欲饮食、善叹息、失眠、易怒、皮肤萎黄、便秘等。胆气绝则眉倾毛落。

亢进热证时症状： 口苦、胸胁胀、喉咙不适、失眠、头痛、便秘、髀或腿膝胫踝外侧痉挛疼痛、足下热。

衰弱寒证时症状： 虚弱、关节肿胀、下肢无力、目黄、吐苦水、嗜睡、夜汗、惊悸、叹息、呼吸沉闷、便溏。

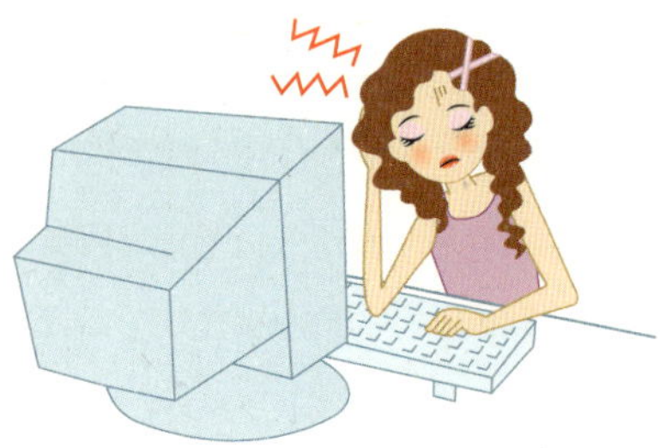

（十二）情志抑郁找肝经

肝经的相关器官： 生殖器官、眼、肝、胆、消化系统。

肝经的循行： 起于足大趾外侧甲角旁 0.1 寸的大敦，经足背，在下肢内踝上 8 寸之前行于下肢内侧前缘，内踝 8 寸以上行于下肢内侧中线，绕阴器，抵小腹，行于侧腹胸部，止于乳下第二肋的期门。

肝经的警告信号

经路症状： 口干口苦、头晕、目眩、头顶重坠、眼睛干涩、胸胁胀痛、肋间神经痛、小腹胀痛及沿经脉所过的疾病。

脏腑症状：胸胁苦满、情志抑郁、脂肪肝、月经不调、乳腺增生、子宫肌瘤、前列腺肥大、疝气等。

亢进热证时症状：头痛、肤黄、腰痛、小便困难疼痛、经痛、易怒、兴奋易冲动。

衰弱寒证时症状：眩晕、面色白、性冷淡、大腿与骨盆疼痛、下肢无力、易倦、视力模糊。

（十三）怕热汗多找任脉

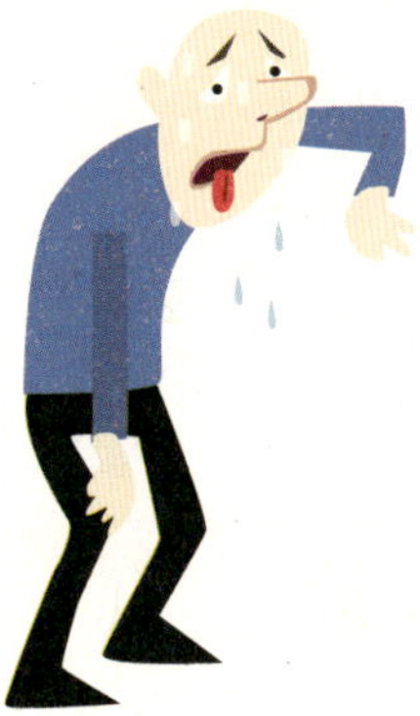

任脉有统任全身各阴经的作用。任又有妊养之意，任主胞胎，为生养之源，与妊育胎儿和妇女月经有密切关系。

任脉的循行：起于小腹之内，胞宫之下，出会阴穴，沿腹胸正中线上行，上喉咙，绕唇，终于唇下承浆穴，与督脉交。

任脉的警告信号

任脉失调，容易汗多怕热，并可发生前阴诸病，如月经不调、不育不孕、白带异常、小便不利、疝气等，及沿经脉所过的下腹部泌尿生殖系统，上腹部消化系统及胸部呼吸系统等疾病。

（十四）虚寒肢冷找督脉

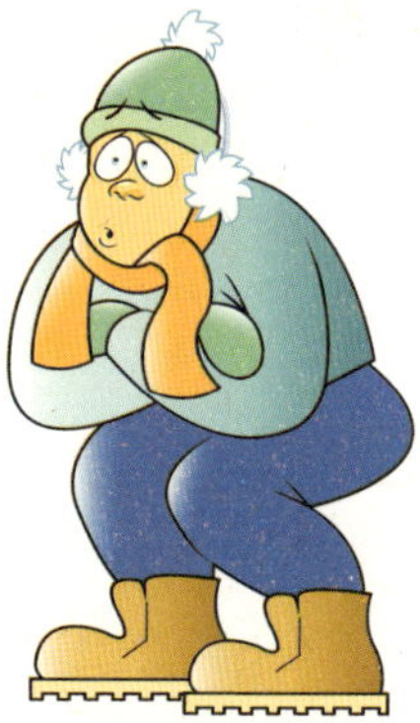

督脉有统督全身阳经的作用，故有“阳脉之海”之称，与脊髓、大脑有密切关系。督脉的两大调节治理功能，分别是与脑有关的精神意志活动和与肾有关的生殖器官方面。

督脉的循行：起于小腹之内，胞宫之下，出长强穴，沿脊椎上行，经风府穴，进入脑部，上达颠顶，并沿前额正中至鼻柱，止于上唇内的龈交穴，与任脉交。

督脉的警告信号

督脉阳气过盛：角弓反张、项背腰痛、烦躁易怒、失眠多梦。

督脉虚寒：畏寒肢冷、走路摇摆不定、头晕目眩、神经衰弱、健忘、痴呆、精神分裂等以及经脉所过部位的痔疮、脱肛、子宫脱垂等。

经络上的关键点——穴位

（一）小小穴位，功效无穷

穴位是脏腑、经络气血输注出入的特殊部位，也是针灸、推拿等中医疗法主要的施术部位，多为神经末梢密集或较粗的神经纤维经过的地方。穴位并不是孤立于体表的点，而是与深部组织器官有着密切联系、互相输通的特殊部位。“输通”是双向的：从内通向外，反应病痛；从外通向内，接受刺激，防治疾病。从这个意义上说，穴位又是疾病的反应点和治疗的刺激点。

十四经穴的治疗作用，归纳起来大体是：本经腧穴可治本经病，表里经腧穴能互相治疗表里两经病，邻近经穴能配合治疗局部病。各经主治既有其特殊性，又有其共同性。

近治作用

近治作用是一切腧穴主治作用所具有的共同特点。如所有腧穴均能治疗该穴所在部位及邻近组织、器官的局部病症。

远治作用

“经络所过，主治所及”，是十四经腧穴主治作用的基本规律。在十四经穴中，尤其是十二经脉在四肢肘膝关节以下的腧穴，不仅能治疗局部病症，还可治疗本经循行所及的远隔部位的组织器官脏腑的病症，有的甚至可影响全身的功能。如合谷穴不仅可治上肢病，还可治颈部及头面部疾患，同时还可治疗外感发热病；足三里穴不但治疗下肢病，而且对调整消化系统功能，甚至人体防卫、免疫反应等方面都具有一定的作用。

特殊作用

特殊作用指某些腧穴所具有的双重性良性调整作用和相对特异性而言。如天枢穴可治泻泄，又可治便秘；内关穴在心动过速时可减慢心率，心动过缓时又可提高心率。特异性如大椎退热，至阴矫正胎位等。

（二）找准穴位，精准祛病

人体出现疾病时我们可以通过刮拭人体的一些经络穴位来缓解和治疗，所以取穴尤为关键，穴位的定位也就自然而然成了重中之重。如果找对了穴位，再加上适当的操作手法，便可以延年益寿，缓解身体的各类疾病；但如果在一窍不通或是一知半解的情况下胡乱摆弄，则往往会弄巧成拙。所以，在进行自我刮痧之前，要先学会如何找准穴位。下面我们罗列一些常用的取穴方法。

手指同身寸定位法

手指同身寸度量取穴法是指以患者本人的手指为标准度量取穴，是临床取穴定位常用的方法之一。这里所说的“寸”，与一般尺制度量单位的“寸”是有区别的，是用被取穴者的手指作尺子测量的。由于人有高矮胖瘦之分，不同的人用手指测量到的 1 寸也不等长。因此，测量穴位时要用被测量者的手指作为参照物，才能准确地找到穴位。

（1）拇指同身寸：拇指指间关节的横向宽度为 1 寸。

（2）中指同身寸：中指中节屈曲，内侧两端纹头之间作为 1 寸。

（3）横指同身寸：又称“一夫法”，指的是食指、中指、无名指、小指并拢，以中指近端指间关节横纹为准，四指横向宽度为 3 寸。另外，食指和中指二指指腹横宽（又称“二横指”）为 1.5 寸。食指、中指和无名指三指指腹横宽（又称“三横指”）为 2 寸。

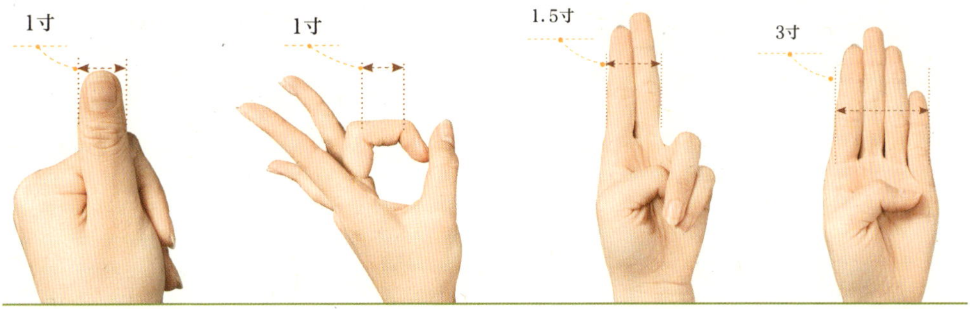

体表标志定位法

固定标志：常见判别穴位的标志有眉毛、乳头、指甲、趾甲、脚踝等。如神阙位于腹部脐中央；膻中位于两乳头中间。

动作标志：需要作出相应的动作姿势才能显现的标志，如张口取耳屏前凹陷处即为听宫。

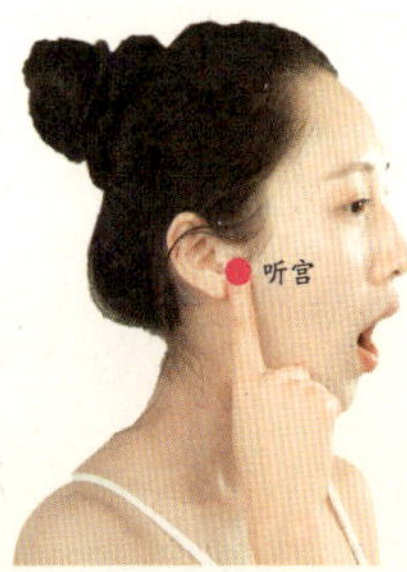

骨度分寸定位法

此法始见于《灵枢·骨度》篇，它是将人体的各个部位分别规定其折算长度，作为量取腧穴的标准。如前后发际间为12寸；耳后两乳突（完骨）之间为9寸；两乳间为8寸；胸骨体下缘至脐中为8寸；脐中至耻骨联合上缘为5寸；肩胛骨内缘至背正中线为3寸；腋前（后）横纹至肘横纹为9寸；肘横纹至腕横纹为12寸；股骨大粗隆（大转子）至膝中为19寸；膝中至外踝尖为16寸。

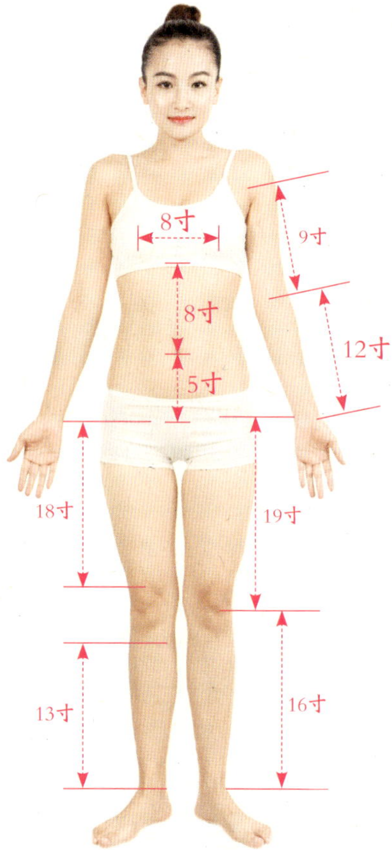

感知找穴法

身体感到异常，用手指压一压、捏一捏、摸一摸，如果有痛感、硬结、痒等感觉，或与周围皮肤有温度差，如发凉、发烫，或皮肤出现黑痣、斑点，那么这个地方就是所要找的穴位。感觉疼痛的部位，或者按压时有酸、麻、胀、痛等感觉的部位，可以作为阿是穴治疗。阿是穴一般在病变部位附近，也可在距离病变部位较远的地方。

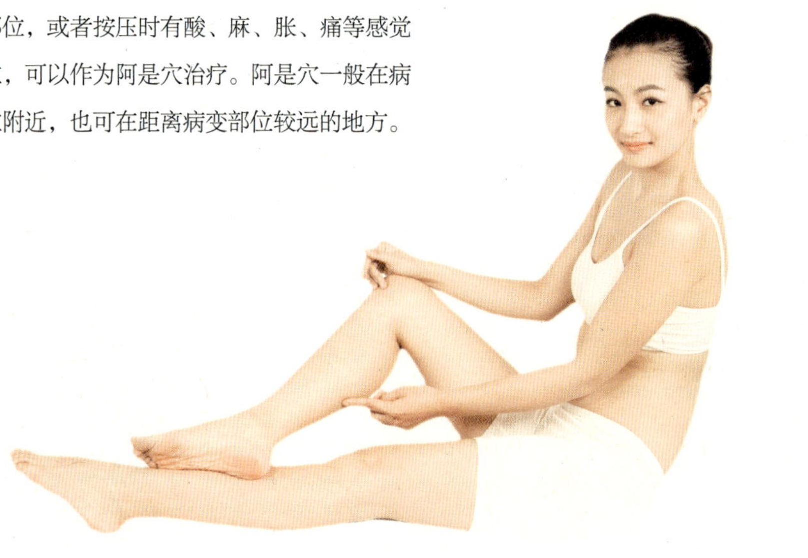

小腿疼痛时，可以按揉疼痛部位的承山

第二章 流传两千多年的经穴外治法——刮痧、拔罐

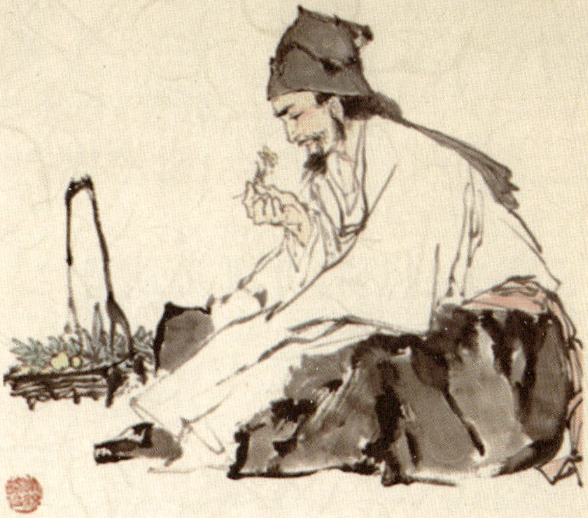

刮痧、拔罐是中医学宝库中的非药物治疗方法，属于中医外治法的一种，也是自然疗法的重要组成部分。刮痧、拔罐疗法有着十分悠久的历史。由于它们的影响面大，简便易学且效果显著，一般人用它给自己或他人治疗疾病可以分文不花，所以刮痧、拔罐疗法当之无愧地成为中医自然疗法中受欢迎的方法。

刮痧指通过特制的刮痧器具和相应的手法，蘸取一定的介质，在体表进行反复刮动、摩擦，使皮肤局部出痧的方法。拔罐是以罐为工具，利用燃烧、挤压等方法排除罐内空气，造成负压，使罐吸附于体表特定部位，产生广泛刺激，形成局部充血或瘀血现象的方法。

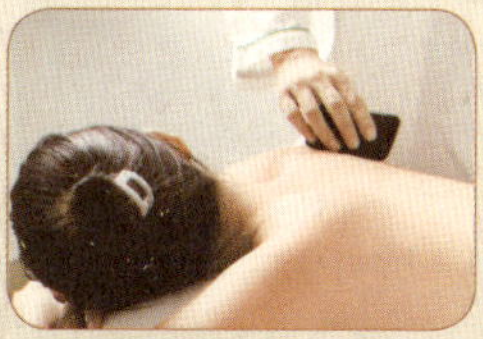
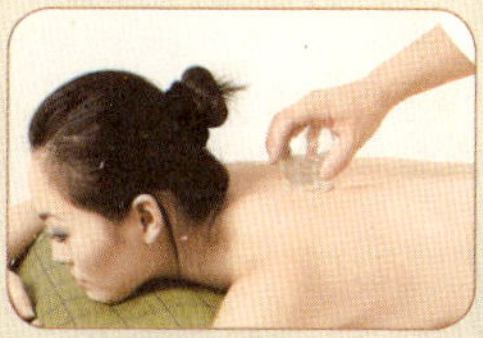
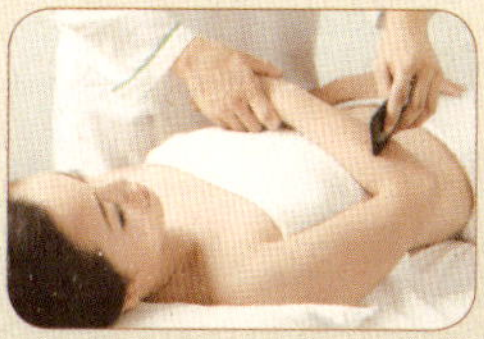
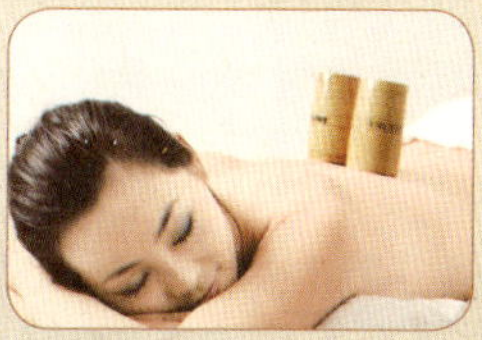

祛病入门，从刮痧开始说起

（一）刮痧打开排毒通道

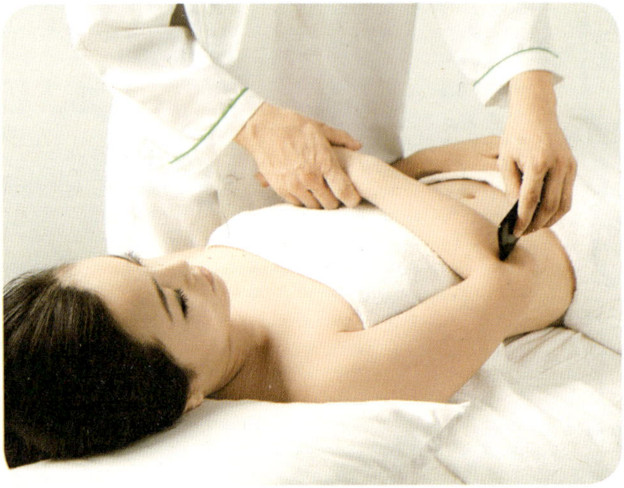

《内经·素问·经脉》篇中说：“经脉者，所以能决死生，处百病，调虚实，不可不通。”这句话被无数人引用，用来说明经络的重要性。“通”应解释为“通畅”之意，经络通畅才是“决死生，处百病，调虚实”的根本和关键所在。

如果经络不通畅，血气不和了，就会产生疾病。而且百病是变化而生，可产生各式各样不同的疾病。所以，我们要想保持身体的健康，就要守护好经络，不要让经络阻塞而出现气血紊乱、无法顺利排毒的现象。

说简单点，经络有点像公路的作用，要排毒，先修路。刮痧排毒历史久远，能将粘着在血管壁的瘀血清除到血管外，然后再经血液重新吸收入血管，经过全身的循环，将刮出的废物从尿液排出。此法可追溯到旧石器时代。当时人们患病时，不经意地用手或石片在身上抚摩、捶击某一部位，有时竟使病症得到缓解。时间一长，自然形成砭石治病法，就是“刮痧”的雏型。“痧”是经络气血中的“瘀秽”，俗称“痧毒”。它阻碍气血的运行、营养物质和代谢产物的交换、引发组织器官的病变，故中医有“百病皆可发痧”之说。临床上我们把患者皮肤上用特制的刮痧器具刮出的红色、紫红色斑点、斑块称之为“痧”。“痧”就是形成诸多疾病和加速人体衰老的有害毒素，也可以说从微循环中分离出来的瘀血及病理产物就是“痧”。

有人觉得刮痧只适合热证、实证，这真是“千古奇冤”。其实，刮痧补虚去寒的效果更妙。例如感冒发高热，这时有人说，刮刮痧，去去火毒，于是就在后背膀胱经刮痧，痧一出，火毒就散了，大家认为是泻火了；其实是用体内的积热把后背的风寒赶走了，所以应该说是祛寒了。刮痧还能加速血液循环，促进体内毒素的代谢，对心脏亦是很好的锻炼，作为防病来用，安全有效。

（二）刮痧所需工具

古代常用汤勺、铜钱等作为刮痧板，用芝麻油、水等作为刮痧的润滑剂，这些器具虽然取材方便，但对有些穴位却达不到有效的按压刺激，还会增加痛感。现代刮痧多选用专业刮痧工具，与身体解剖形态完美契合，刮拭效果好而且能最大限度地保护皮肤，减轻疼痛。

刮痧板

刮痧板是刮痧的主要器具。水牛角味辛、咸，性寒。辛可发散行气、活血润养；咸能软坚润下；寒能清热解毒，具有发散行气、清热解毒、活血化瘀的作用。玉性味甘平，入肺经，润心肺、清肺热。据《本草纲目》介绍：玉具有清音哑、止烦渴、定虚喘、安神明、滋养五脏六腑的作用，是具有清纯之气的良药，可避秽浊之病气。玉石含有人体所需的多种微量元素，有滋阴清热、养神宁志、健身祛病的作用。

水牛角及玉质刮痧板均有助于行气活血、疏通经络且没有副作用。下面介绍几种特殊的刮痧板。

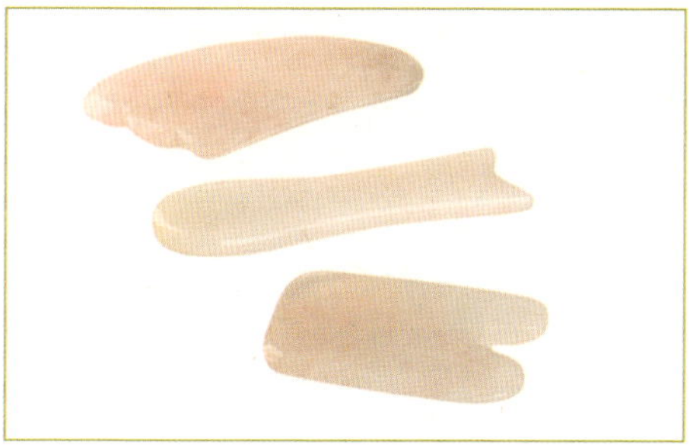

美容刮痧玉板： 美容刮痧玉板四个边形状均不同，其边角的弯曲弧度是根据面部不同部位的曲线设计的。短弧边适合刮拭额头，长弧边适合刮拭面颊，两角部适合刮拭下颌、鼻梁部位及眼周穴位。

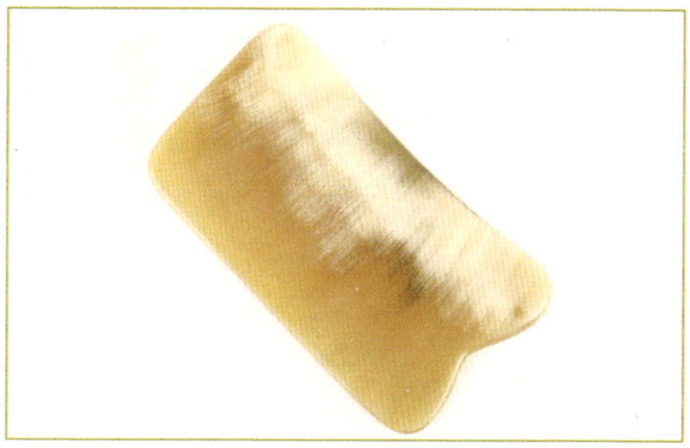

全息经络刮痧板： 全息经络刮痧板为长方形，边缘光滑，四角钝圆。刮板的长边用于刮拭人体平坦部位的全息穴区和经络穴位；一侧短边为对称的两个半圆角，适用于凹陷部位及脊椎及头部全息穴区的刮拭。

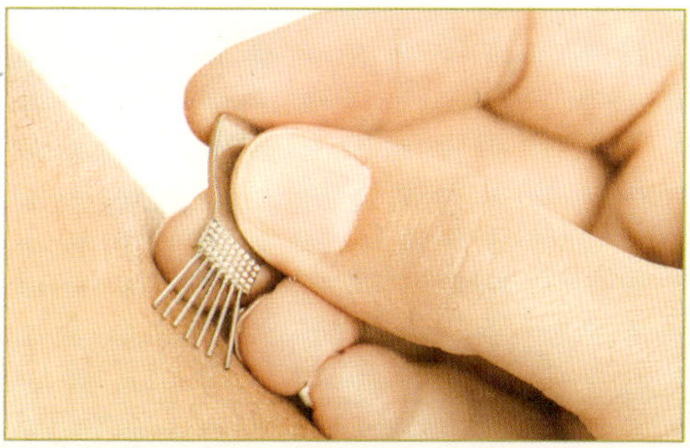

多功能全息经络刮痧板梳： 长边和两角部可以用来刮拭身体平坦部位和凹陷部位，另一边粗厚的梳齿便于梳理头部的经穴，既能使用一定的按压力，又不伤及头部皮肤。

专业刮痧油和美容刮痧乳

刮痧油是刮痧疗养必不可少的润滑剂，但是刮痧油是液体的，如果用于面部时，很容易流到或滴到眼睛里和脖颈处，所以在面部刮痧时最好用美容刮痧乳。刮痧油和美容刮痧乳含有药性平和的中药，对人体有益而无刺激性及副作用。

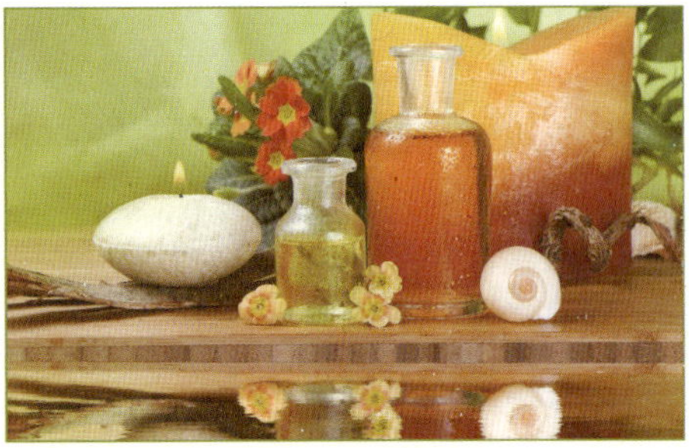

刮痧油：刮痧油是用具有清热解毒、活血化瘀、消炎镇痛作用而没有毒副作用的中药与渗透性强、润滑性好的植物油加工而成。刮痧时涂以刮痧油不但能减轻疼痛、加速病邪外排，还可保护皮肤、预防感染。

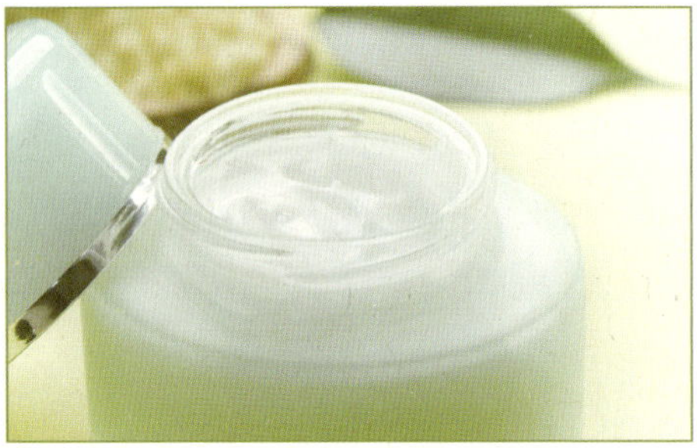

美容刮痧乳：美容刮痧乳具有清热解毒、活血化瘀、消炎镇痛、养颜消斑、滋养皮肤的功效。刮痧时涂以美容刮痧乳能减轻疼痛，避免刮痧油容易进入眼睛的弊端。

毛巾和纸巾

刮拭前清洁皮肤要选用清洁卫生、质地柔软，对皮肤无刺激、无伤害的天然纤维织物。刮拭后可用毛巾或柔软的清洁纸巾擦拭油渍。

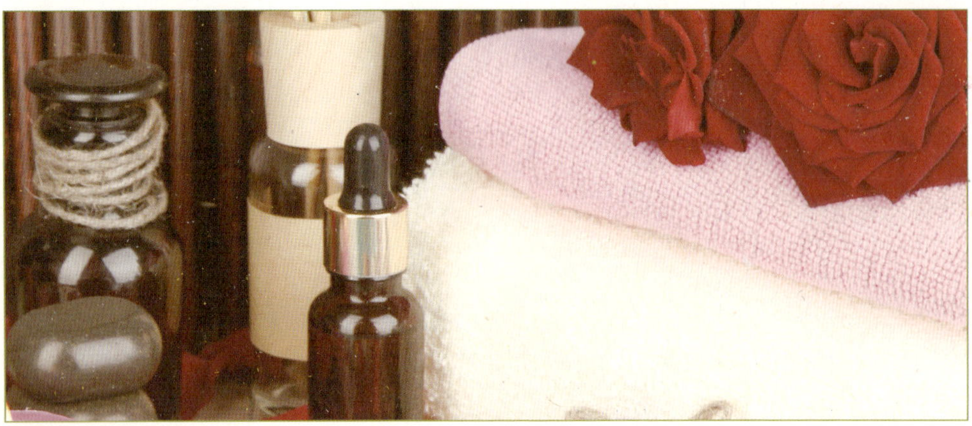

（三）掌握操作方法，刮痧其实很简单

要刮痧首先要学会正确的持板方法，将刮痧板的长边横靠在手掌心，大拇指和其他四个手指分别握住刮痧板的两边，刮痧时用手掌心的部位向下按压。另外，刮痧法根据刮拭的角度、身体适用范围等方面可以分为面刮法、平刮法、角刮法、推刮法、立刮法、点按法、按揉法等。

面刮法

面刮法是最常用的刮拭方法。手持刮痧板，向刮拭的方向倾斜 30° ～60°，以 45° 最为普遍，依据部位需要，将刮痧板的 1/2 长边或全部长边接触皮肤，自上而下或从内到外均匀地向同一方向直线刮拭，适用于身体平坦部位的经络和穴位。

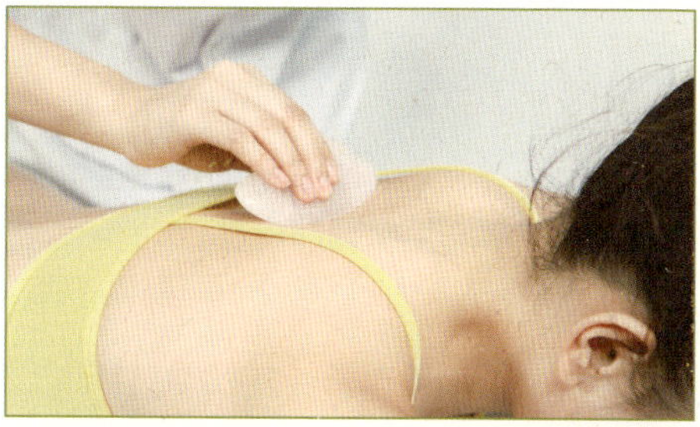

角刮法

角刮法是使用刮痧板的角部在穴位处自上而下进行刮拭，刮板面与皮肤呈 45° 方向，适用于肩部、胸部等部位或穴位的刮痧。刮拭时不宜过于生硬，因为角刮法比较便于用力，要避免用力过猛。

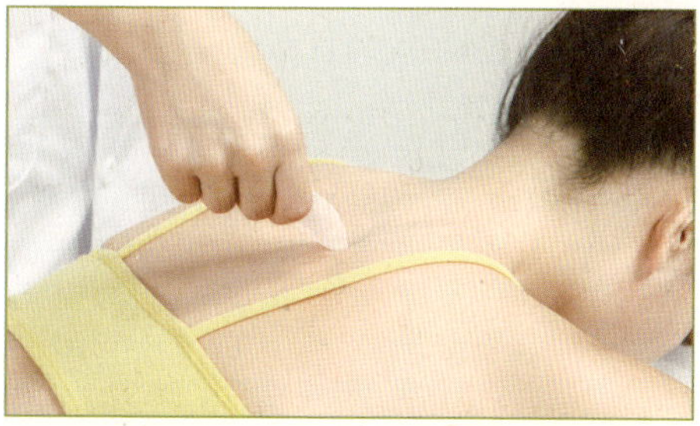

平刮法

手法与面刮法相似，只是刮痧板向刮拭的方向倾斜的角度小于 15° ，而且向下的渗透力也较大，刮拭速度缓慢。平刮法是诊断和刮拭疼痛区域的常用方法。

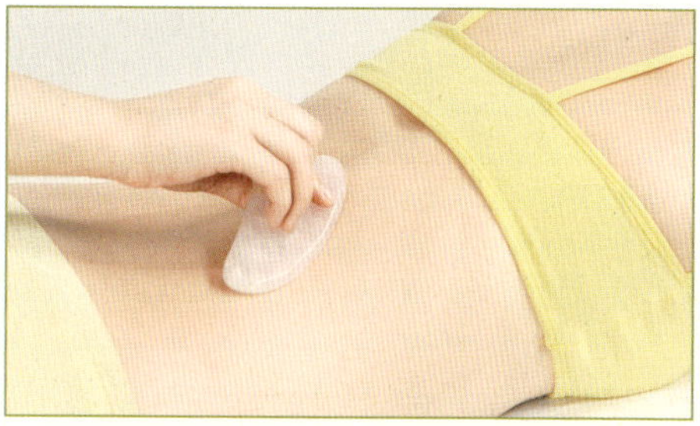

推刮法

推刮法的操作手法与面刮法大致相似，刮痧板向刮拭的方向倾斜的角度小于 45° ，压力大于平刮法，速度也比平刮法慢一点。

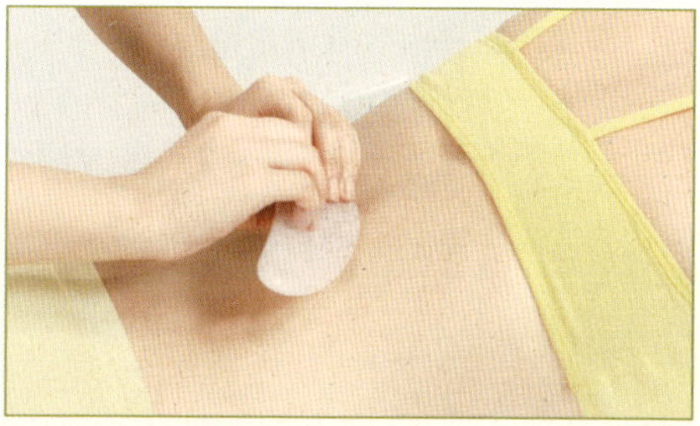

立刮法

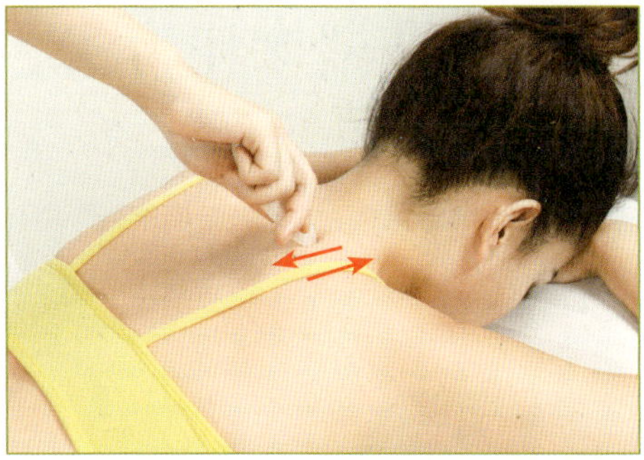

刮痧板角部与刮拭部位呈 90° 垂直，刮痧板始终不离皮肤，并施以必定的压力，在约 1 寸的长皮肤上做短间隔前后或左右的摩擦刮拭。这种刮拭方式主要用于头部穴位的刮拭。

点刮法

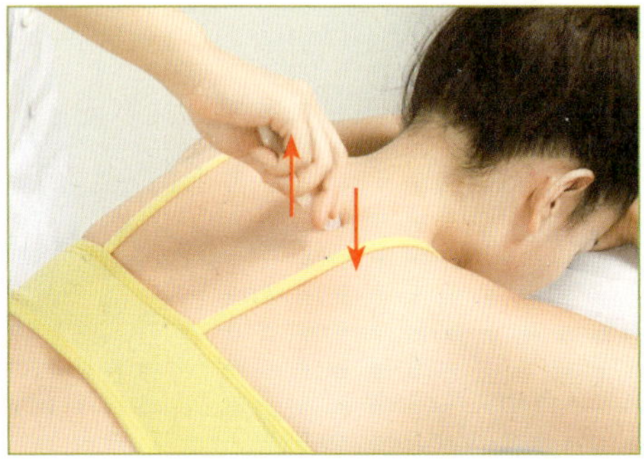

将刮痧板角部与要刮拭部位呈 90° 垂直，向下按压，由轻到重，逐渐加力，片刻后快速抬起，使肌肉复原，多次反复。这种方法适用于无骨骼的软组织处和骨骼缝隙、凹陷部位。要求手法连贯自如，这种手法刺激性较强，具有镇痛止痛、解除痉挛的作用，多用于实证的治疗。

按揉法

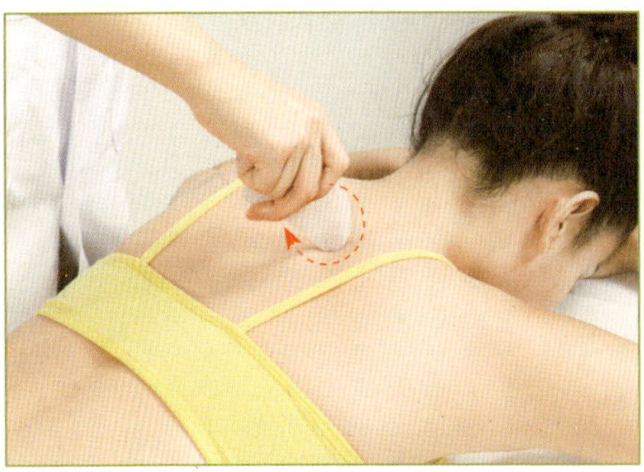

垂直按揉法：将刮痧板的边沿以 90° 按压在穴区上，刮痧板与所接触的皮肤始终不分开，做柔和的慢速按揉。垂直按揉法适用于骨缝部穴位以及第二掌骨桡侧的刮拭。

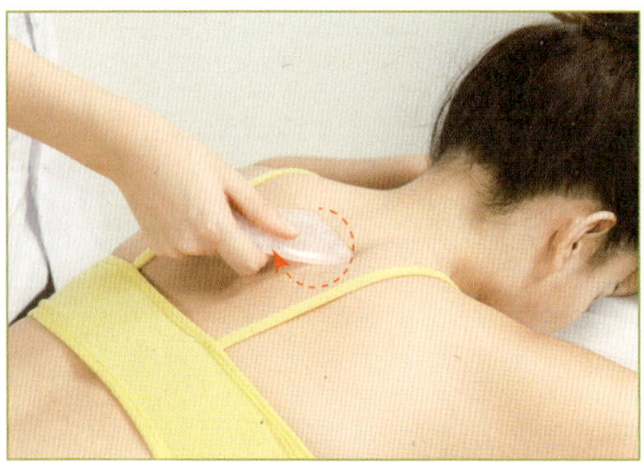

平面按揉法：用刮痧板角部的平面以小于 20° 方向按压在穴位上，做柔和迟缓的旋转，刮痧板角部平面与所接触的皮肤始终不分开，按揉压力应当渗透到皮下组织或肌肉。这种刮法常用于手足部的全息穴区、后颈、背腰部全息穴区中疼痛敏感点的刮拭。

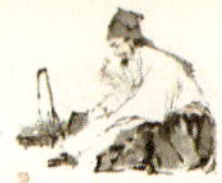

（四）认清刮痧宜忌，疗效更佳

现代刮痧从工具到理论都有了巨大变化，尤其是理论上的选经配穴，辩证施术使其治疗范围大大拓宽。刮痧对于疼痛性疾病、脏腑神经失调的病症具有显著的疗效，但对于危重病人和比较复杂的疾病，则应该采用药物和其他手段来治疗。

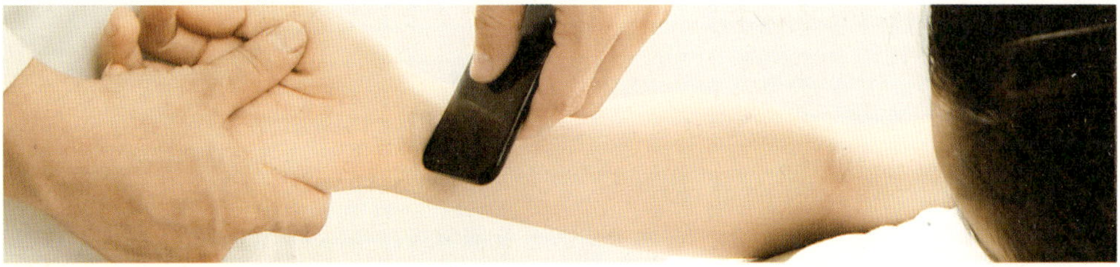

刮痧的适应证

①呼吸系统疾病：如感冒、咳嗽、气管炎、哮喘、肺炎等。

②消化系统疾病：如胃病、反胃、呃逆、吐酸、呕吐、急性胃炎、胃肠神经官能症、胆道感染、肠道预激综合征、便秘、腹泻、腹痛等。

③泌尿系统疾病：如泌尿系统感染、尿失禁、膀胱炎等。

④神经系统疾病：如眩晕、失眠、头痛、多汗症、神经衰弱、忧郁症、坐骨神经痛等。

⑤心血管系统疾病：如心悸、高血压等。

⑥运动系统疾病：如腱鞘炎、腕管综合征、网球肘、落枕、肩痛、肋间神经痛、腰痛、肥大性脊柱炎、急性腰扭伤、慢性腰肌纤维炎、梨状肌综合征等。

⑦妇科系统疾病：如月经不调、痛经、闭经、经期发热、经期头痛、经前紧张综合征、更年期综合征、产后缺乳、急性乳腺炎等。

⑧五官系统疾病：如牙痛、咽喉肿痛、急性鼻炎、鼻出血、耳鸣、失音等。

刮痧的禁忌证

①严重心脑血管疾病急性期、肝肾功能不全禁止刮痧。体内有恶性肿瘤的部位，应避开肿瘤部位在其周边刮拭。

②有出血倾向的病症、严重贫血者禁止刮痧。

③女性在怀孕期间、月经期间禁止刮拭腰骶部。

④韧带、肌腱急性扭伤及外科手术疤痕处，均应在3个月之后方可进行刮痧疗法。

⑤感染性皮肤病、糖尿病皮肤破溃、严重下肢静脉曲张局部禁止刮痧。

（五）注意这些，让刮痧更安全

为了保证刮痧的疗效，减轻刮痧对患者造成的疼痛，以及避免刮痧可能引起的不良后果，在刮痧前、刮痧时和刮痧之后应注意以下事项。

①消除紧张情绪，询问刮感。在刮痧之前，应对患者做好解释工作，以消除患者的紧张情绪。在刮痧过程中要随时关注患者的神色，并询问患者的感受，一旦病人有不适情况应及时调整刮痧的手法、力度等，或者采取别的措施，防止患者出现晕刮。

②注意保暖，随温定时。刮痧治疗时，应注意室内保暖，尤其是在冬季应避开寒冷和风口。夏季刮痧时，不能让风扇直接吹刮拭部位。冬季寒冷刮痧时间宜长，夏季炎热刮痧时间宜短。

③不同部位不同刮法。凡肌肉丰满处，宜用刮痧板的横面（薄面、厚面均可）刮拭。关节处、手指、脚趾、头面部等肌肉较少、凹凸不平之处宜用刮痧板棱角刮拭。

④特殊人群特殊刮法。年迈、体弱、儿童、特别怕痛的患者可用间接刮痧法，在刮痧部位放上一块干净的手绢或柔软的布，隔布刮痧，手法不可太重。

⑤皮肤异常不宜刮拭。若刮痧处有疗疮疖肿、外伤瘢痕或皮肤溃烂，应避开这些部位。

⑥刮痧后 3 小时内禁止洗澡。刮痧后患者可休息一会儿，并喝适量温开水，禁食生冷、油腻食物。不要马上用水清洗刮痧部位，可先用干净的纸擦去皮肤上的润滑剂，刮痧后 3 小时内禁止洗澡，更不能洗凉水澡。

⑦不能片面地追求出痧。出痧量的多少和疾病的性质、刮痧的部位、患者的体质以及刮痧的手法等诸多因素有关，不能片面的认为出痧越多，治疗效果就越好，从而过度地刮拭皮肤。只要按照正确地刮痧方法来刮痧，不管出痧多少，都会对疾病有治疗效果。

⑧下一次的刮痧时间需视情况而定。前一次刮痧部位的痧斑未退时，不宜在原处再进行刮痧。一般第二次刮痧时间需等 3 ~ 6 天之后，以皮肤上痧退及无疼痛感为标准。一般 3 ~ 5 次为一个疗程，休息一周后再进行下一个疗程。

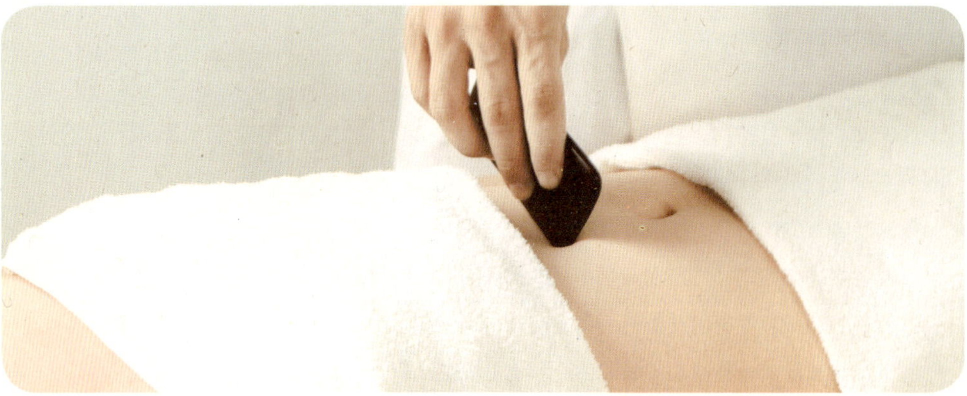

（六）随痧象看健康

在含有毒素的部位刮痧时，由于此处毛细血管的通透性紊乱，刮痧板的压力会使毛细血管破裂，血液就会向破裂的毛细血管渗出。这种渗出毛细血管外，存在于皮肤下组织间的含有毒素的血液就是痧。

刮痧治疗半小时左右，皮肤表面的痧会逐渐融合成片，深层的包块样痧逐渐消失，并逐渐由深部向体表扩散，而深部结节状痧消退比较缓慢。不论是哪一种痧，在刮拭 12 小时之后，皮肤的颜色均呈青紫色或青黑色。

刮痧后，皮肤毛孔微张，局部皮肤有热感，少数人自觉有寒凉之气排出，有的部位会出现颜色不同的痧象，有时候会在皮肤下深层部位触及大小不一的包块状痧，这些都属于刮痧后的正常痧象，正是这些痧象给你发出了身体不健康的信号。

刮出的痧一般 5 ~ 7 日即可消退。痧消退的时间与出痧的部位、痧的颜色和深浅（即疾病的病位、病性）有密切关系，胸背部、上肢、皮肤表面、颜色比较浅的痧消退较快，下肢、腹部、颜色深的痧以及皮肤深部的痧消退比较缓慢。阴经所出的痧一般较阳经消失缓慢，一般会延迟 2 周左右。

痧象的出现是一种正常的生理反应。一般有下面几种情况：

①刮拭后，未出现明显的痧象或只有少量红点，这表明受术者无病。

②痧象鲜红、呈玫瑰色、大面积，表明受术者体内血热或体内蕴热。

③痧象鲜红并伴有痛痒感，表明受术者体内有风热。

④痧象色暗或发紫，表明受术者体内气血瘀滞。

⑤痧象发黑或呈黑紫色，天气寒冷时肌肤疼痛，表明体内多血瘀或风寒。

⑥痧象在皮肤上出现不久，有少量液体分泌，表明受术者体内有湿气。

⑦在刮痧过程中，痧象由深转淡、由暗转红，斑块由片变点，表明病情转轻，治疗有效。

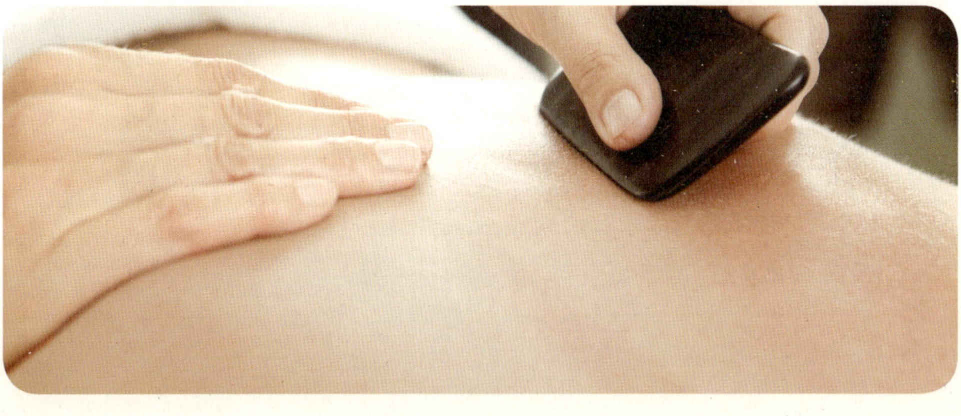

简单学点拔罐的基础知识

（一）拔罐的成长，从兽角到玻璃罐

拔罐疗法，在最早的时候叫“角法”。为什么叫角法呢？因为最早的拔罐是用动物的角来做罐具。最早关于角法的记载见于马王堆出土医书《五十二病方》，在治疗痔疮的条目下写到：“…… 以小角角之……吹而张角，系以小绳，剖以刀……”这里记载的是古人用动物的角做工具，利用负压原理治疗疾病的方法。

晋朝时期，医学家葛洪在他的著作《肘后备急方》中提到用角法治疗脓肿，并且说明使用角法要慎重选择适应病症。唐代，角法已经成为了一门独立的学科。唐朝的官方医学教育机构“太医署”将角法独立分科，规定学制三年，这说明当时角法不论是在理论还是在实践方面都积累了大量的经验。

到了宋元时期，竹罐已完全代替了兽角；拔罐疗法的名称，也由“角法”替换成了“吸筒法”；在操作上，则进一步由单纯用水煮的煮罐法发展成了药罐法。元代医家萨谦斋所编写的《瑞竹堂经验方》中记载了药罐法的具体操作：先将竹罐放在按一定处方配制的药物中煮过后备用，需要时，再将此罐置于沸水中煮过后，趁热拔在穴位上，以发挥其吸拔和药物外治的双重作用。

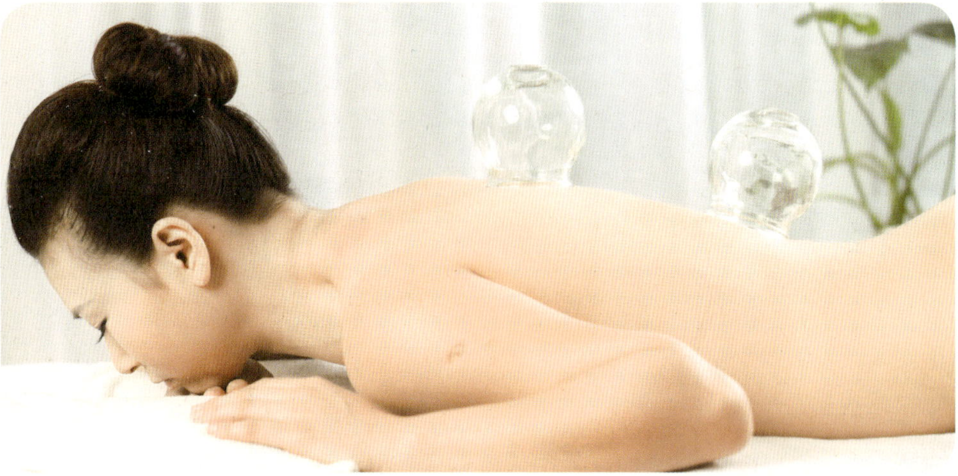

明代，拔罐法已经成为中医外科中重要的外治法之一，主要用于吸拔脓血，治疗痈肿。在吸拔方法上，较之前代又有所改进。用得较多的方法是将竹罐放在多味中药煎熬的汁液中煮沸后直接吸拔，所以，竹罐又被称为药筒。明代外科大家陈实功在他的著作《外科正宗》里面对药筒法作过详尽的记载，《外科大成》《医宗金鉴》等也都有详略不等的载述。

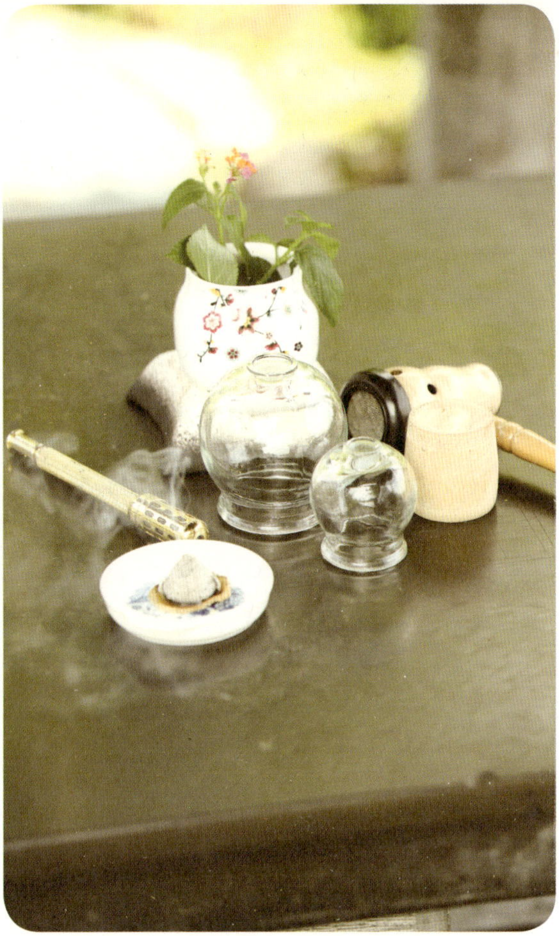

清代，拔罐法获得了更大的发展：出现了陶土烧制成的陶罐，正式提出了沿用至今的“火罐”一词，并一改以往只以病灶区作为拔罐部位的做法，采用吸拔穴位法来提高治疗效果。更重要的是，拔罐疗法的治疗范围也突破了历代以吸拔脓血疮毒为主的界限，开始应用于多种病症。《本草纲目拾遗》记载，“拔罐可治风寒头痛及眩晕、风痹、腹痛等症”，可使“风寒尽出，不必服药”。

在现代，除了继承传统的拔罐用具外，还创制出了很多新的器具，如玻璃罐、橡皮罐、塑料罐及穴位吸引器等。特别是玻璃罐和塑料罐，应用最广，已成为主要的拔罐器具。在拔罐方法上，出现了许多简便有效的方法。如以吸拔的排气方式分：有利用火力排去空气的火罐法，包括闪火法、投火法、架火法、滴酒法等；有利用煮水排去空气的水罐法；有利用注射器或其他方法抽去空气的抽气罐法等。

近年来，拔罐与其他穴位刺激法结合而形成的疗法日趋增多，其中不少已成为广泛使用的疗法，如用中草药煎煮竹罐后吸拔，或在罐内预先存放药液然后吸拔的药罐；在针刺过的部位或留针处拔罐的针罐；用三棱针或皮肤针等刺破体表细小血管之后拔罐的刺络拔罐等。拔罐疗法已经在临床治疗、家庭治疗、康复治疗和保健养生等方面成为一种普遍使用且疗效显著的治疗方法。

（二）拔罐的作用原理及功效

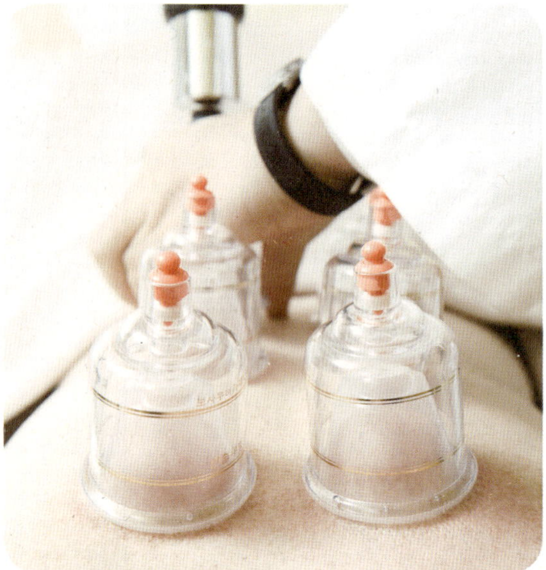

中医认为，疾病是由致病因素引起机体阴阳盛衰失调，人体气机升降失常，脏腑气血功能紊乱所致。当人体受到风、寒、暑、湿、燥、火、毒、外伤的侵袭或有情志内伤后，即会导致脏腑功能失调，产生病理产物，如瘀血、痰饮、水浊、邪火等，这些病理产物又是致病因子，通过经络和穴位走窜机体，逆乱气机，滞留脏腑，瘀阻经脉，最终导致种种病症。拔罐产生的真空负压有一种较强的吸拔之力，其吸拔力作用在经络穴位上，可将毛孔吸开并使皮肤充血，将体内的病理产物从皮肤毛孔中吸出体外，从而使经络气血得以疏通，使脏腑功能得以调整，达到防治疾病的目的。通过长期的研究，中外学者发现拔罐疗法对人体具有以下作用：

负压作用

国内外学者研究发现，人体在火罐负压吸拔的时候，皮肤表面有大量气泡溢出，从而加强了局部组织的气体交换。通过检查也观察到：负压使局部的毛细血管通透性变大以及毛细血管破裂，少量血液进入组织间隙，从而产生瘀血，红细胞受到破坏，血红蛋白释出，出现自身溶血现象。在机体自我调整中，产生了行气活血、舒筋活络、消肿止痛、祛风除湿等功效，起到了一种良性刺激，促使机体恢复正常功能。

温热作用

拔罐法对局部皮肤有温热刺激作用，使寒热得以交换，以大火罐、水罐、药罐最明显。温热刺激能使血管扩张，促进以局部为主的血液循环，改善充血状态，加强新陈代谢，使体内的废物、毒素加速排出；改变局部组织的营养状态，增强血管壁通透性，增强白细胞和网状细胞的吞噬活力，增强局部耐受性和机体的抵抗力，起到温经散寒、清热解毒等作用，从而达到促使疾病好转的目的。

调节作用

拔罐法的调节作用是建立在负压或温热作用的基础上的，首先是对神经系统的调节作用，由于自身溶血等给予机体一系列良性刺激，作用于神经系统末梢感受器，经向心传导，到达大脑皮质；加之拔罐法对局部皮肤的温热刺激，通过皮肤感受器和血管感受器的反射途径传到中枢神经系统，从而发生反射性兴奋，借以调节大脑皮质的兴奋与抑制过程，使之趋于平衡，并加强大脑皮质对身体各部分的调节功能，使患部皮肤相应的组织代谢旺盛，吞噬作用增强，促使机体恢复功能，阴阳失衡得以调整，使疾病逐渐痊愈。

不同罐法不同作用

在罐法共性的基础上，不同的拔罐方法各有其特殊的作用。如走罐具有与按摩疗法、刮痧疗法相似的效应，可以改善皮肤的呼吸和营养，有利于汗腺和皮脂腺的分泌；对关节、肌腱可增强弹性和活动性，促进周围血液循环，可增加肌肉的血流量，增强肌肉的收缩能力和耐力，防止肌肉萎缩；还可加深呼吸，增强胃肠蠕动，兴奋腹内器官的神经，增进胃肠等脏器的分泌功能。循经走罐还能改善各经功能，有利于经络整体功能的调整。

再如药罐法，在罐内负压和温热作用下，可使局部毛孔、汗腺开放，毛细血管扩张，血液循环加快，药物可更多地被直接吸收。根据用药不同，所发挥的药效也各异。如对于皮肤病，药罐法的局部治疗作用就更为明显。此外，水罐法以温经散寒为主；刺络拔罐法以逐瘀化滞、解闭通结为主；针罐结合则因使用的针刺手法不同，可产生多种效应。

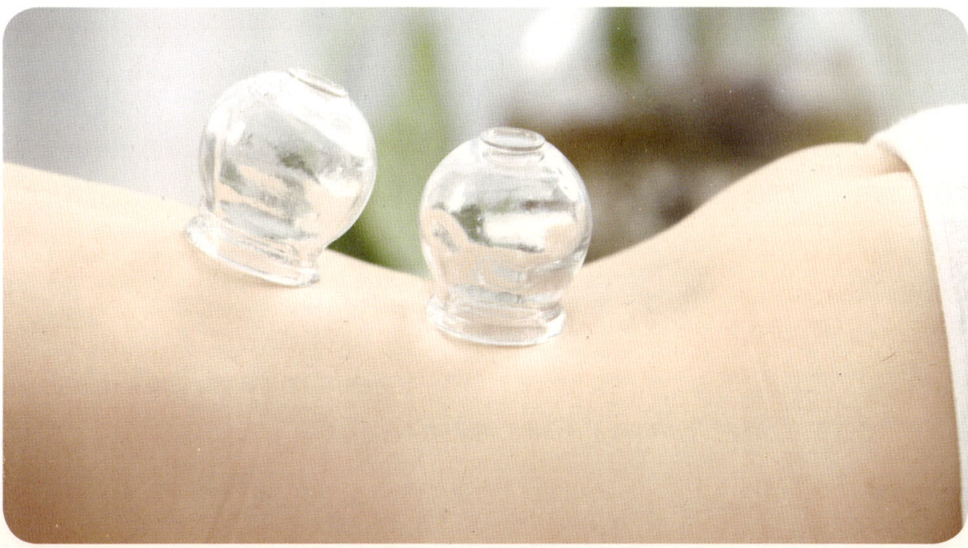

（三）罐具辅料大集合

很多人都想在家里进行拔罐，以便随时保健身体、排除毒素，但是如何正确选择拔罐器具却是困扰大家的问题。下面就向大家介绍正确选择拔罐器具的方法，当你选择了正确的拔罐器具和合适的介质后，你就可以轻松地在家里进行拔罐了！

常用罐具及特点

拔罐疗法所使用的罐具种类繁多，目前最常用的是竹罐、玻璃罐和抽气罐，兽角罐在边远山区还有少数人使用。

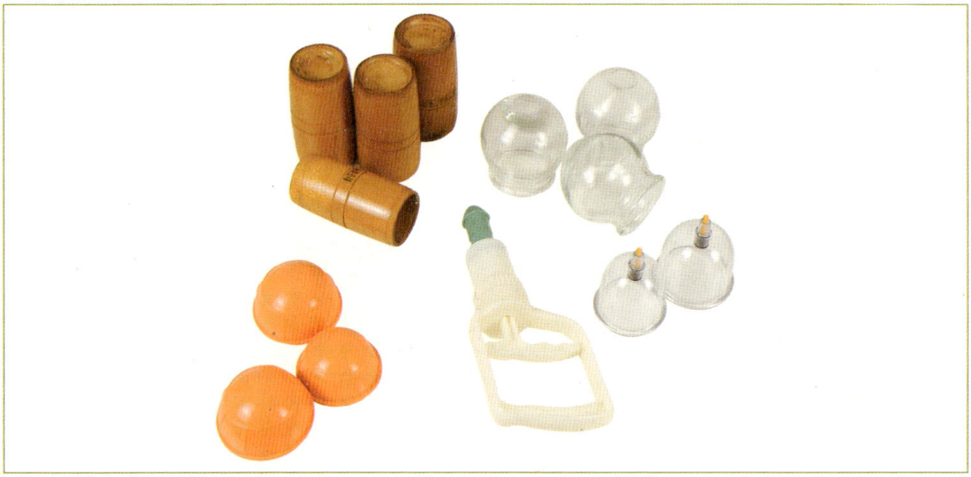

竹罐：竹罐采用坚固成熟的竹子做成。将竹子按节截成长约 6 ~ 9 厘米的竹管，一端留节为底，另一端打磨光滑作为罐口，不同粗细的竹筒可制成不同大小规格的竹罐。竹筒周围削去老皮，做成中间略粗、两端稍细，形为腰鼓的竹罐。

竹制火罐因用火力排气，故须选取坚实成熟的老竹子来制作。老熟的竹子材料质地坚实，经得起火烤而不变形、不漏气；竹制水罐因要用水或药液煮罐，蒸气排气，要选择尚未成熟但也不青嫩的质地坚实的竹子制作。

竹罐优点是轻巧价廉、不易破碎，且取材方便，能够吸收药液，适用于药熏。缺点是不透明，不易观察皮肤的变化，罐体干燥后易于开裂漏气，吸附力不强。

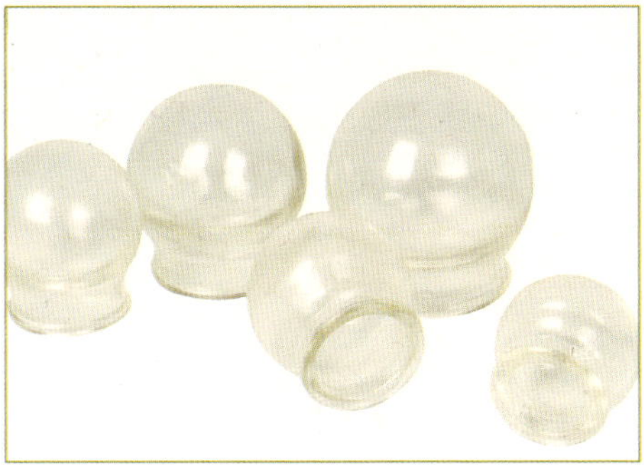

玻璃罐：玻璃罐采用玻璃制成，有大、中、小等不同规格。罐如球状，口平底圆，口小肚大，口边稍厚略向外翻而光滑。玻璃罐多用火力排气，特别适用于走罐及针刺后拔罐。其优点是造型美观、质地透明，可直接观察罐内皮肤的瘀血程度及出血情况，便于掌握拔罐时间；缺点是导热快，易烫伤，容易破碎。

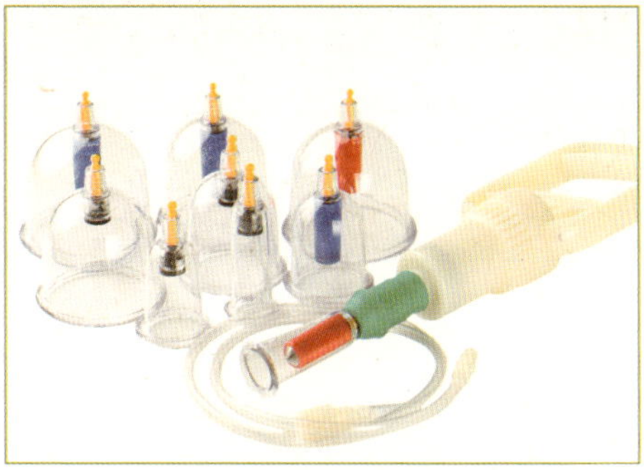

抽气罐：抽气罐在罐的底部装有抽气的橡皮塞，用于抽出罐内空气，使罐内形成负压。其常用青霉素药瓶、有机玻璃或透明的工程塑料制成。如用药瓶制作，须将瓶底切去磨平，切口须光滑，瓶口的橡皮塞须保留完整。也可直接购买有机玻璃制成的真空枪抽气罐。抽气罐的优点是不用点火，不会烫伤，可随意调节罐内负压，控制吸力，便于观察和掌握拔罐时间；缺点是无温热感，不能走罐。

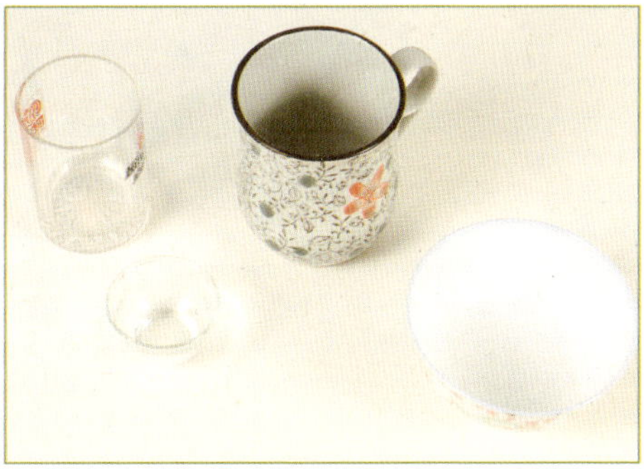

代用罐：代用罐是日常生活中随手可见且可用的一些物品，如罐头瓶、茶杯、酒杯、小碗、药瓶等，只要口部平整光滑、能耐热，并能产生一定的吸拔力的器具皆可用来拔罐。由于这些代用器具取材容易、操作简便，常被百姓所采用。

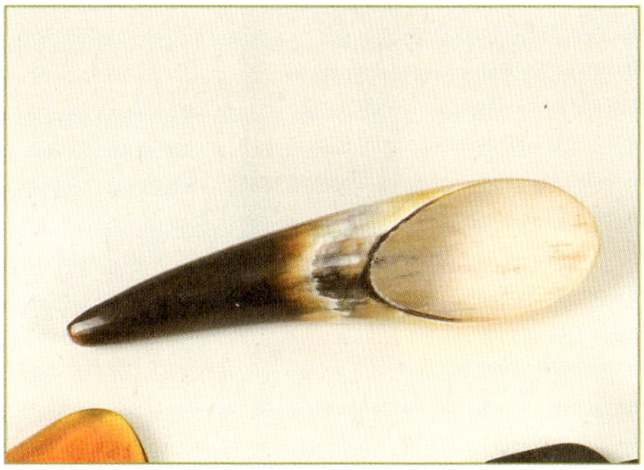

兽角罐兽角罐一般用牛角或羊角加工制成，其角顶尖端锯去尖顶留孔，用于吸吮排气；口端用锯锯平，打磨光滑。兽角本身是种药材，有清热解毒、活血化瘀的功效，所以兽角罐能增强拔罐疗法清热解毒、活血化瘀的功效。兽角罐的优点是吸附力强，经久耐用；缺点是比较重，不透明，不易观察罐内情况。

拔罐的四大辅助工具

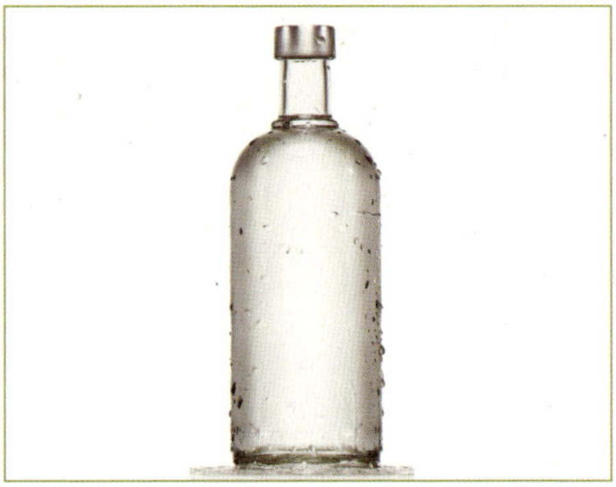

燃料：酒精是拔罐过程中经常要用的燃料。拔罐时，一般要选用体积分数为 75% ~ 95% 的酒精，如果身边没有酒精，可用度数稍高的白酒代替。

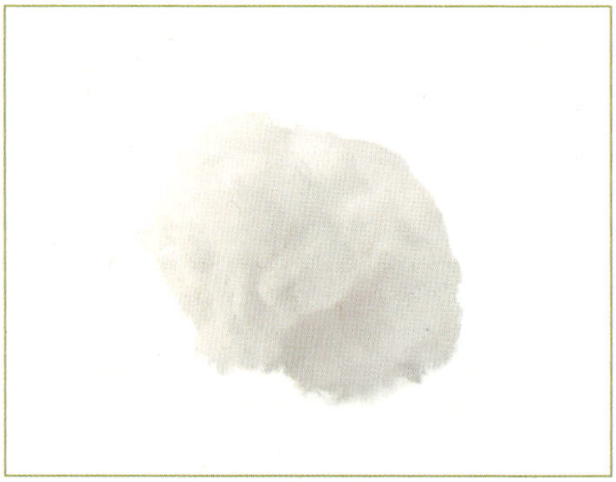

消毒用品：拔罐前要准备一些消毒清洁用品对器具和拔罐部位进行消毒，比如棉签或酒精脱脂棉球。此外，拔罐时还可用以燃火、排气。

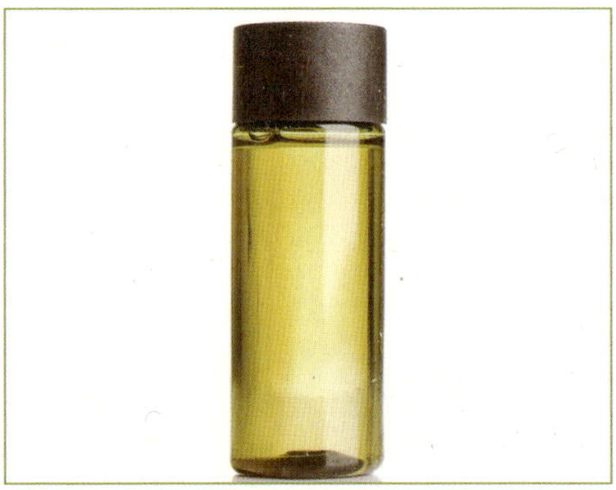

润滑剂：常用的润滑剂一般包括凡士林、植物油、石蜡油等。还有一些润滑剂是具有药用疗效的，如红花油、松节油、按摩乳等，具有活血止痛、消毒杀菌的功效。

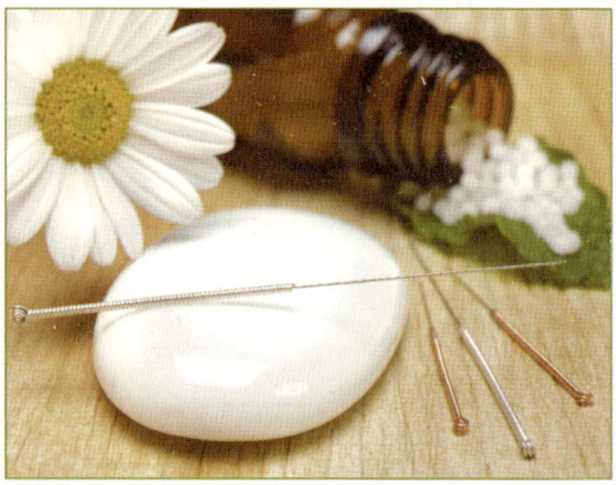

针具：在拔罐治疗过程中，有时会用到针罐、刺血罐、抽气罐等用具，所以操作者还需要备用针具。其中，最常用的就是三棱针和皮肤针。

（四）轻松上手，拔罐操作照着做

拔罐法是以罐子为工具，利用火燃烧排出罐内空气，造成相对负压，使罐吸附于施术部位，产生温热刺激及局部皮肤充血或瘀血，以治疗疾病的一种方法。下面为大家详细介绍各种拔罐方法，以便您能够更正确运用此法。

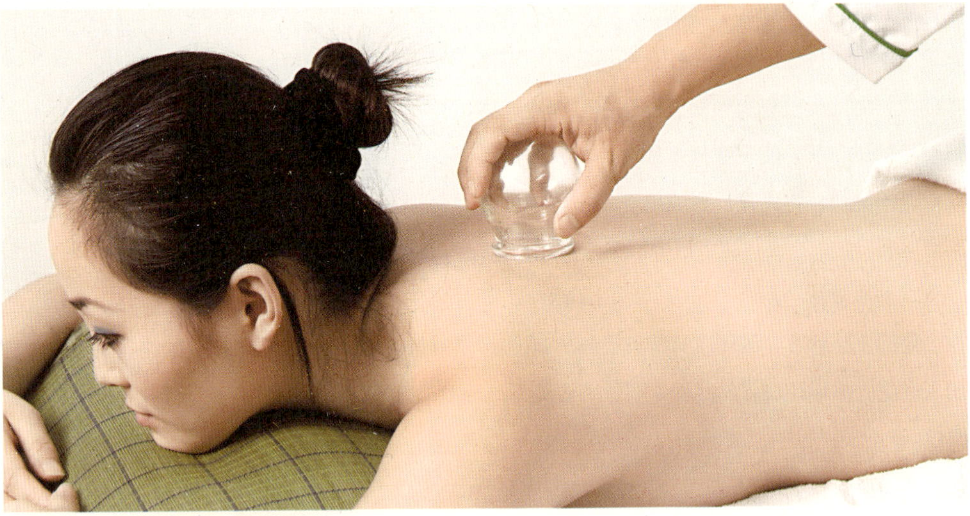

常规拔罐疗法

根据拔罐时使用罐的多少，主要分为单罐法和多罐法两种方法。

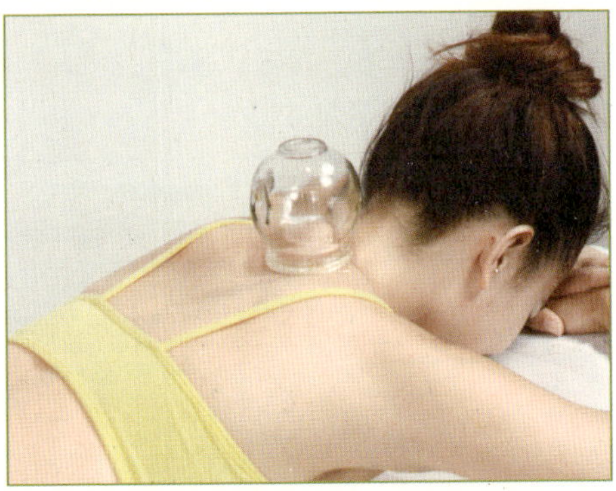

单罐法：用于病变范围较小的病症或压痛点。可按病变或压痛的范围大小，选用适当口径的火罐。如肩痛在肩髃穴用小号罐；肩背痛在肩髃穴、天宗穴周围拔大号火罐等。

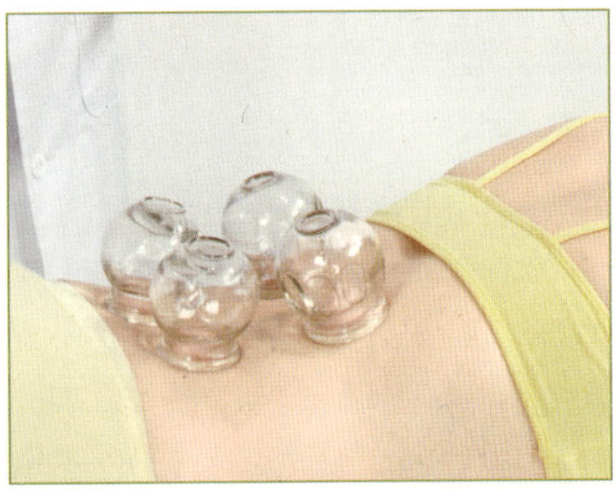

多罐法：用于病变范围较广泛的病症。可按病变部位的解剖形态，酌量吸拔数个乃至十几个罐。如某一肌束劳损时可按肌束的位置成行排列吸拔多个火罐。

闪罐法

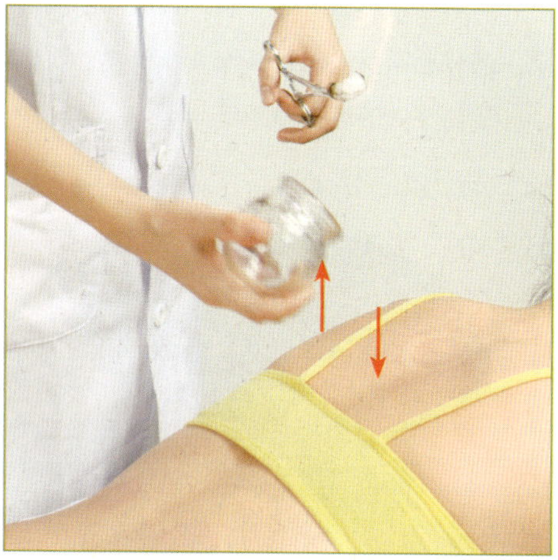

闪罐法是临床常用的一种拔罐手法，一般多用于皮肤不太平整、容易掉罐的部位。具体操作方法是用镊子或止血钳夹住蘸有适量酒精的棉球，点燃后送入罐底，立即抽出，将罐拔于施术部位，然后将罐立即起下，按上法再次吸附于施术部位，如此反复拔起多次至皮肤潮红为止。通过反复的拔、起，使皮肤反复地紧、松，反复地充血、不充血、再充血，形成物理刺激，对神经和血管有一定的兴奋作用，可增加细胞的通透性，改善局部血液循环及营养供应，适用于治疗肌萎缩、局部皮肤麻木、酸痛或一些较虚弱的病症。采用闪火法操作时注意罐口应始终向下，棉球应送入罐底，棉球经过罐口时动作要快，避免罐口反复加热以致烫伤皮肤。操作者应随时掌握罐体温度。

走罐法

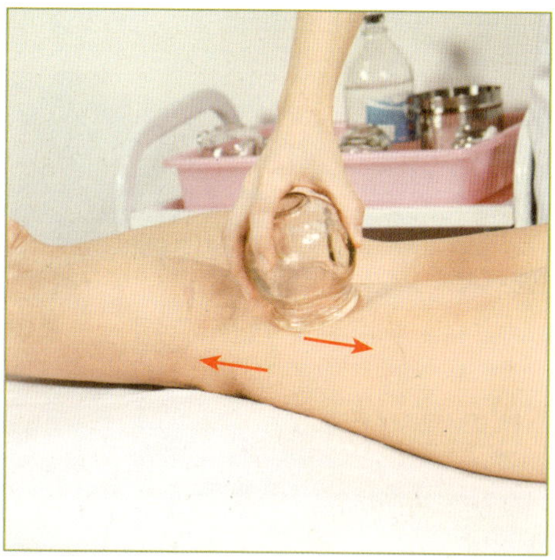

走罐法一般用于病变部位较大，肌肉丰厚而平整的部位，或者需要在一条或一段经脉上拔罐的情况。走罐法宜选用玻璃罐或陶瓷罐，罐口应平滑。操作前先在将要施术的部位涂抹适量的润滑液，然后用闪火法将罐吸附于皮肤上，循着经络或需要拔罐的线路来回推罐，至皮肤出现瘀血为止。操作时应注意根据病人的病情和体质调整罐内的负压，以及走罐的快、慢、轻、重。罐内的负压不可过大，否则走罐时由于疼痛较剧烈，病人将无法接受；推罐时应轻轻推动罐的颈部后边，用力要均匀。走罐法对不同部位应采用不同的行罐方法：腰背部沿垂直方向上下推拉；胸胁部沿肋骨走向左右平行推拉；肩、腹部采用罐具自转或在应拔部位旋转移动的方法；四肢部沿长轴方向来回推拉等。

留罐法

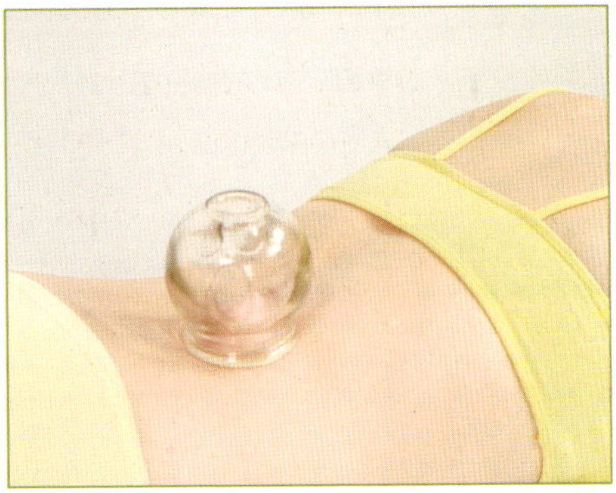

留罐法又称坐罐法，是指将罐吸附在应拔部位后留置一段时间的拔罐方法。此法是临床最常用的一种罐法，留罐法主要用于以寒邪为主的疾患、脏腑病。如经络受邪（外邪）、气血瘀滞、外感表证、麻木、消化不良、神经衰弱、高血压等病症，用之均有良效。治疗实证用泻法，即用单罐口径大、吸拔力大的泻法，或用多罐密排、吸拔力大，吸气时拔罐，呼气时起罐的泻法。治疗虚证用补法，即用单罐口径小、吸拔力小的补法，或用多罐疏排、吸拔力小，呼气时拔罐，吸气时起罐的补法。留罐法可与走罐法配合使用，即先走罐，后留罐。

转罐法

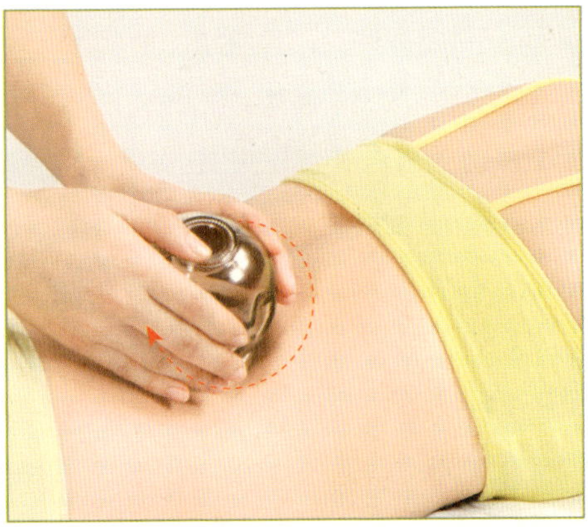

转罐法是先用闪火法将罐吸于皮肤上，然后手握罐体，来回转动的方法。操作时手法宜轻柔，转罐宜平稳，防止掉罐。转动的角度要适中，角度过大患者不能耐受，过小无法达到刺激量。由于转罐法对穴位或皮肤能产生更大的牵拉刺激，加强了血液循环，增强了治疗效果，所以多用于穴位治疗或局部病症的治疗。注意罐口应平滑，避免转动时划伤皮肤。转罐法可与走罐法配合应用，在皮肤上涂抹适量的润滑油，可减轻疼痛。

响罐法

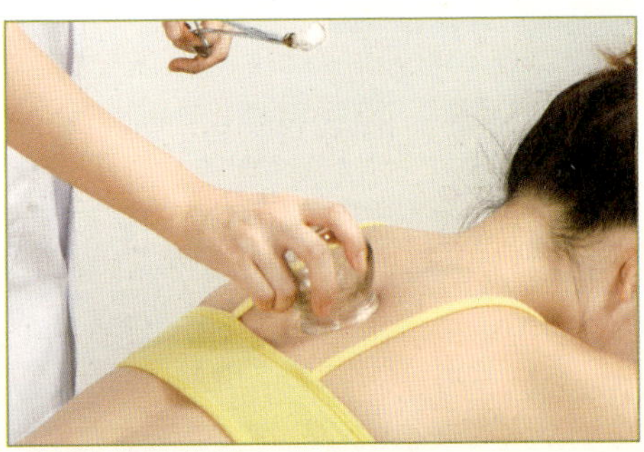

响罐法是指在罐具吸定后，稍加推拉或旋转随即用力将罐具拔下，发出“啪”的响声的一种拔罐方法。如此反复吸拔，重复操作多次，以皮肤潮红或呈紫红色为度。此法与闪罐法功效相同，通常用小口径罐具在局部面积较小的部位施术。

（五）认清适应证和禁忌证，疗效更佳

拔罐疗法已经从古代单一用来治疗外科疾病，发展到现在内科、外科、妇科、儿科等疾病都能对症运用。但拔罐必然也有它的局限性，有些疾病是无法进行拔罐治疗的。所以在操作前，要认清拔罐的适应证和禁忌证。

适应证

（1）内科病症：感冒、咳嗽、哮喘、胃脘痛、呕吐、泄泻、便秘、腹痛、胃下垂、眩晕、胁痛、水肿、遗尿、遗精、阳痿、男性不育、风湿、暑湿、秋燥等。

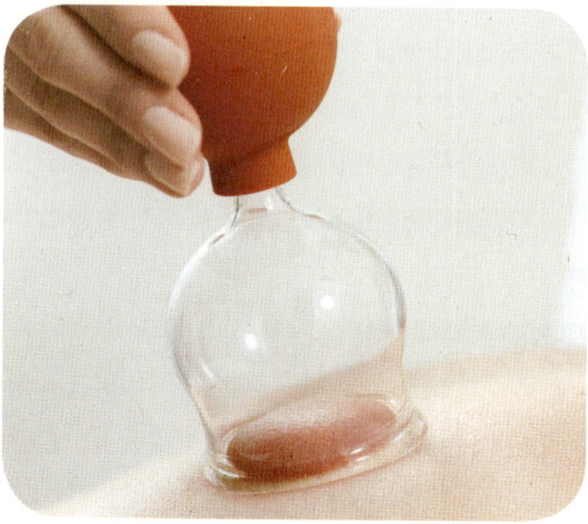

（2）外科病症：丹毒、疖病、乳腺炎、脱肛。

（3）骨科病症：落枕、颈椎病、腰椎间盘突出症、腰肌劳损、急性腰扭伤、肩周炎、肱骨外上髁炎、坐骨神经痛、肋软骨炎、肋间神经痛、类风湿性骨关节炎等。

（4）妇科病症：经行先期、经行后期、经行先后无定期、月经过多、经闭、痛经、白带异常、妊娠呕吐、产后缺乳、产后腹痛、阴痒、不孕症、产后大便困难等。

（5）儿科病症：小儿发热、小儿呕吐、小儿泄泻、小儿厌食、小儿遗尿、腮腺炎等。

（6）皮肤科病症：带状疱疹、银屑病、斑秃、湿疹、风疹、白癜风等。

（7）五官科病症：睑腺炎（麦粒肿）、流泪症、沙眼、目痒、目赤肿痛、远视、近视、视神经萎缩、鼻塞、咽喉肿痛、扁桃体炎、口疮、牙痛、下颌关节紊乱症。

禁忌证

（1）皮肤传染病、皮肤严重过敏或皮肤破损溃烂。

（2）醉酒、过饥、过饱、过渴、过度疲劳。

（3）恶性肿瘤、重度心脏病、心力衰竭、活动性肺结核。

（4）紫癜、血小板减少症、白血病、血友病等凝血功能差、具有出血倾向的疾病。

（5）外伤、骨折、水肿、静脉曲张、大血管体表投影处。

（6）五官、前后阴、乳头、肚脐眼、心脏搏动处、毛发多的部位。

（六）多了解注意事项，让拔罐更安全

任何一种疗法如果运用不当，都会产生不良后果。那么，我们在运用拔罐疗法时，应该注意一些什么问题，才能更好地发挥拔罐的治疗作用，减少或避免拔罐引起的不良反应呢？

第一，拔罐时应保持室内空气清新，温度适中。夏季应避免风扇对着患者直吹，冬季要做好室内保暖，尤其是需要宽衣暴露皮肤时，应该让患者避开风口，以免受凉感冒。

第二，对于初次拔罐治疗者以及体弱、紧张、年老等易发生意外反应的患者，宜采取卧位，并选用小罐具，且拔罐数目要少。

第三，一般应该选择肌肉丰满、富有弹性、没有毛发和骨骼、没有关节凹凸的部位进行拔罐，以防漏气或脱落。

第四，任何病症宜先拔颈项部。一般原则是先颈项部、背腰部，再胸腹部，最后是四肢。

第五，拔罐过程中，要控制罐数适中，使罐拔得紧而不过。当罐数较多时，罐具间的距离不宜太近，以免罐具牵拉皮肤产生疼痛或罐具互相挤压而脱落。

第六，用火罐法时，应注意不要灼伤或烫伤皮肤。若烫伤或留罐时间太长导致皮肤起水疱时，小的水疱不需要处理，仅敷以消毒纱布，防止擦破即可；水疱较大时，需用消毒针挑破水疱，放出液体，再涂上龙胆紫药水，或用消毒纱布包敷，以防感染。

第七，拔罐完毕后，宜饮用一杯白开水，以利于排毒。应将衣服穿好，防止着凉。一般拔罐后 3 小时内不宜洗澡，这是因为由于负压的作用，皮肤在拔罐后处于脆弱、抵抗力较差的状态，这个时候洗澡很容易导致皮肤破损、发炎。如果是洗冷水澡的话，拔罐后皮肤毛孔扩张，很容易受凉。

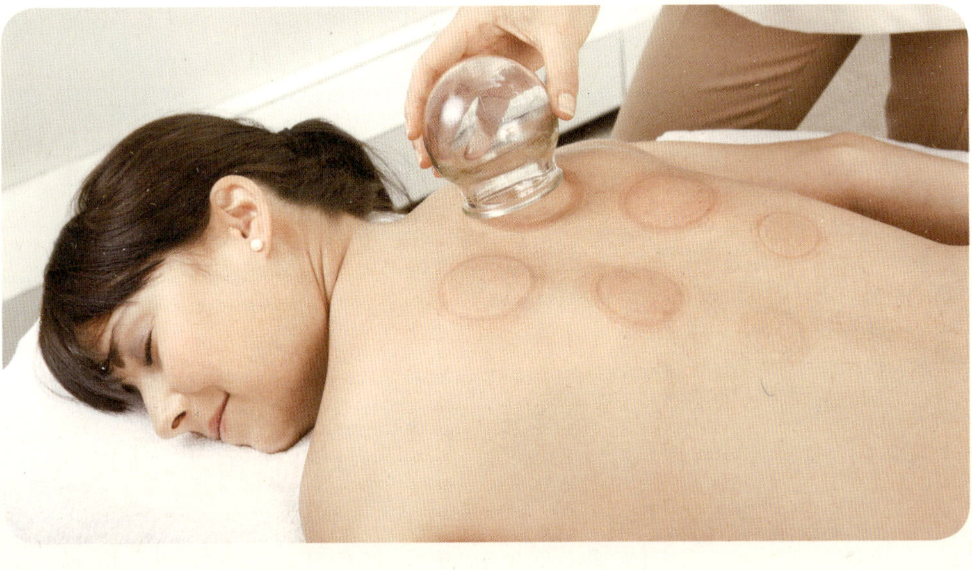

（七）根据拔罐反应找病因

拔罐疗法通过物理刺激和负压人为造成毛细血管破裂瘀血，促进血液循环，调理气血，达到提高人体免疫力的作用。了解了拔罐的原理后，我们应该怎样看待拔罐后的罐印，它又在向我们暗示什么呢?

第一，罐印紫黑发暗，一般表示体内有血瘀，如痛经、心脏供血不足等。若印记数日不退，常表示病程已久，治疗时间需稍长一些；若走罐时出现大面积黑紫印记，则提示风寒所犯面积较大，应对症处理，祛邪散寒。

第二，罐印发紫并伴有斑块，一般表示有寒凝血瘀之证。

第三，罐印为紫色散点，深浅不一，一般提示为气滞血瘀。

第四，罐印发青并伴有斑块，一般表示疾病以虚证为主，兼有血瘀。若在肾俞处显现，则表示肾虚；若在脾俞处显现，则表示脾虚（气虚血瘀）。病变穴位处常伴有压痛。

第五，罐印鲜红而艳，一般提示阴虚或气阴两虚。阴虚火旺或过敏体质属于风热证者也可出现此印记。

第六，罐印呈现鲜红散点，通常出现在大面积走罐后，并且不会高出皮肤。如果集中在某穴及其附近，则表示该穴所属脏腑存在病邪。

第七，吸拔后没有罐印或者有但起罐后立即消失者，多表示病邪尚轻。当然，若起罐不准时也会无罐印，最好多拔几次，以确认有无病症。

第八，罐印灰白，触摸无温热感，多表示为虚寒、湿邪之证。

第九，罐印表面有纹络并且微痒，表示风邪、湿证。

第十，罐印出现水泡，表示体内湿气过重，若水泡内有血水，提示体内有热邪湿毒。

第十一，拔罐区出现水泡、水肿，显示体内水湿邪气过多，表示患有气病之证。

第十二，罐印深红、紫黑、丹痧，或者揉按有微痛并且身体发热者，表示患有热毒证；身体无发热者，表示患有瘀证。

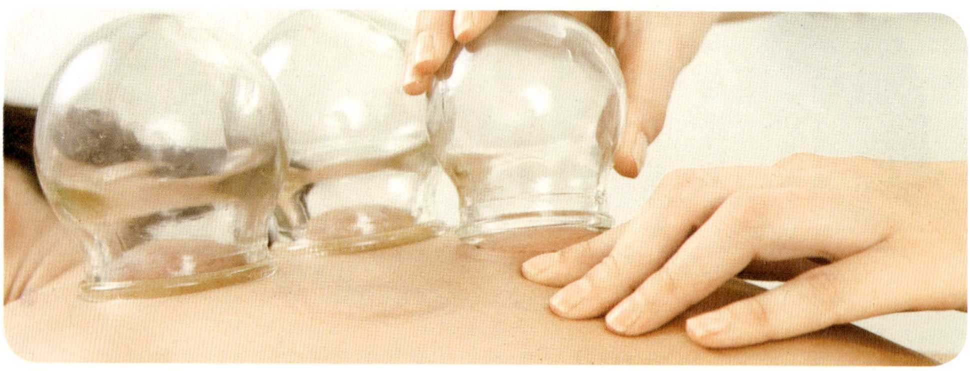

第三章 刮痧、拔罐齐上阵

——10种不同生活形态的保健法

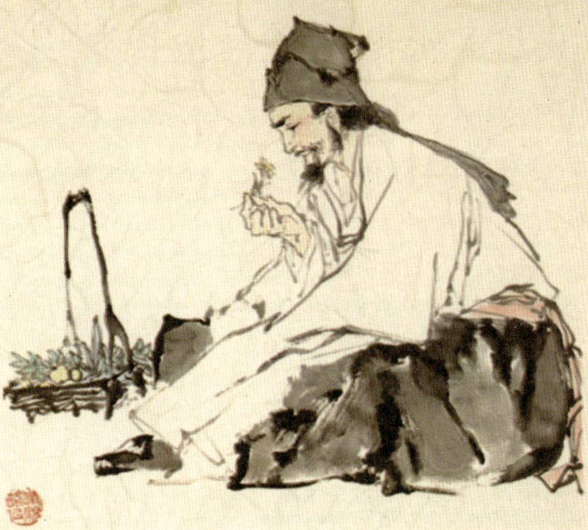

健康既然这么重要，我们就不该对自己身体发出的“初病讯息”漠视或不在意，而应该随时给自己进行养生保健。

在中国传统保健养生法当中，简易实效且广为人知的法宝，就是刮痧、拔罐。古人的智慧需要跟随现代的脉动，不同的人应该有一套自己的养生保健之法。

现代人精神压力大、运动机会减少，很多人身体上总有一些烦人而又挥之不去的小毛病。本章从养生保健出发，为10类不同生活形态的现代人，提供“自己就办得到”的日常刮痧、拔罐养生法。忙碌的现代人应该不时地停下来，随时自己动手保健，面对健康问题不再只是束手无策。

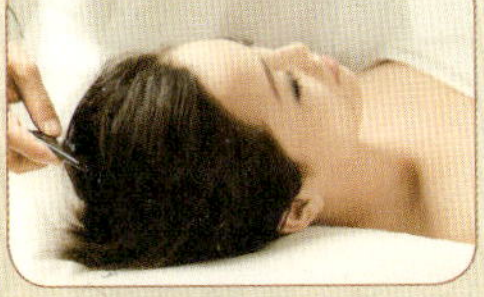
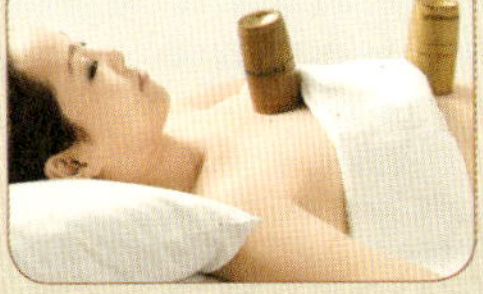
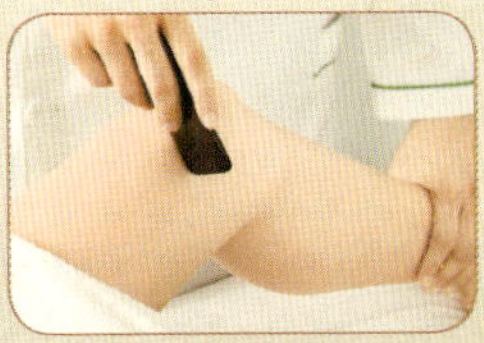
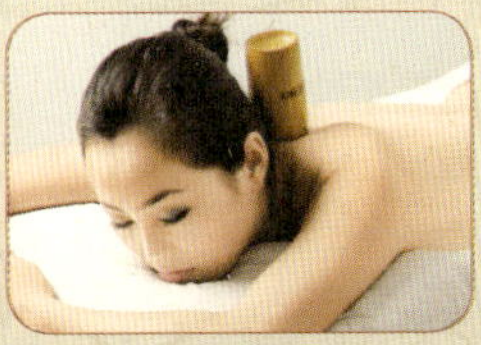

经常用脑过度

广告创意人、艺术创作者、研究工作者、作家、企业经理人、有升学压力的学生经常处于思考、分析、记忆的用脑状态，生活形态属于用脑过多者。经常用脑过度的人容易有颈项僵硬、肩膀酸痛或头疼的症状。经常以刮痧、拔罐祛瘀活血减轻不适，可使头脑更清晰、敏捷，工作读书更具效率与创意。

所需穴位一览

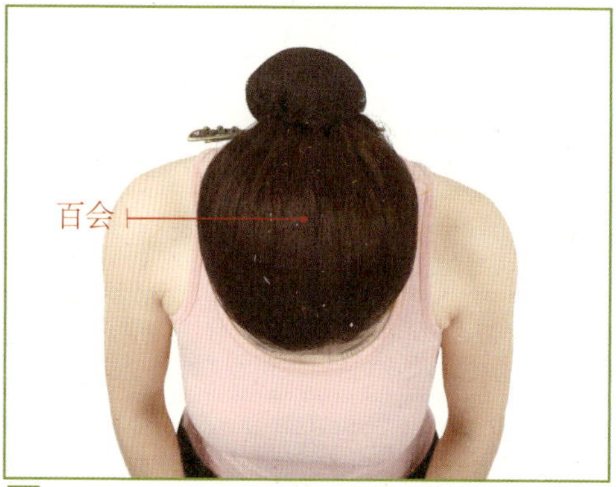

百会属奇经八脉之督脉，因头为诸阳之会，穴居颠顶，联系脑部，是调节大脑功能的要穴。

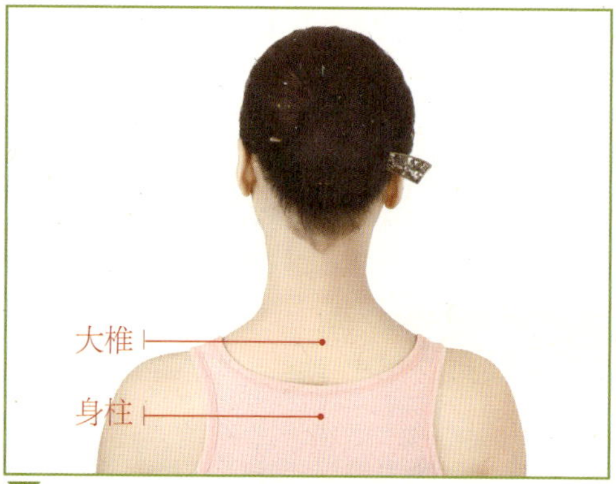

大椎具有解表通阳、补虚宁神的作用；身柱具有宣肺泻热、清心宁神的作用。

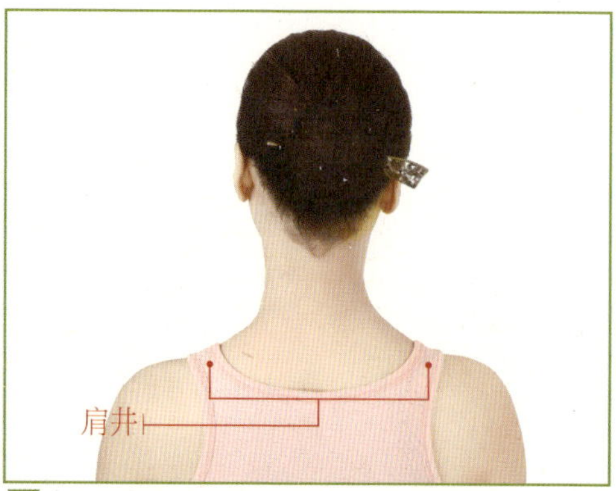

肩井具有祛风清热、活络消肿的作用，能保持头脑清醒，祛除头昏脑涨之感。

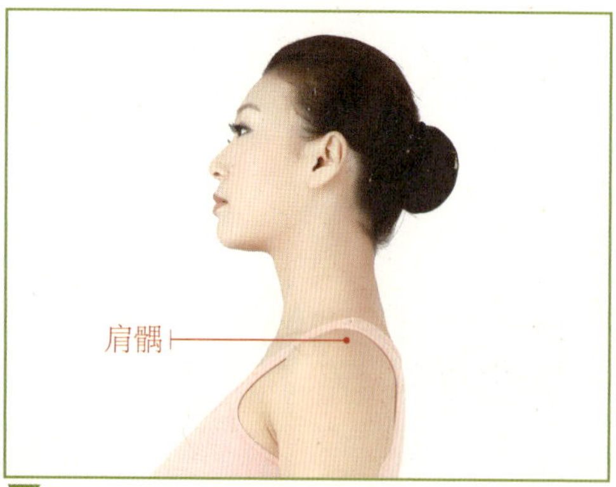

肩髃具有活血散风、通利关节的作用，能缓解长时间用脑人群的颈肩疼痛。

刮痧方法

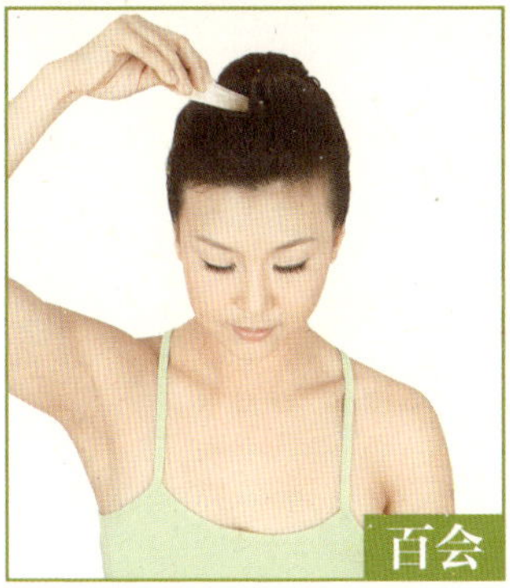
百会

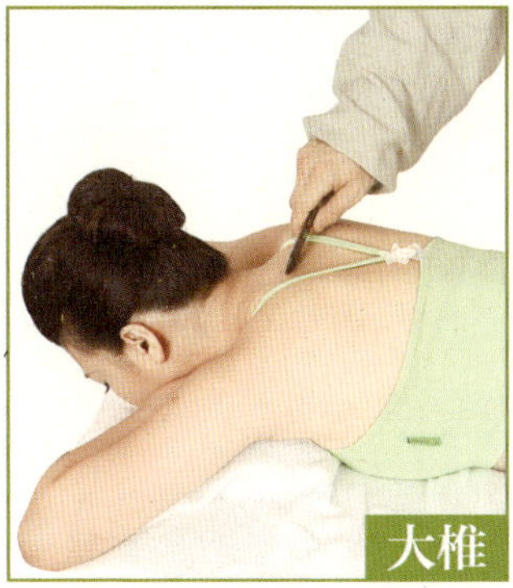
大椎

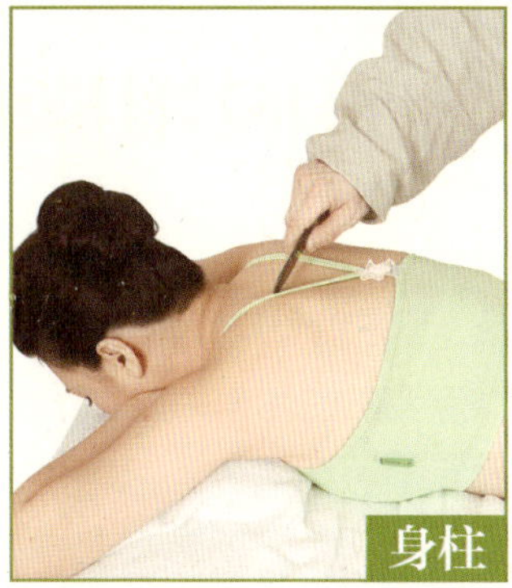
身柱

刮拭头部百会：先按照梳头的顺序刮拭全头，然后用角刮法刮拭百会穴 15 ~ 30 次，以头部潮红发热为度。

刮拭颈部大椎：用角刮法由上到下刮拭大椎穴 30 次，以出现红色或紫色痧点为度。

刮拭背部身柱：用面刮法由上至下刮拭身柱穴 1 ~ 3 分钟，手法连贯，速度适中，以出痧为度。

拔罐方法

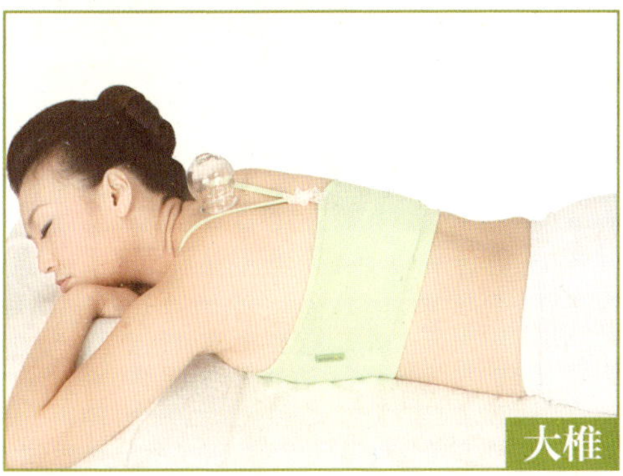
大椎

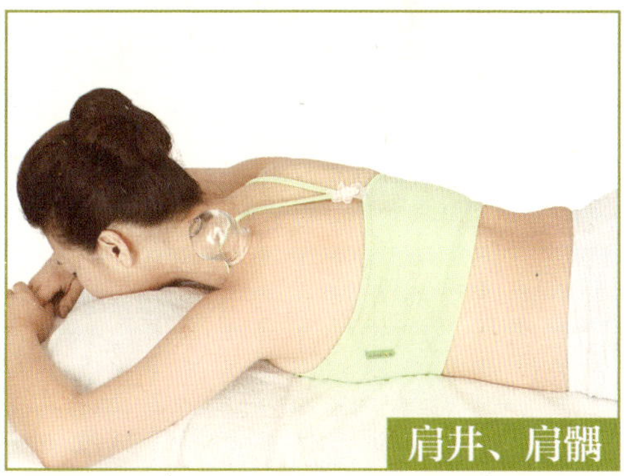
肩井、肩髃

拔罐颈部大椎：右手持罐，左手用止血钳夹住蘸有酒精的棉球，点燃棉球后，伸入罐内旋转一圈马上抽出，迅速将火罐扣在大椎穴上，留罐 15 分钟后取下。

拔罐肩部肩井、肩髃：点燃棉球后，伸入罐内旋转一圈马上抽出，先将火罐扣在肩井穴上，再用同样的方法将火罐扣在肩髃穴上，每穴留罐 10 分钟后取下。

长时间用眼睛

电脑化企业员工、打字员、校对员、会计人员、档案处理人员、绣花者和学生由于长时间阅读、检视物件或注视终端机，容易造成眼睛疲劳、酸涩或视力模糊，甚至引起头痛、颈痛。中医认为“累从眼入”，也就是说，眼睛不适会引起全身的疲劳、不适。经常使用刮痧、拔罐保健法，能有效缓解视疲劳，消除疲劳感。

所需穴位一览

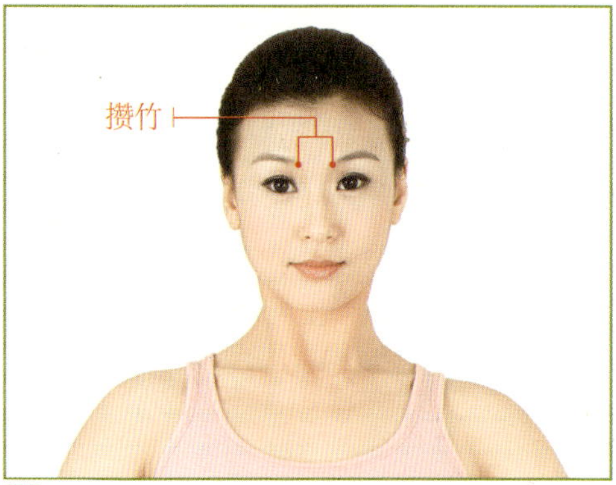

攒竹具有清热明目、祛风通络的作用，经常刺激，可以缓解眼睛疲劳，恢复正常视力。

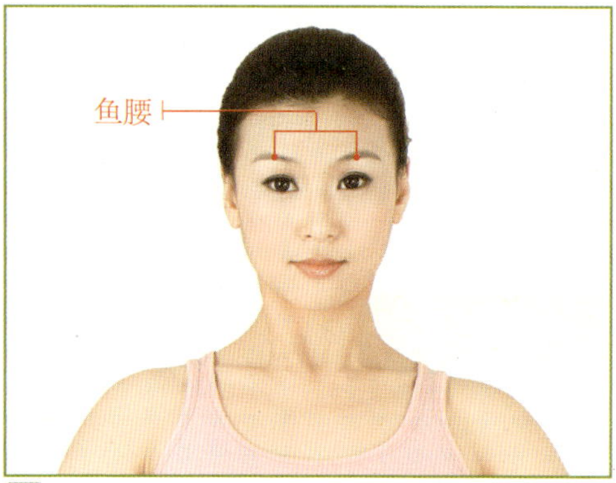

鱼腰具有镇惊安神、疏风明目的作用，经常刺激，能缓解眼睛胀痛。

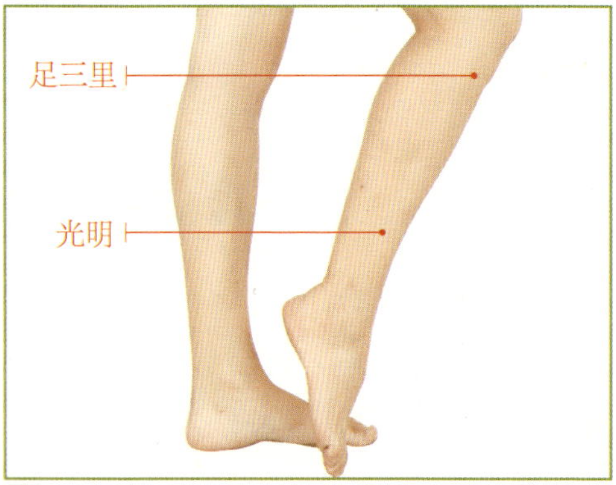

足三里具有扶正培元、通经活络的作用；光明具有疏肝明目、活络消肿的作用。

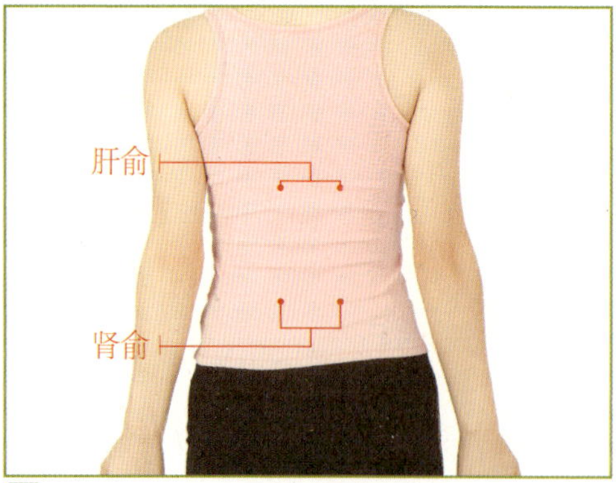

肝俞具有清利肝胆、宁神明目的作用；肾俞具有调肾气、聪耳目的作用。

刮痧方法

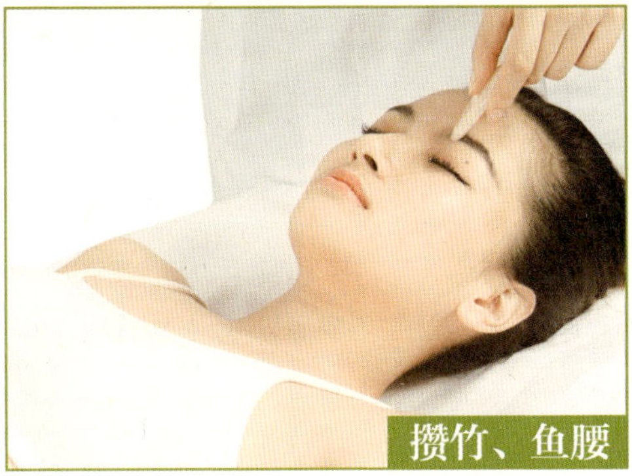

攒竹、鱼腰

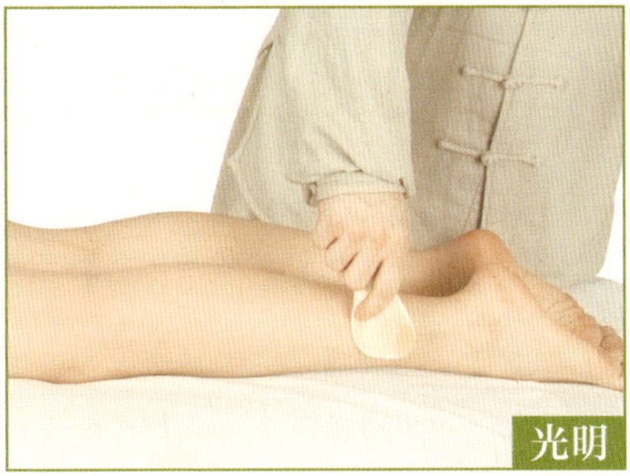

光明

刮拭头部攒竹、鱼腰：以刮痧板厚棱角面侧为着力点，由攒竹穴开始沿着眉毛从内往外刮拭30次，在鱼腰穴处着重用力，刮至潮红发热为佳，刮拭完后，再用刮痧板的角部点揉攒竹穴、鱼腰穴各30次，力度适中。

刮拭下肢部光明：以刮痧板厚边棱角边侧为着力点，轻刮光明穴30次，以出痧为度。

拔罐方法

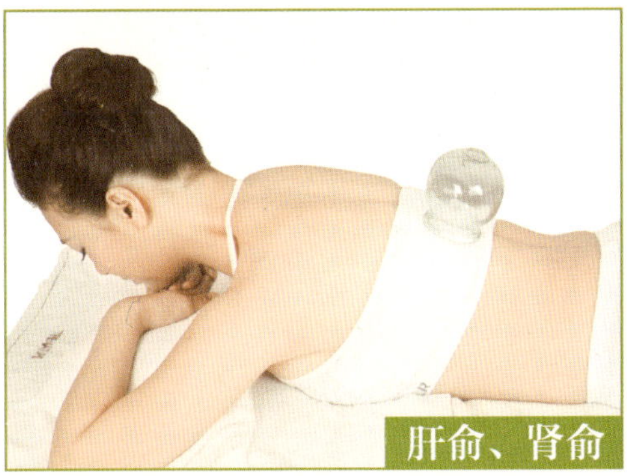

肝俞、肾俞

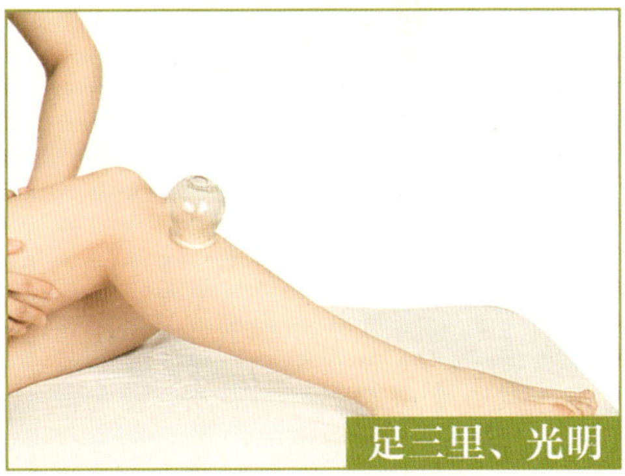

足三里、光明

拔罐背部肝俞、肾俞：右手持罐，左手用止血钳夹住蘸有酒精的棉球，点燃棉球后，伸入罐内旋转一圈马上抽出，然后迅速将火罐扣在肝俞穴上，再用同样的方法将火罐扣在肾俞穴上，每穴留罐15分钟后取下。

拔罐下肢部足三里、光明：将火罐扣在足三里穴、光明穴上，留罐15分钟后取下。

长时间坐着或伏案

坐办公桌的上班族、司机和学生等经常久坐不移动的人，长时间压迫臀部，致使血液循环减慢，使身体内静脉回流受阻，久而久之就会出现一些疾病，比如腰酸背痛、腰臀酸冷，有些人甚至出现痔疮。经常使用刮痧、拔罐保健法，能维护脊柱健康，缓解腰、背、臀部的酸痛感。

所需穴位一览

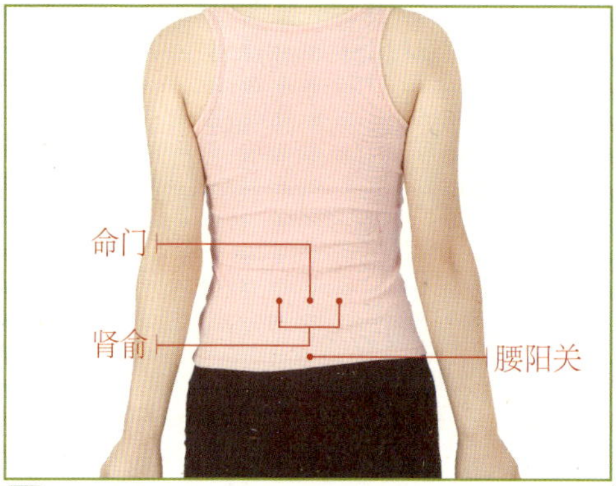

肾俞具有强腰利水的作用；命门具有强健腰脊的作用；腰阳关具有祛寒舒筋的作用。

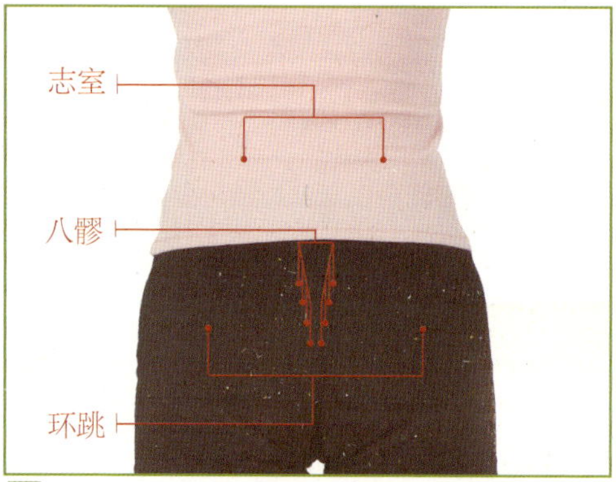

志室具有强壮腰膝的作用；八髎具有通经活络的作用；环跳具有强健腰膝的作用。

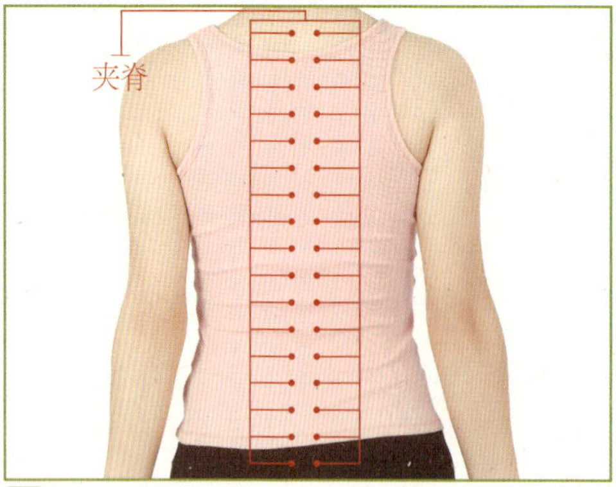

夹脊可调节脏腑机能，是保健脏腑健康的能手，还能保护脊柱健康。

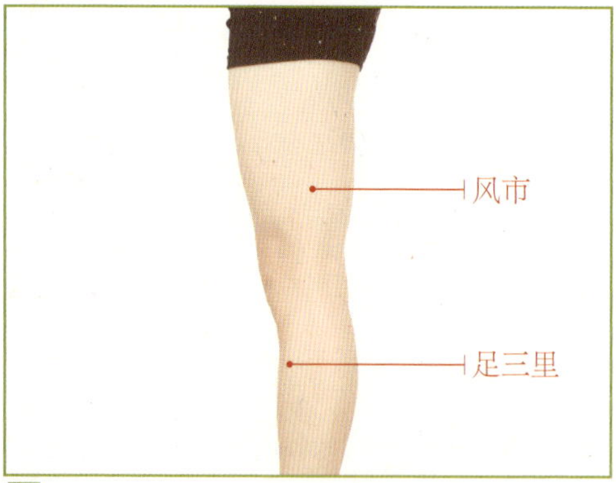

足三里具有扶正培元、通经活络的作用；风市具有祛风化湿、通经活络的作用。

刮痧方法

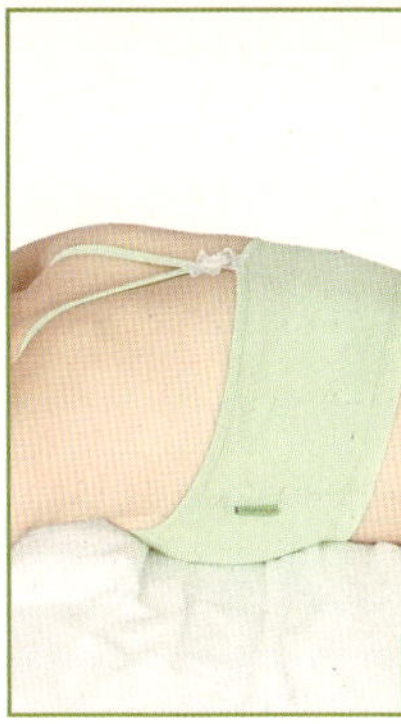
肾俞、命门、八髎

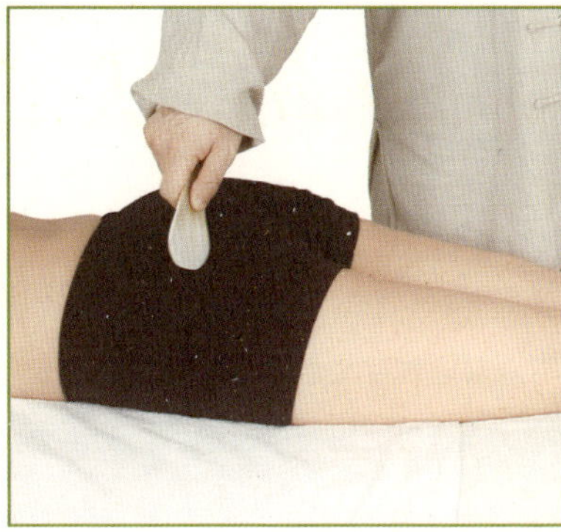
环跳

刮拭腰背部肾俞、命门、八髎：用面刮法先从内往外刮拭命门穴至肾俞穴 10 ~ 15 次，力度适中，至局部皮肤微微发红，出现痧点为度，再从上往下刮拭八髎穴 30 次，力道略重，刮至皮肤有热感为度。

刮拭臀部环跳：用面刮法刮拭环跳穴 30 次，力度适中，以出痧为度。

拔罐方法

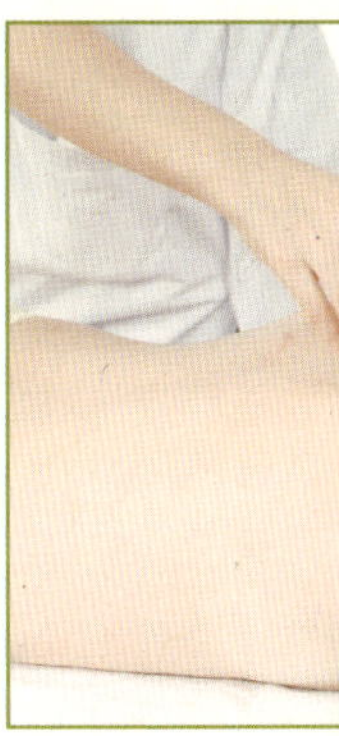
夹脊、腰阳关、志室

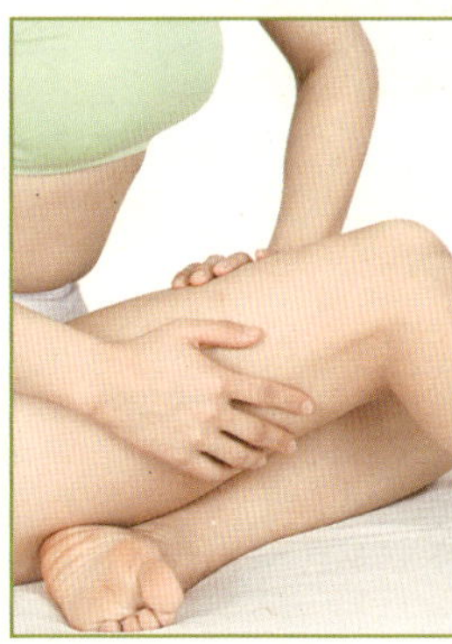
足三里、风市

拔罐背部夹脊、腰阳关、志室：右手持罐，左手用止血钳夹住蘸有酒精的棉球，点燃棉球后，伸入罐内旋转一圈马上抽出，将火罐扣在大椎穴上，沿着夹脊来回走罐 10 次，以皮肤潮红为度，然后将火罐分别扣在腰阳关穴、志室穴上，留罐 15 分钟。

拔罐下肢部足三里、风市：将火罐分别扣在足三里穴、风市穴上，留罐 15 分钟，以局部皮肤充血为度。

长时间站立

老师、店员、美发师、交通警察等在工作时，常常得持续站立一段时间。那么，长时间站立的危害有哪些呢？我们首先想到的一定是腿和脚，因为站立时身体所有的重量全部由腿、脚来承担，而易有腿酸、腰痛和静脉曲张的毛病，长时间站立对脊椎亦有很大的压迫。经常使用刮痧、拔罐保健法，能有效缓解脊椎、腿、脚的压力。

所需穴位一览

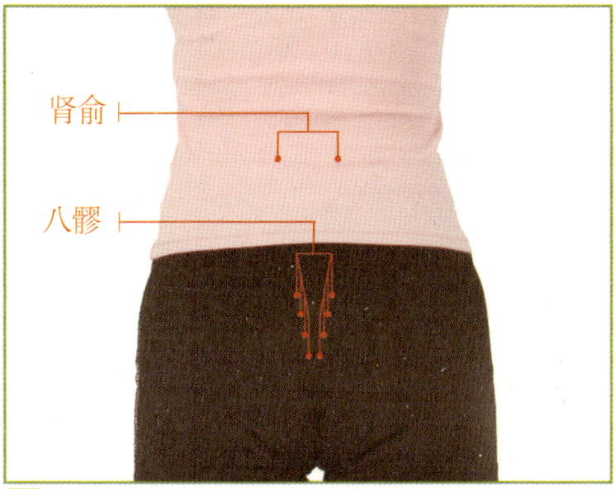

肾俞具有益肾助阳、强腰利水的作用；八髎具有调理下焦、通经活络的作用。

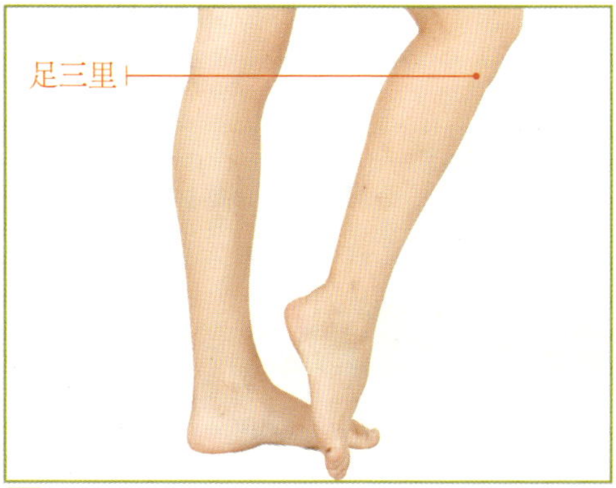

足三里具有健脾和胃、扶正培元、通经活络的作用。

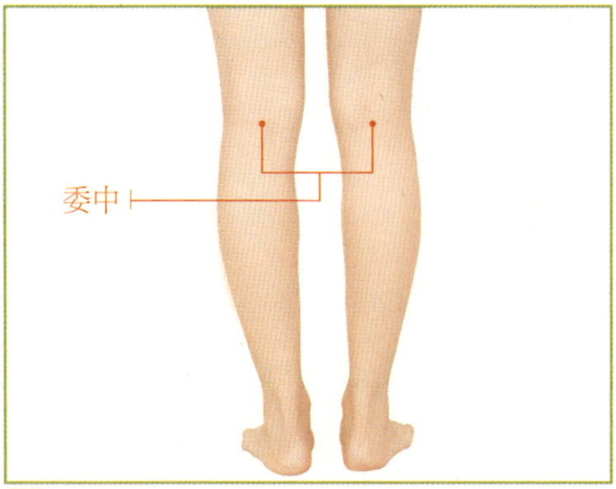

古有“腰背委中求”之语，刺激委中可治腰背疼痛，对一些下肢疾病也有缓解、治疗的作用。

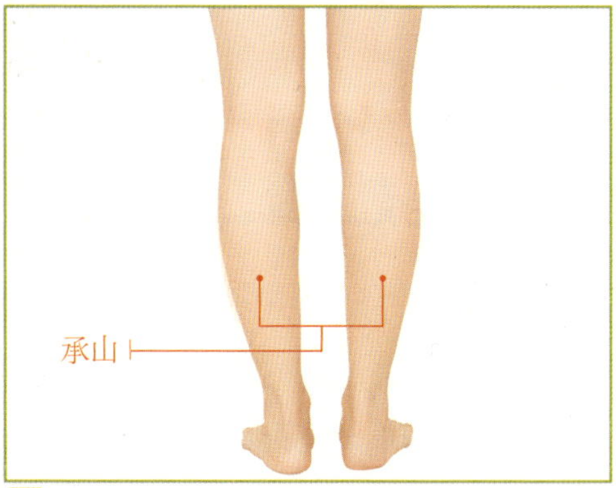

承山所在的位置相当于“筋、骨、肉”的一个交点，可有效改善各类下肢疾患。

刮痧方法

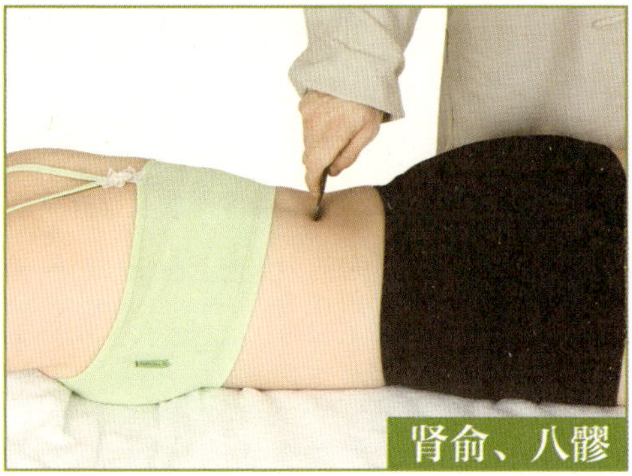
肾俞、八髎

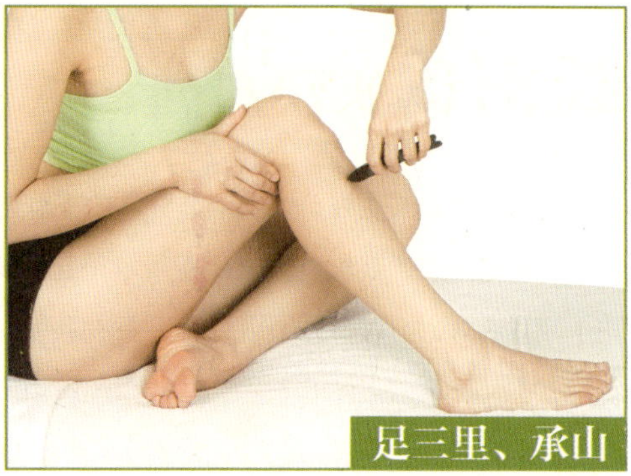
足三里、承山

刮拭腰骶部肾俞、八髎：先用面刮法由肾俞穴开始往下刮至八髎穴，刮拭 30 次，力度适中，以局部皮肤发红，出现痧点为度，再用刮痧板的角部点揉肾俞穴、八髎穴，每穴各 20 次，力度适中，以有酸胀感为度。

刮拭下肢部足三里、承山：用面刮法刮拭足三里穴、承山穴各 30 次，力度适中，以局部皮肤潮红为度。

拔罐方法

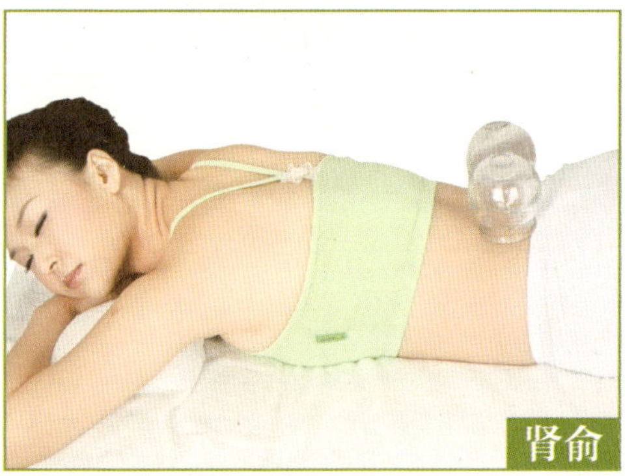
肾俞

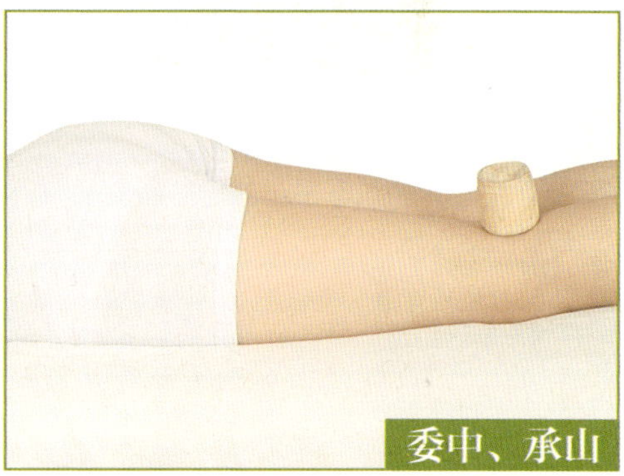
委中、承山

拔罐腰背部肾俞：将火罐扣在肾俞穴上 10 分钟，以局部皮肤潮红、充血为度。

拔罐下肢部委中、承山：点燃棉球后，伸入罐内旋转一圈马上抽出，先将竹罐扣在委中穴上，再用同样的方法将竹罐扣在承山穴上，每穴留罐 10 分钟后取下，以局部皮肤潮红为度。

经常饮酒应酬

喝酒适量助兴就好，国人干杯灌酒的喝酒方式，确实有待商榷。从事业务工作的人常有应酬饮酒场合，为了健康应当有一套挡酒术，空腹喝酒易醉酒且伤胃，是大忌，应酬前应喝杯牛奶或吃含油脂食物，同时可以用刮痧、拔罐法经常保健肝胃。

所需穴位一览

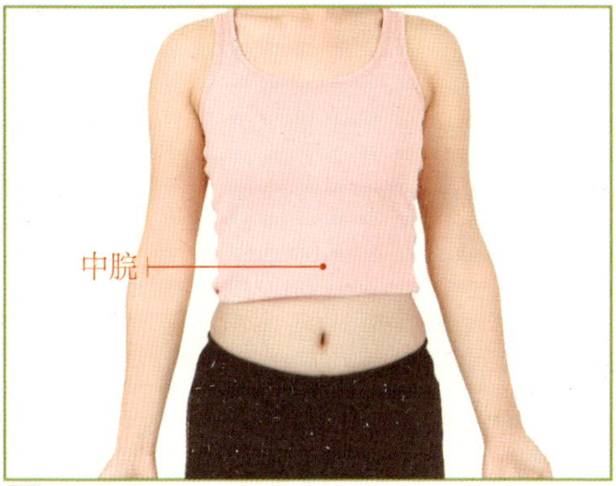

中脘具有和胃健脾、降逆利水的作用，能维护消化道健康，促进酒精排出。

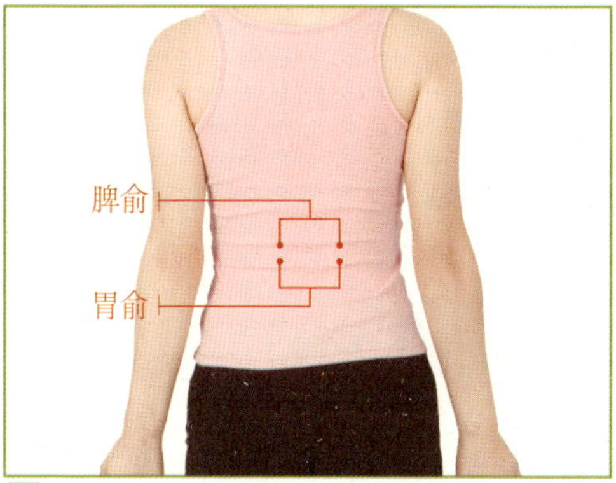

脾俞具有健脾和胃、利湿升清的作用；胃俞具有和胃调中、祛湿消积的作用。

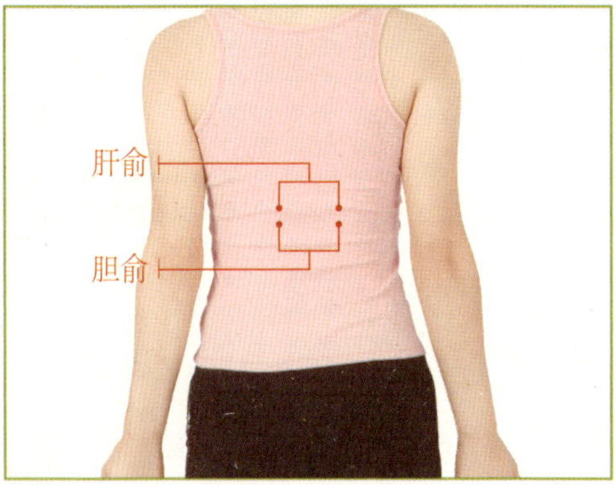

肝俞具有疏肝利胆、理气明目；胆俞具有疏肝利胆、清热化湿的作用。

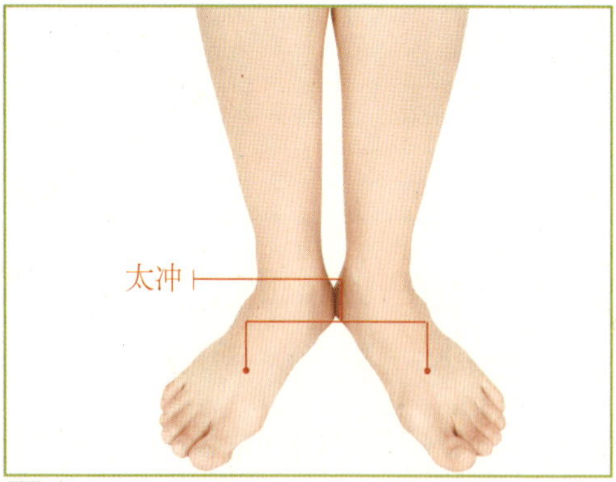

太冲具有平肝泄热、舒肝养血的作用，能保护肝脏，促进酒精分解代谢。

刮痧方法

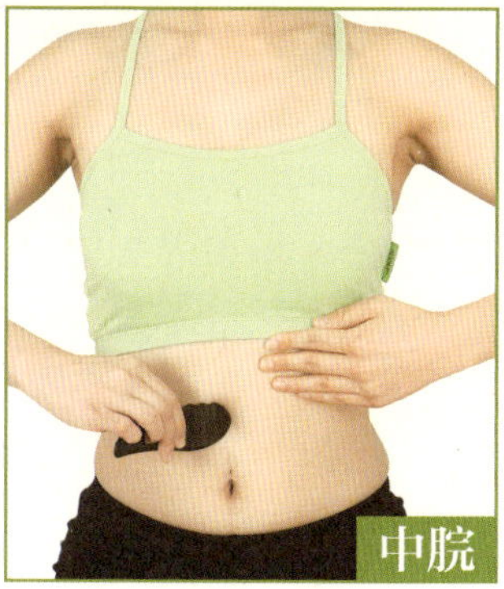

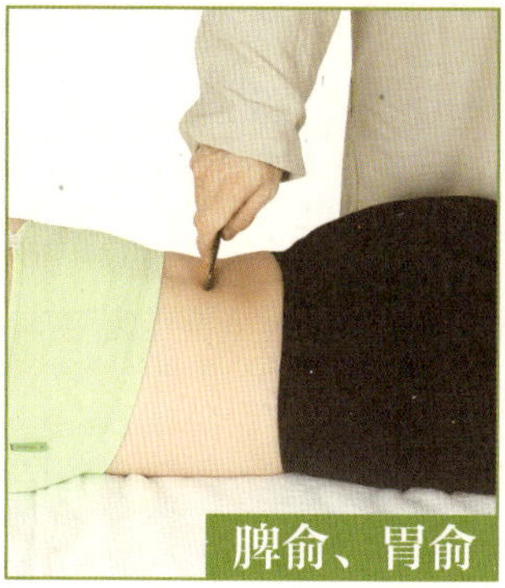

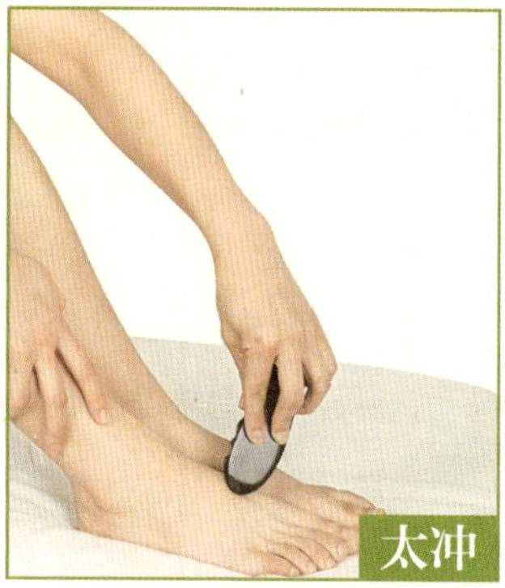

刮拭腹部中脘：用角刮法从上往下刮拭中脘穴 30 次，力度适中，可不出痧。

刮拭背部脾俞、胃俞：用面刮法从上往下刮拭脾俞穴、胃俞穴各 10 ~ 15 次，力道略重，以局部皮肤发红，出现痧点为度。

刮拭下肢部太冲：用角刮法刮拭太冲穴 30 次，力度适中，至潮红、发热为度。

拔罐方法

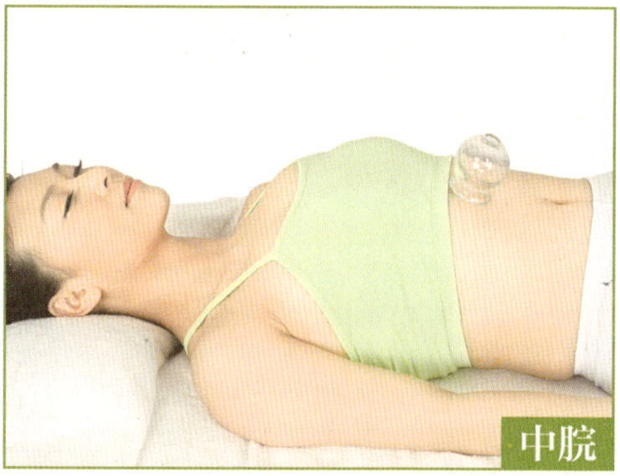

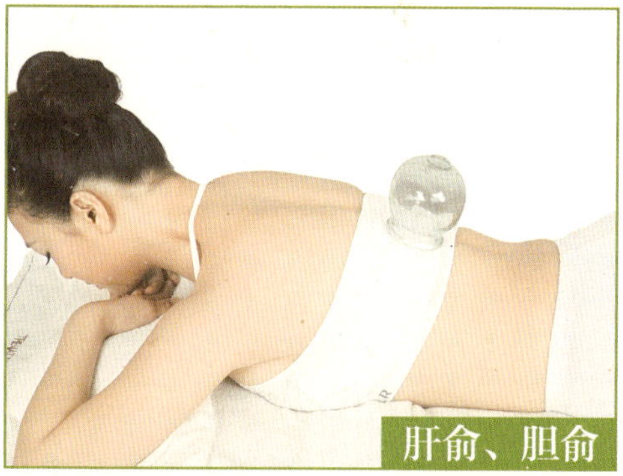

拔罐腹部中脘：点燃棉球后，伸入罐内旋转一圈马上抽出，然后迅速将火罐扣在中脘穴上，留罐 15 分钟后取下。

拔罐背部肝俞、胆俞：点燃棉球后，伸入罐内旋转一圈马上抽出，然后迅速将火罐扣在肝俞穴上，再用同样的方法将火罐扣在胆俞穴上，每穴留罐 15 分钟后取下，以局部皮肤充血为度。

工作环境空气不佳

从事油漆、水泥、矿石相关行业，以及在化学品工厂工作、在非禁烟办公室或经常在空气不佳的城市骑机车，极差的空气质量对肺脏与支气管会造成伤害，增加自身抵抗力是必要的。经常使用刮痧、拔罐保健法，能有效护肺利咽。

所需穴位一览

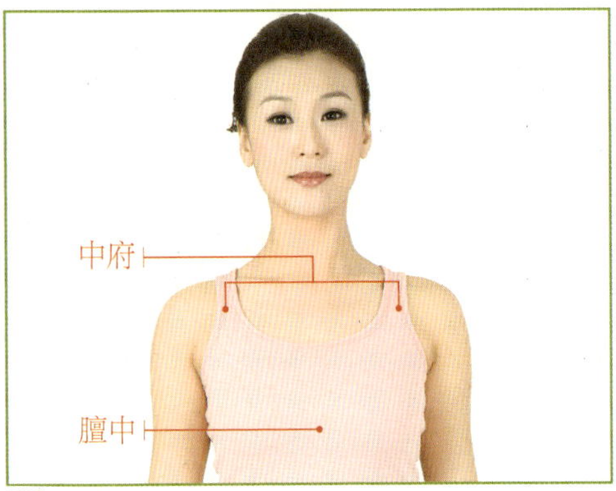

中府具有止咳平喘、清泻肺热的作用；膻中具有理气宽胸、清肺化痰的作用。

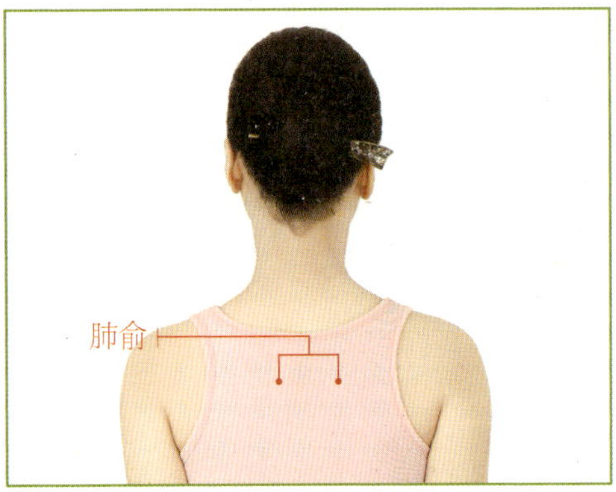

肺俞具有解表宣肺、清热理气的作用，能保护肺脏健康。

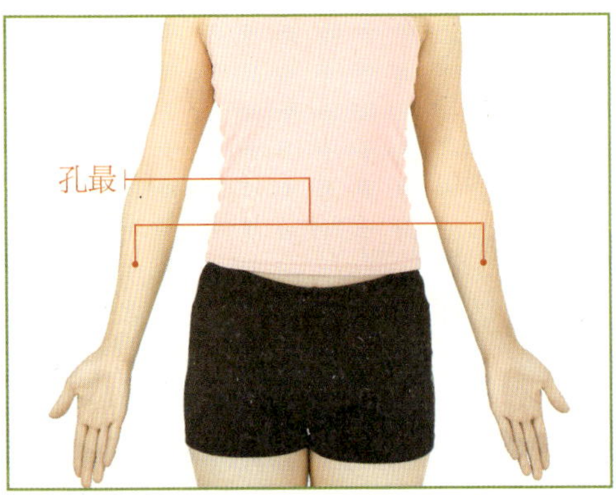

孔最具有清热止血、润肺理气的作用，对于肺部疾患引起的咯血有良效。

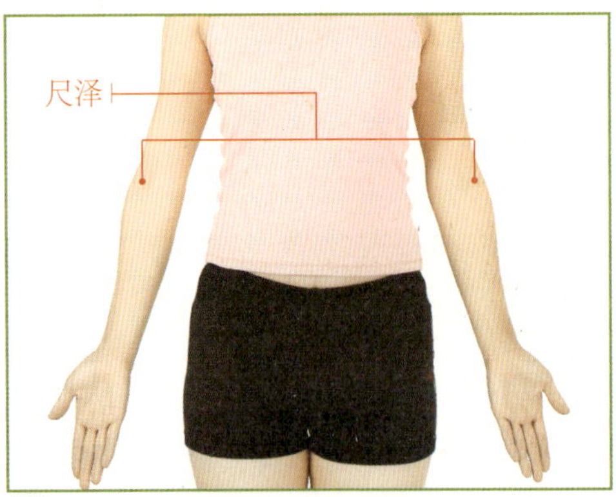

尺泽具有清肺泻火、调理肠腑的作用，能清化肺部热痰。

刮痧方法

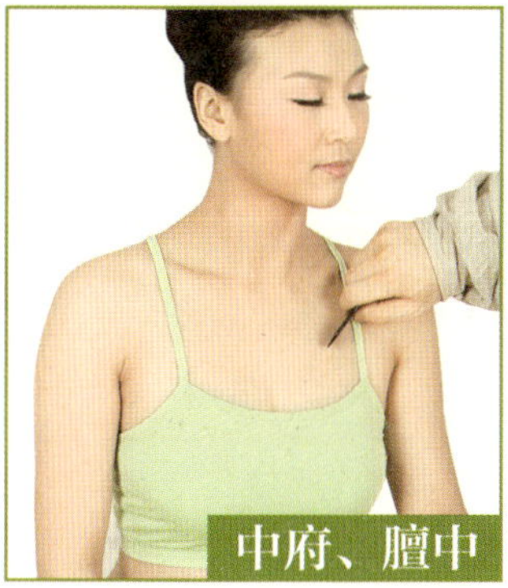

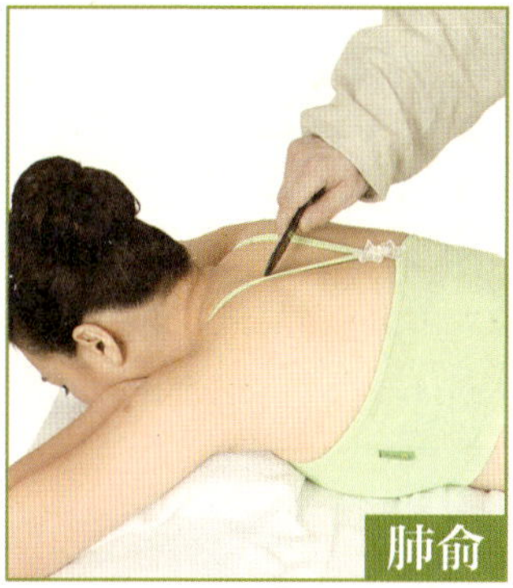

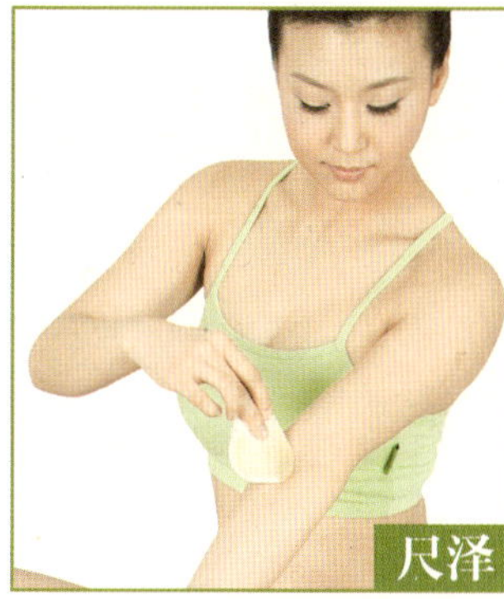

刮拭胸部中府、膻中：先用角刮法刮拭中府穴 30 次，力度适中，以潮红、发热为度，再用同样的方法刮拭膻中穴 30 次。

刮拭背部肺俞：用面刮法由上至下刮拭肺俞穴 1 ~ 3 分钟，手法连贯，速度适中，以出痧为度。

刮拭上肢部尺泽：用刮痧板的厚边棱角面侧刮拭尺泽穴 30 次，以出痧为度。

拔罐方法

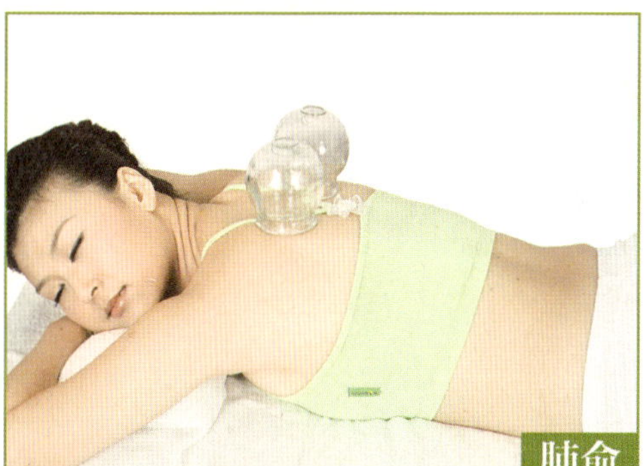

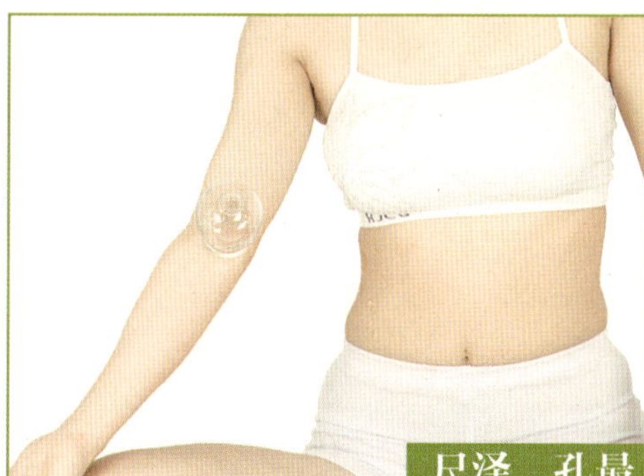

拔罐背部肺俞: 点燃棉球后，伸入罐内旋转一圈马上抽出，然后将火罐扣在肺俞穴上，留罐 15 分钟，然后将罐取下，以局部皮肤充血为度。

拔罐上肢部尺泽、孔最：点燃棉球后，伸入罐内旋转一圈马上抽出，然后将竹罐拔取在尺泽穴、孔最穴上，每穴留罐 15 分钟后，将罐取下。

工作环境噪音大

迪斯科舞厅工作人员、钻孔操作员、焊接工人、水电工人经常暴露在高分贝的噪音环境，长此以往，容易对耳朵造成伤害，影响听力。适度的耳塞保护是保障工业安全的有效方法之一。刮痧、拔罐养生保健法则可增强抗力和消除不适。

所需穴位一览

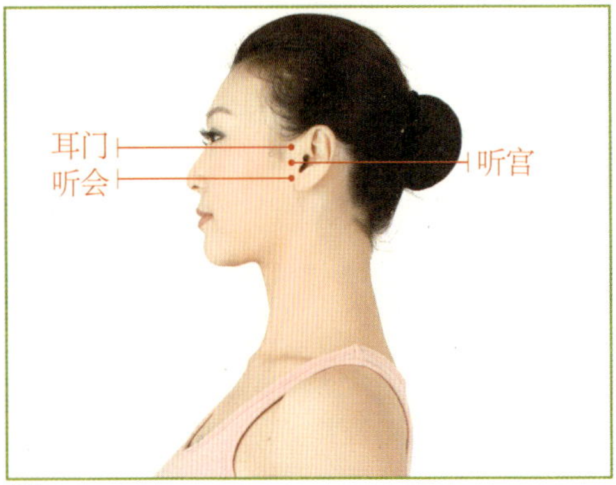

耳门具有开窍聪耳的作用；听宫具有聪耳开窍的作用；听会具有开窍聪耳、通经活络的作用。

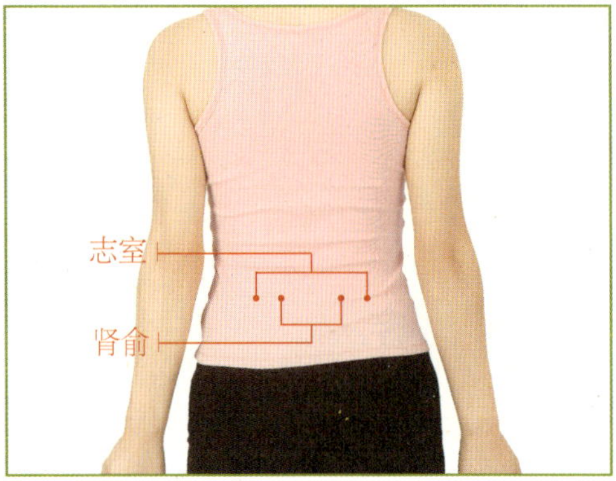

肾俞具有益肾助阳、强腰利水的作用；志室具有益肾固精、清热利湿的作用。

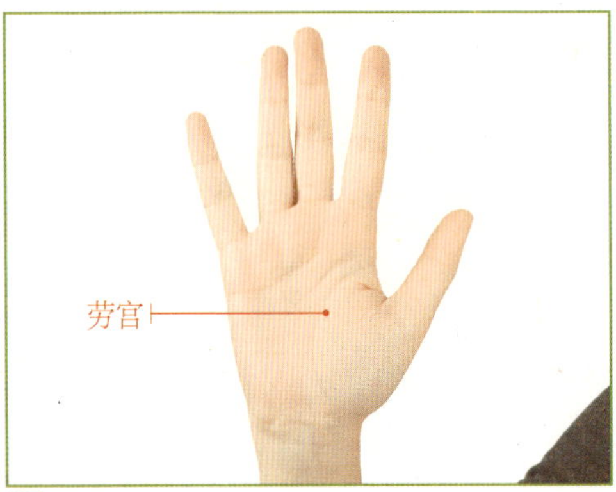

劳宫具有清心泄热、开窍醒神的作用，能振奋精神，护耳除烦。

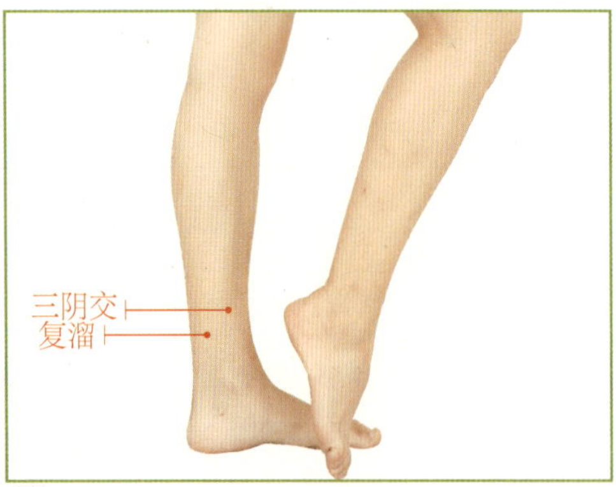

复溜具有补肾益阴、温阳利水的作用；三阴交具有健脾理血、益肾平肝的作用。

刮痧方法

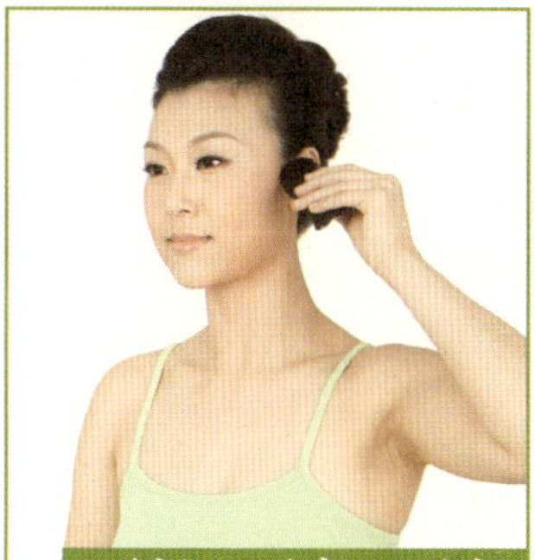

耳门、听宫、听会

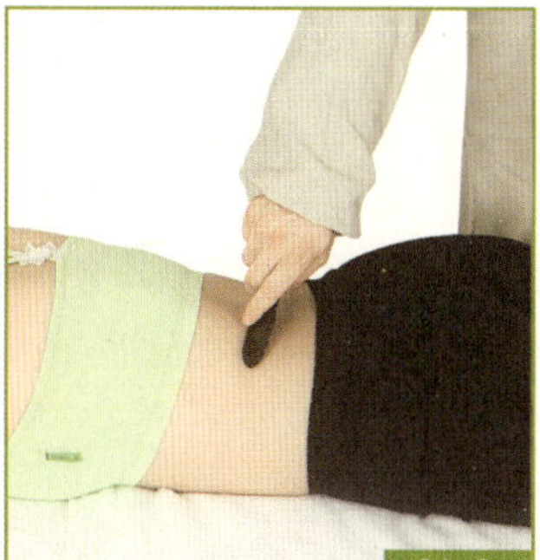

肾俞

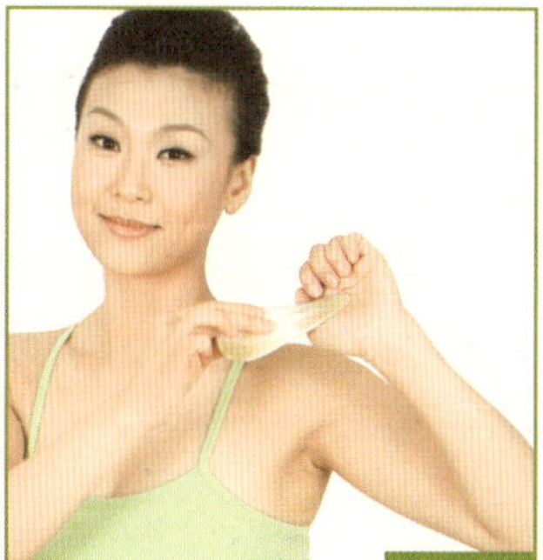

劳宫

刮拭头面部耳门、听宫、听会：用角刮法从上往下刮拭耳门穴、听宫穴、听会穴 1 ~ 2 分钟，至皮肤发红为度。

刮拭腰部肾俞：用面刮法自上往下刮拭肾俞穴 10 ~ 15 次，力度适中，以出痧为度。

刮拭上肢部劳宫：用点按法点按劳宫穴 30 次，力度适中，以有酸胀感为度。

拔罐方法

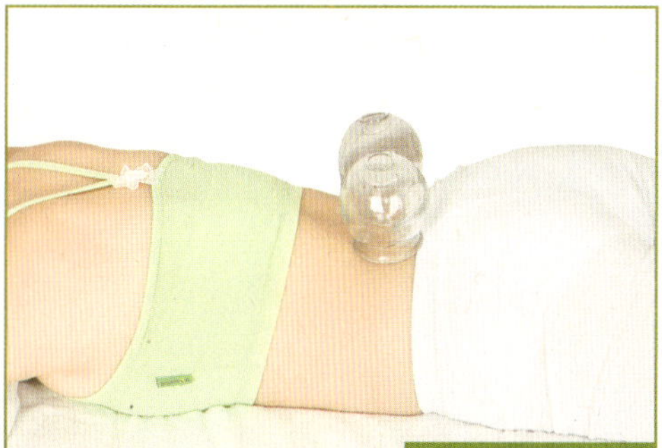

肾俞、志室

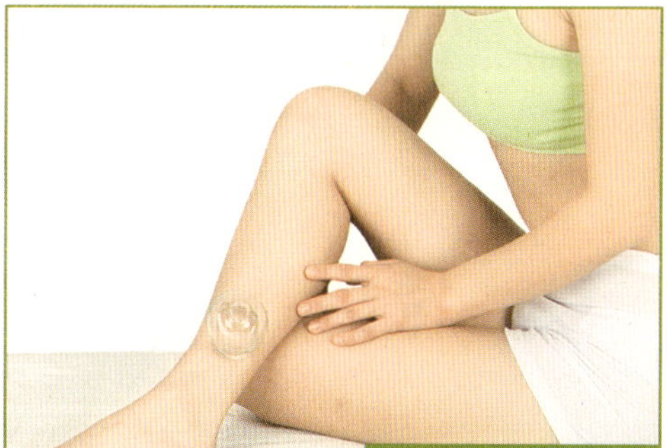

复溜、三阴交

拔罐腰部肾俞、志室：点燃棉球后，伸入罐内旋转一圈马上抽出，然后迅速将火罐扣在肾俞穴上，再用同样的方法将火罐扣在志室穴上，每穴留罐 15 分钟后，将罐取下。

拔罐下肢部复溜、三阴交：点燃棉球后，伸入罐内旋转一圈马上抽出，然后迅速将火罐扣在复溜穴、三阴交穴上，15 分钟后，将罐取下。

经常扛重物

搬运工人、运输工人和送货员在工作时因经常要扛重物，而积劳成疾，出现肩膀痛、腰酸痛和手臂酸痛的毛病，这种肌肉肌腱劳损性的病症多是长期造成的，并非短期就能治愈，而且容易复发，很有必要用刮痧、拔罐保健法持续调理治疗。

所需穴位一览

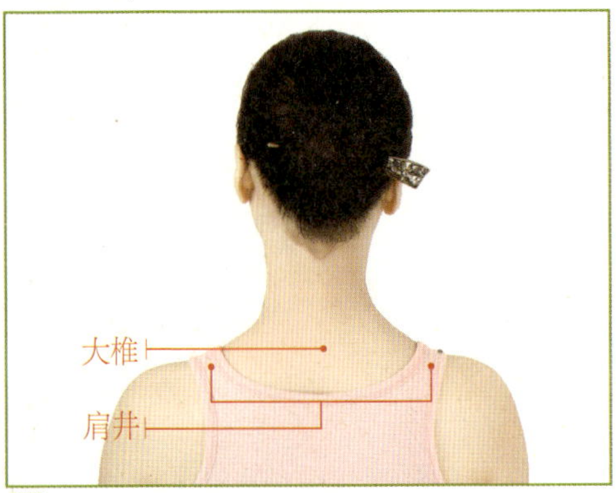

大椎具有解表通阳、舒筋健脊的作用；肩井具有祛风清热、活络消肿的作用。

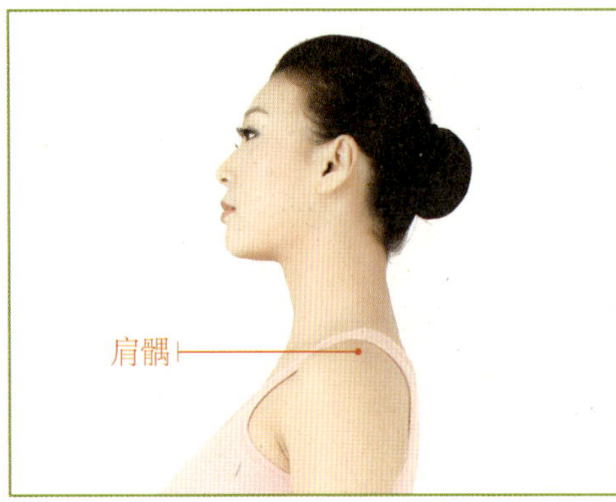

肩髃具有活血散风、通利关节的作用，能保护颈肩关节。

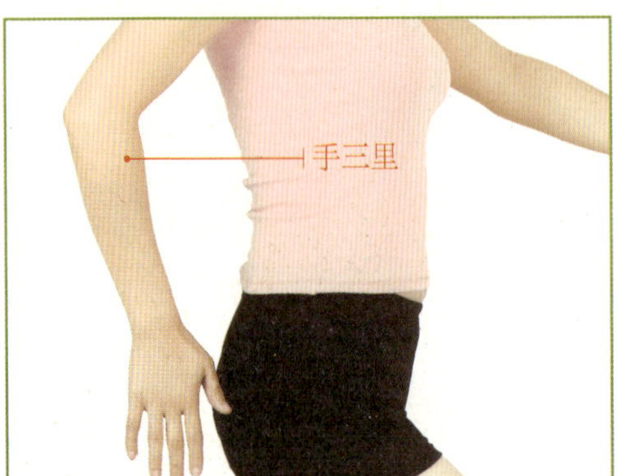

手三里具有通经活络、清热明目的作用，能缓解上肢劳损、无力。

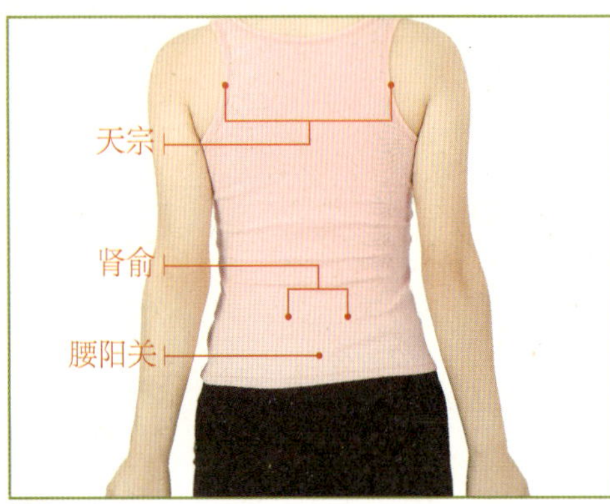

天宗可行气宽胸、舒筋活络；肾俞可益肾助阳、强腰利水；腰阳关可祛寒除湿、舒筋活络。

刮痧方法

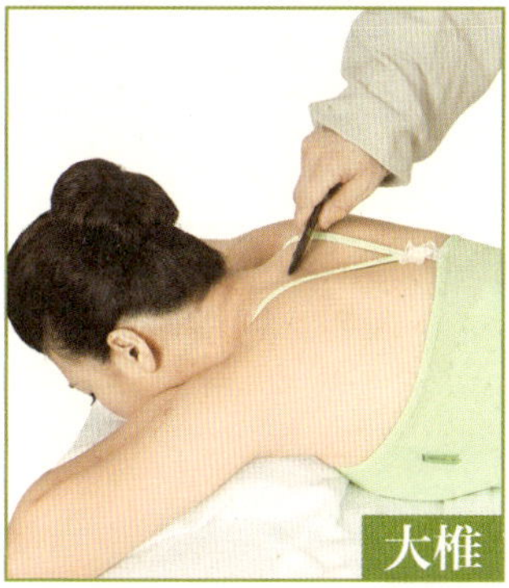
大椎

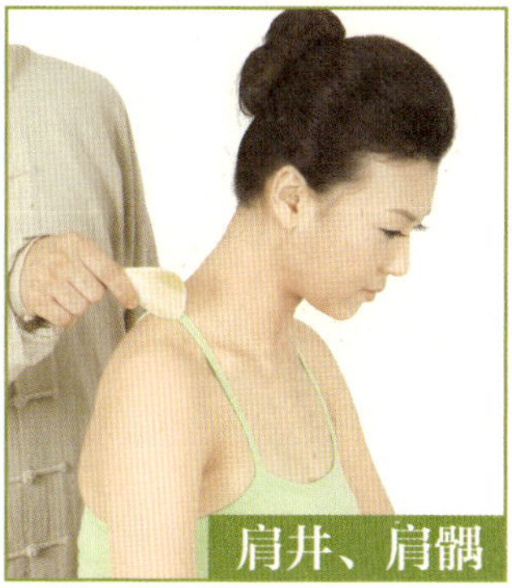
肩井、肩髃

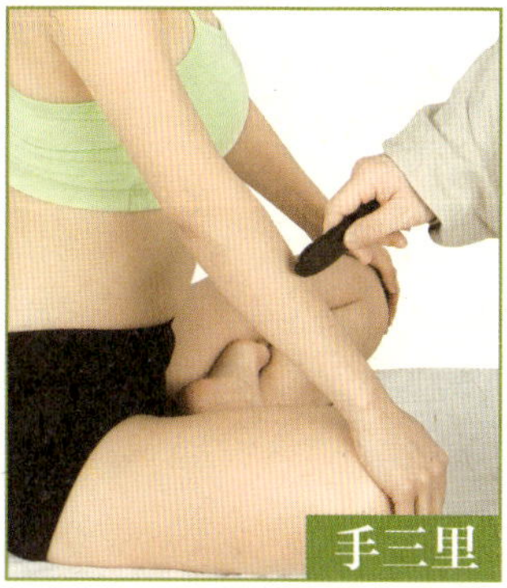
手三里

刮拭颈部大椎： 用刮痧板的厚边棱角为着力点，点按大椎穴 3 ～ 5 分钟，使其有酸胀感为度。

刮拭肩部肩井、肩髃： 用面刮法从肩井穴往外刮至肩髃穴，操作 1 ～ 3 分钟，力度适中，以局部皮肤发红、出痧为度。

刮拭上肢部手三里： 用角刮法自上往下刮拭手三里穴 1 ～ 3 分钟，力度适中，以潮红、出痧为度。

拔罐方法

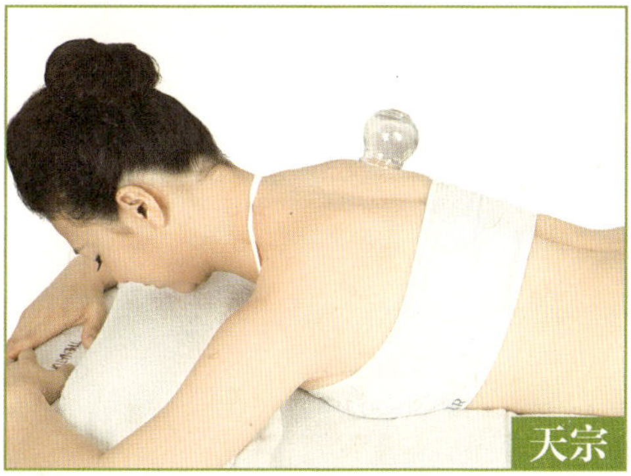
天宗

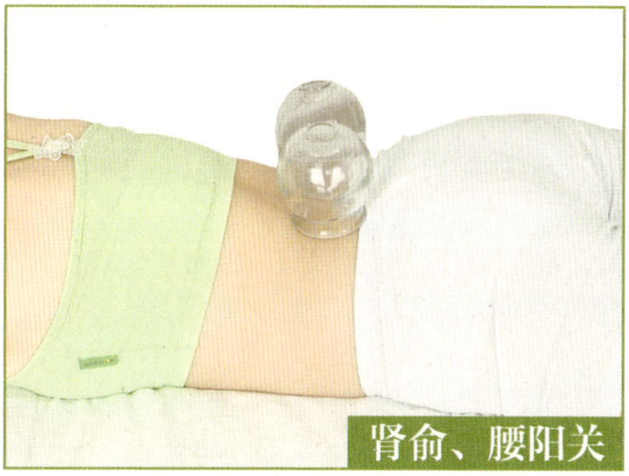
肾俞、腰阳关

拔罐肩部天宗： 点燃棉球后，伸入罐内旋转一圈马上抽出，然后迅速将火罐扣在天宗穴上，留罐 10 分钟后取下，以局部皮肤潮红为度。

拔罐腰部肾俞、腰阳关： 点燃棉球后，伸入罐内旋转一圈马上抽出，然后迅速将火罐扣在肾俞穴、腰阳关穴上，留罐 10 分钟后取下，以局部潮红为度。

进出冷热交替的环境

夏季时，不时在冷气房和室外高温环境下走动，使身体温度急剧变化，阴阳无法调和，产生西方医学所称“热失调”现象，出现感冒、发热、头痛、肌肉酸痛无力等症状，用刮痧、拔罐来治疗，效果十分显著。

所需穴位一览

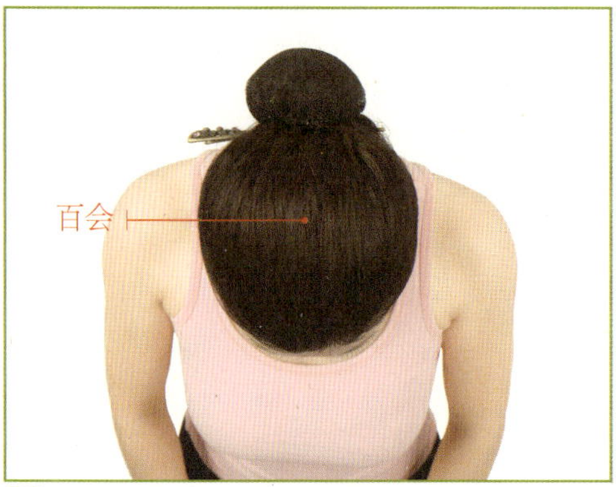

百会具有熄风醒脑、升阳固脱的作用，能振奋一身阳气，增强身体适应力。

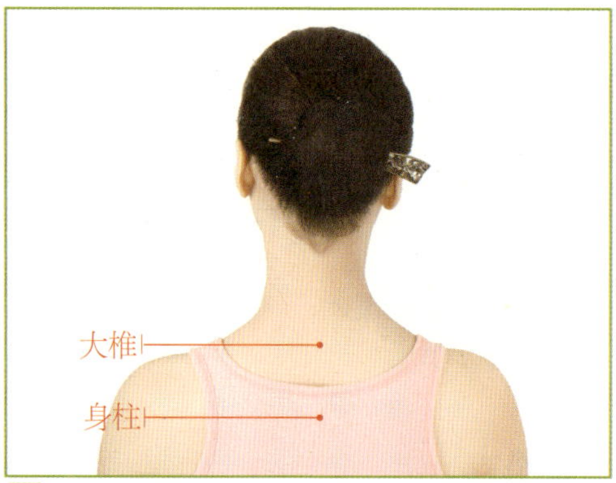

大椎具有解表通阳、补虚宁神的作用；身柱具有宣肺清热、宁神镇咳的作用。

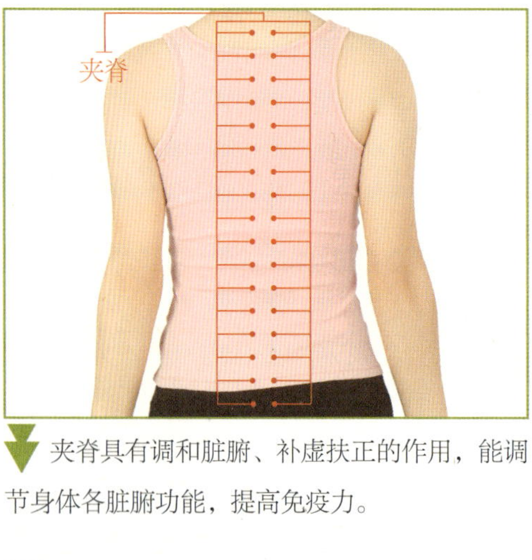

夹脊具有调和脏腑、补虚扶正的作用，能调节身体各脏腑功能，提高免疫力。

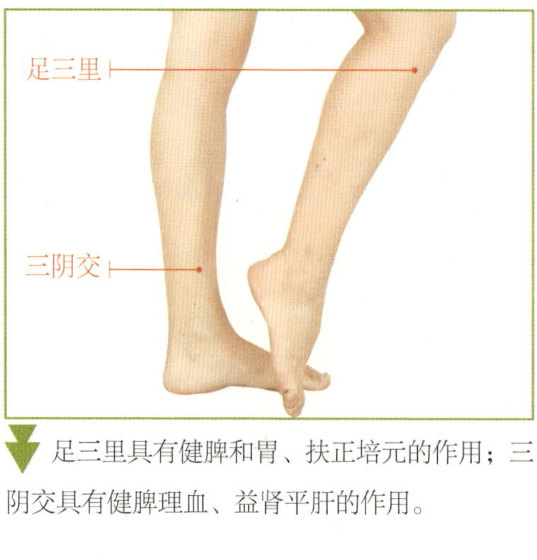

足三里具有健脾和胃、扶正培元的作用；三阴交具有健脾理血、益肾平肝的作用。

刮痧方法

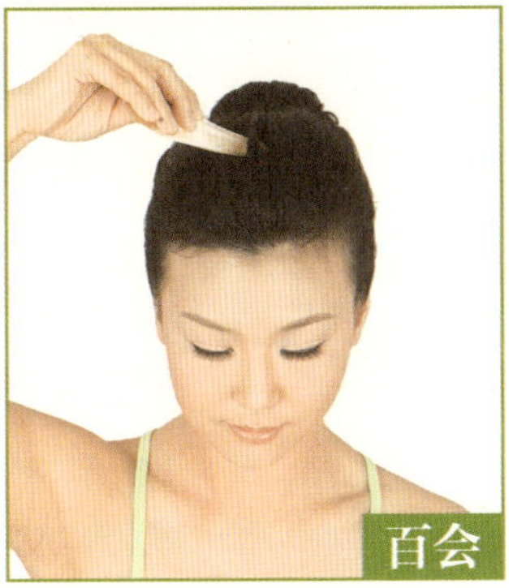

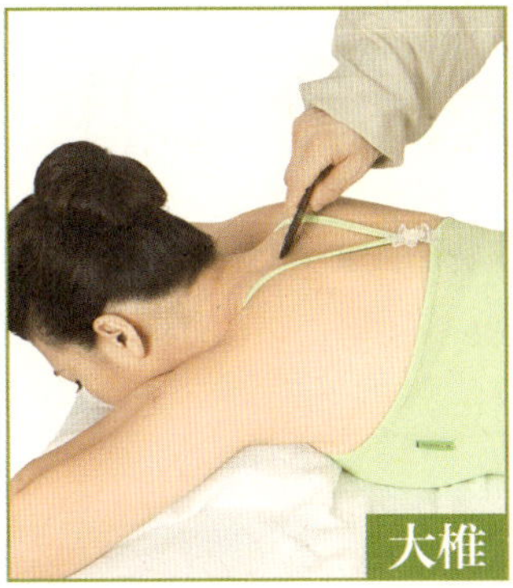

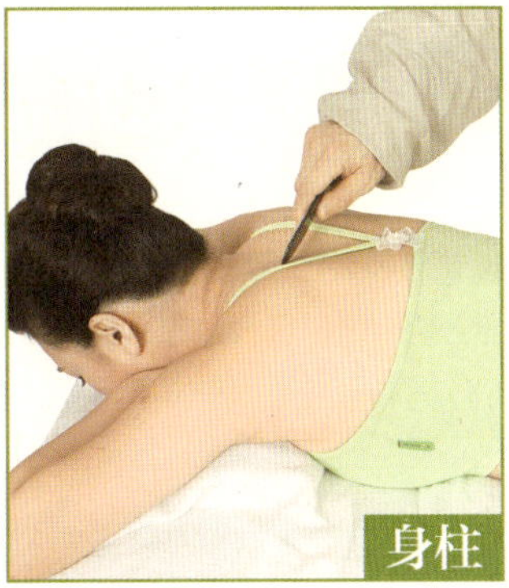

刮拭头部百会：用角刮法刮拭百会穴 30 次，至患者感到头皮发热为止。

刮拭颈部大椎：用角刮法由上到下刮拭大椎穴 30 次，力道稍重，以局部皮肤出现红色或紫色痧点为度。

刮拭背部身柱：用面刮法由上至下刮拭身柱穴 1 ～ 3 分钟，手法连贯，速度适中，以出痧为度。

拔罐方法

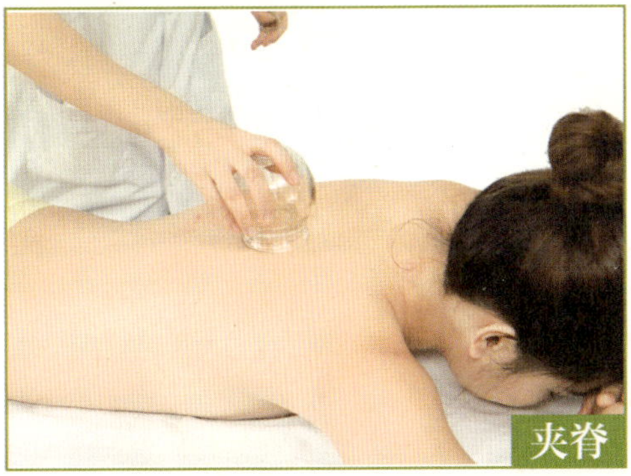

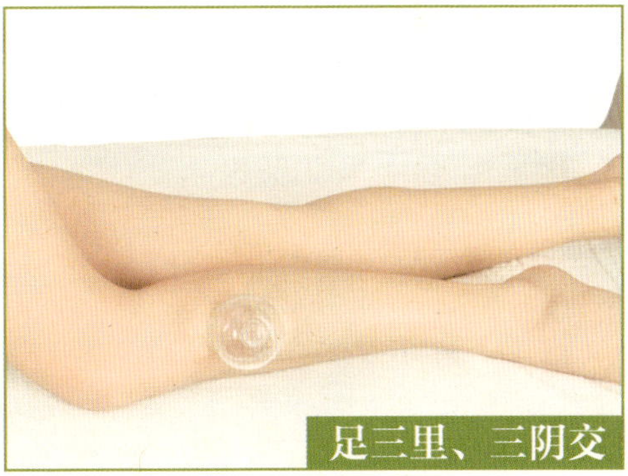

拔罐背部夹脊：点燃棉球后，伸入罐内旋转一圈马上抽出，将火罐扣在大椎上，沿着夹脊来回走罐 10 次，以皮肤潮红为度。

拔罐下肢部足三里、三阴交：点燃棉球后，伸入罐内旋转一圈马上抽出，将火罐扣在足三里穴、三阴交穴上，留罐 15 分钟，以局部皮肤潮红为度。

睡眠不足的状态下工作

充分休息是为了让第二天的工作做得更好，但有些时候因为思虑过多睡的不好，或不得已的情况下赶工牺牲睡眠，精神不佳却必须面对工作，刮痧、拔罐是在睡眠不足下让自己舒服些的保健法。

所需穴位一览

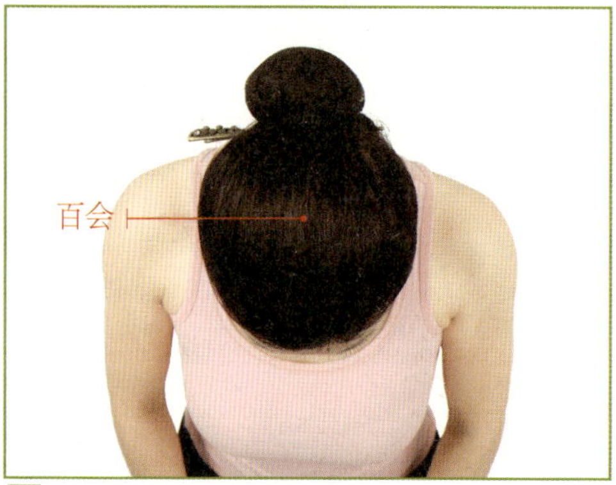

百会具有熄风醒脑、升阳固脱的作用，能调节大脑功能，保持注意力集中。

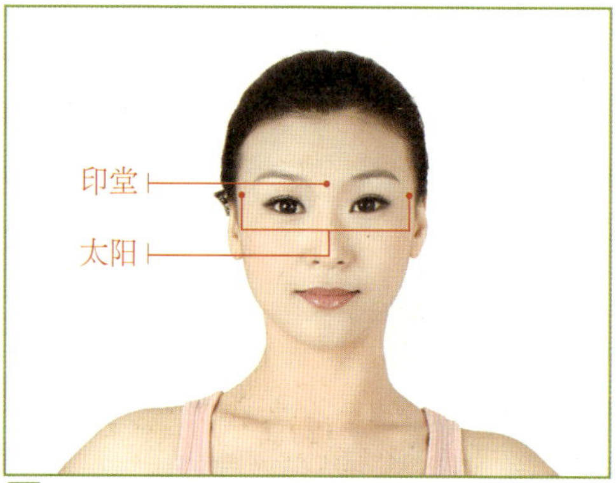

印堂具有清头明目、通鼻开窍的作用；太阳具有清肝明目、通络止痛的作用。

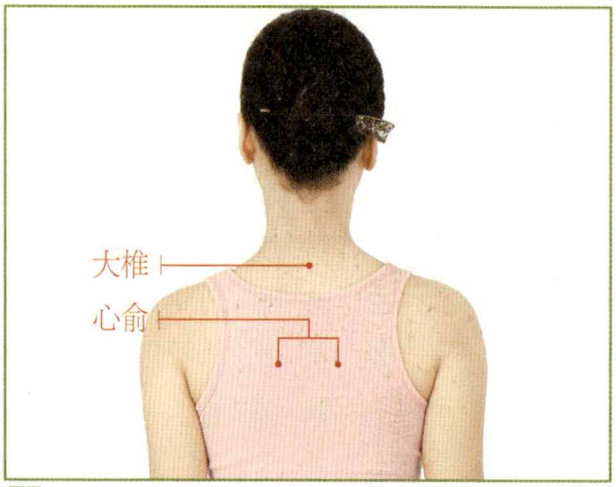

大椎具有解表通阳、补虚宁神的作用；心俞具有宁心安神、理气调血的作用。

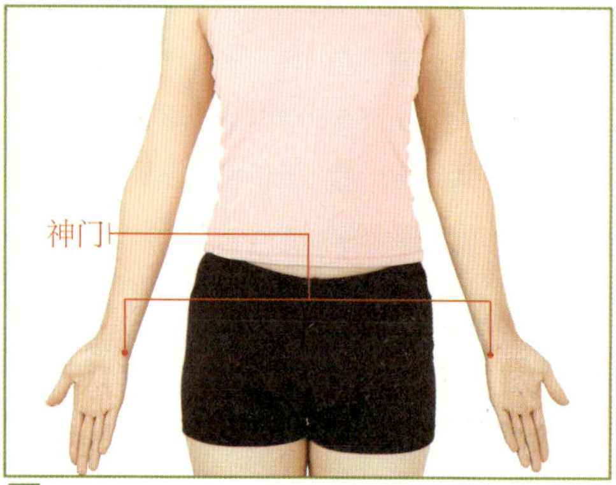

神门具有益心安神、通经活络的作用，能帮助睡眠，休息好，工作自然有效率。

刮痧方法

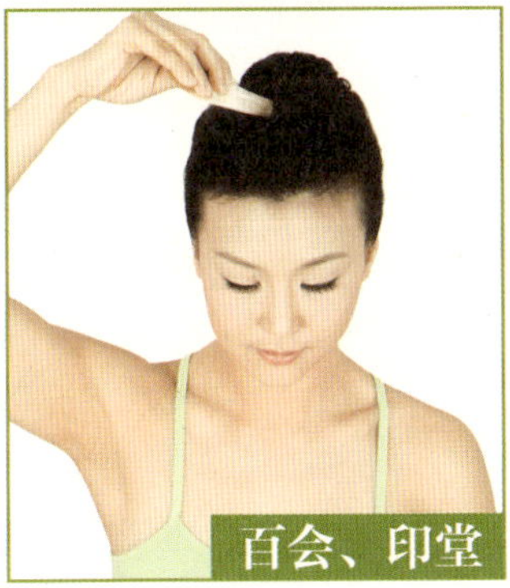
百会、印堂

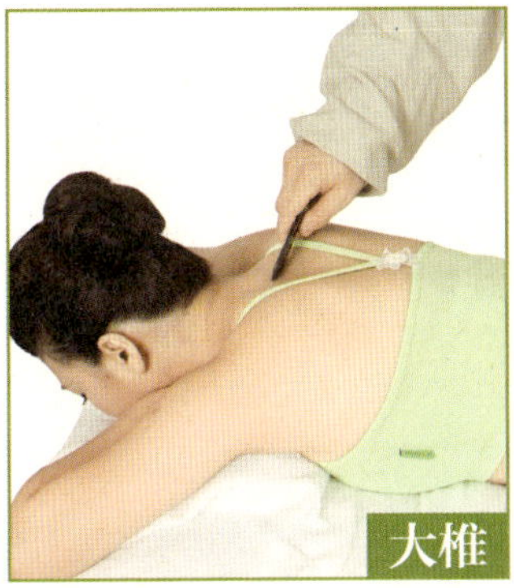
大椎

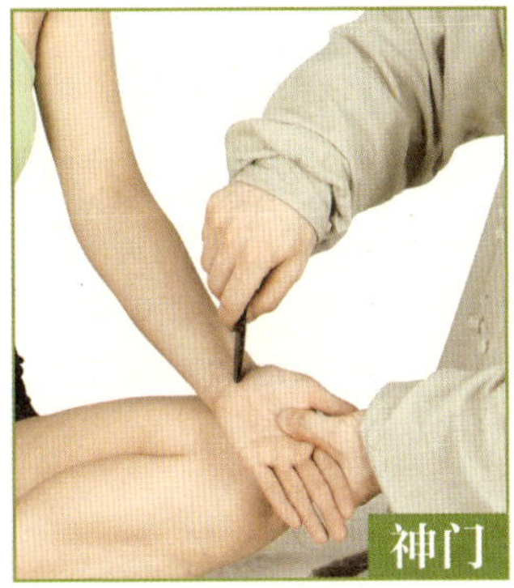
神门

刮拭头部百会、印堂：用刮痧板的厚边棱角为着力点，刮拭百会穴、印堂穴，均由上至下，力度适中，每穴各 3 ~ 5 分钟，以有酸胀感为度。

刮拭颈部大椎：用角刮法刮拭大椎穴 1 ~ 3 分钟，力度适中，以出痧为度。

刮拭上肢部神门：用角刮法重刮神门穴 30 次，自上而下刮拭，力度微重，速度适中，以出痧为度。

拔罐方法

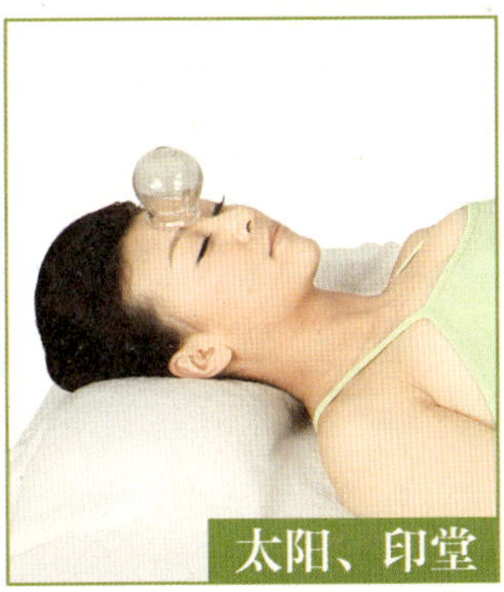
太阳、印堂

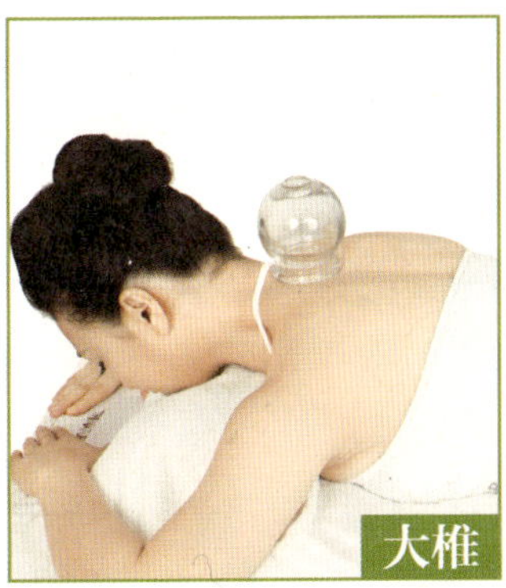
大椎

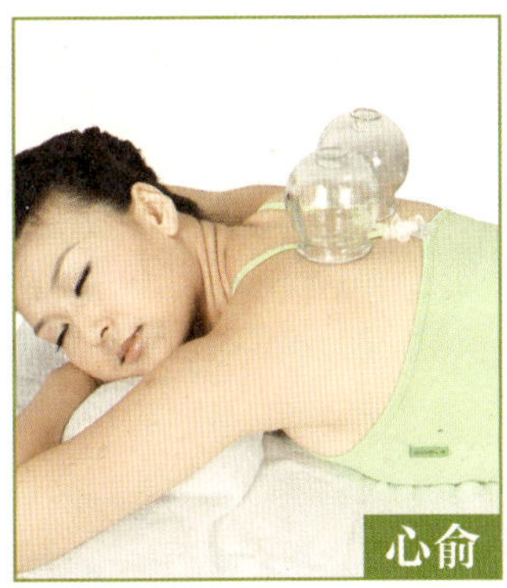
心俞

拔罐头部太阳、印堂：将火罐分别扣在印堂穴、太阳穴上，留罐 10 分钟后取下，以潮红为度。

拔罐颈部大椎：点燃棉球后，伸入罐内旋转一圈马上抽出，将火罐迅速扣在大椎穴上，留罐 10 分钟后取下。

拔罐背部心俞：将火罐扣在心俞穴上，留罐 15 分钟后，将罐取下，以局部皮肤充血为度。

预防和护理

睡眠不足会带来许多身心的伤害：思考能力下降、警觉力与判断力削弱、免疫功能失调、失去平衡等等。保证良好的工作状态，就要做到不要经常熬夜。晚上 11 点 ~ 凌晨 3 点是肝胆的最佳排毒时间，需熟睡。早睡早起对身体最好，养成一个良好的睡眠习惯。

民间偏方

枣仁鲜百合汤

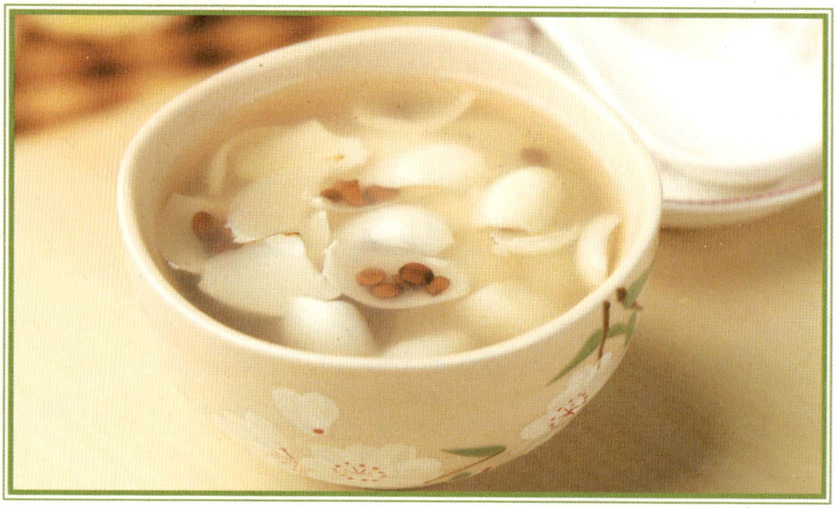

材料：鲜百合 50 克，酸枣仁 15 克

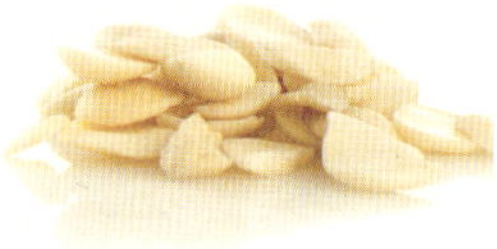

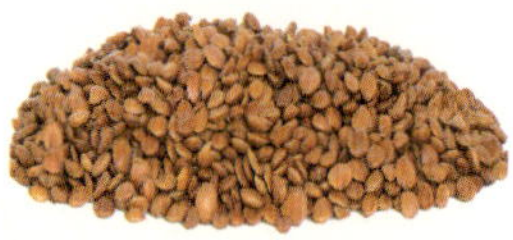

做法：将酸枣仁、百合清洗干净，锅中注水烧热，放入酸枣仁、百合，煎煮至药材析出有效成分。

主治：安神助眠。用于失眠、精神不济的患者。

用法：每日一次，食百合饮汤。

第四章

巧用刮痧、拔罐

——轻松祛除常见病

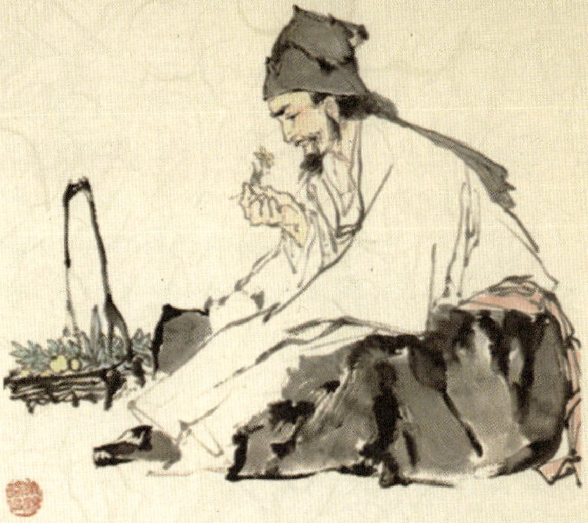

当今社会，人们的健康意识不断提高，但与此同时，“排队 2 小时，看病 2 分钟”的医疗现状让不少患者抱怨不已，不断上涨的医疗费用也使很多家庭不堪重负。对于一些日常小病症，中医传统方法——刮痧、拔罐，就能很好的解决。

它们具有操作简单、疗效显著、易学易用、不受时间和地点限制，既能在医疗机构中治疗，又能在家中自行运用的特点，既给患者减轻和解除了病痛，同时也为家庭减轻了经济负担和压力。

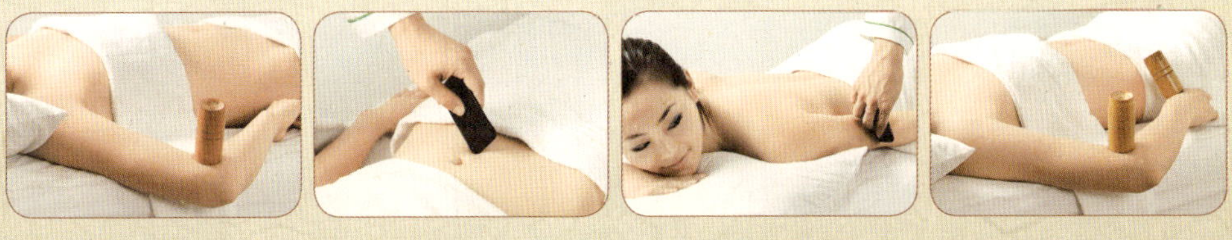

感冒——祛风解表强体质

小医生断症：感冒起病时鼻内有干燥感及痒感、打喷嚏、全身不适或有低热，以后渐有鼻塞、嗅觉减退、流大量清水鼻涕、鼻黏膜充血、水肿、有大量清水样或脓性分泌物等。

小叮咛：感冒是四季常见的外感病，冬春季较多见，气候异常时风邪会乘虚而入。若无并发症，病程约为 7 ~ 10 天。

所需穴位一览

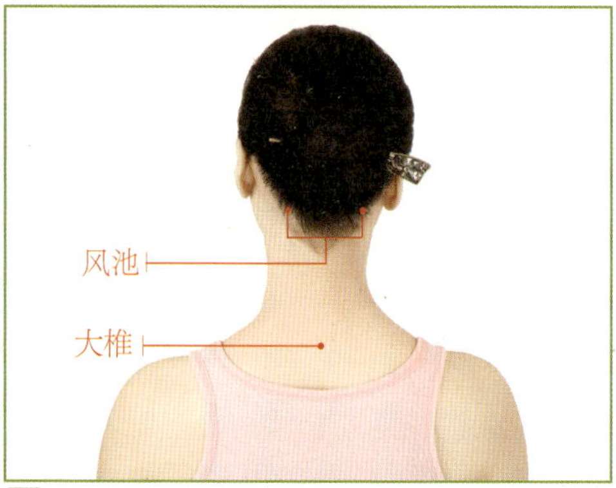

风池具有祛风解毒、通利官窍的作用；大椎具有解表通阳、补虚宁神的作用。

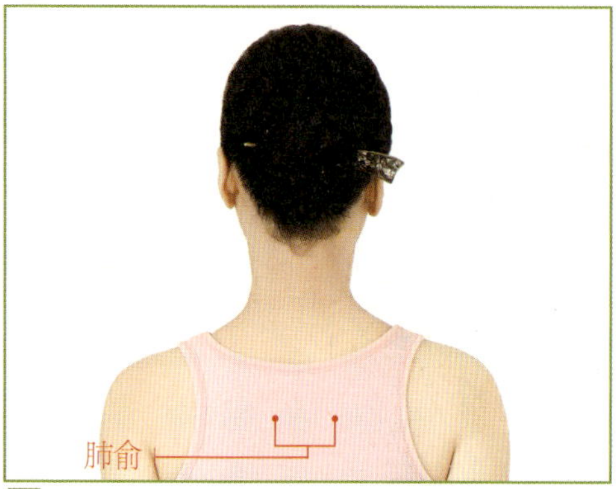

肺俞具有解表宣肺、清热理气的作用，能防治感冒伴咳嗽。

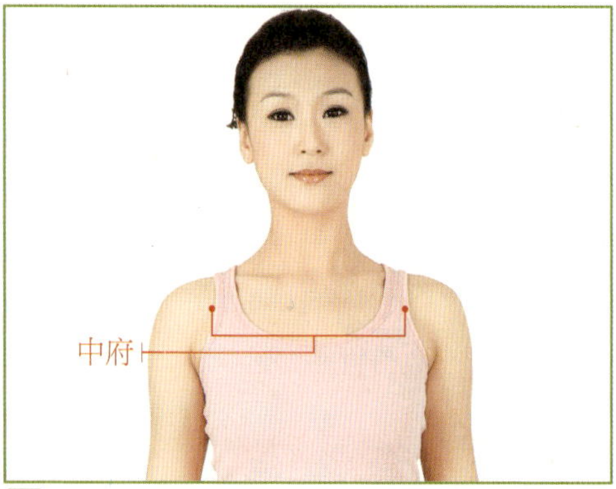

中府具有止咳平喘、疏调肺气的作用，能防治感冒引起的咳嗽、痰多。

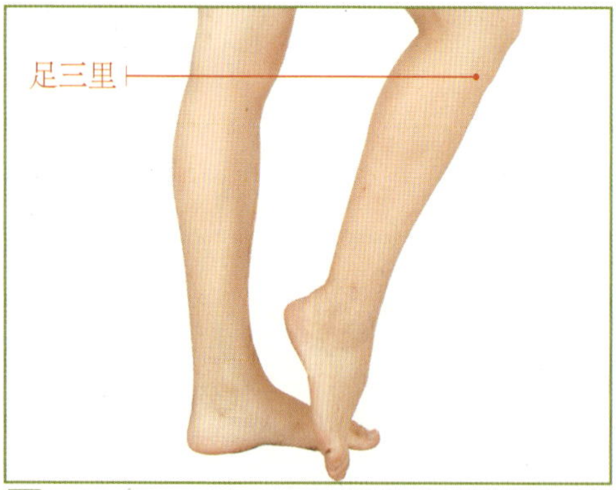

足三里具有扶正培元、升降气机的作用，能增强人体免疫力，防治体虚感冒。

刮痧方法

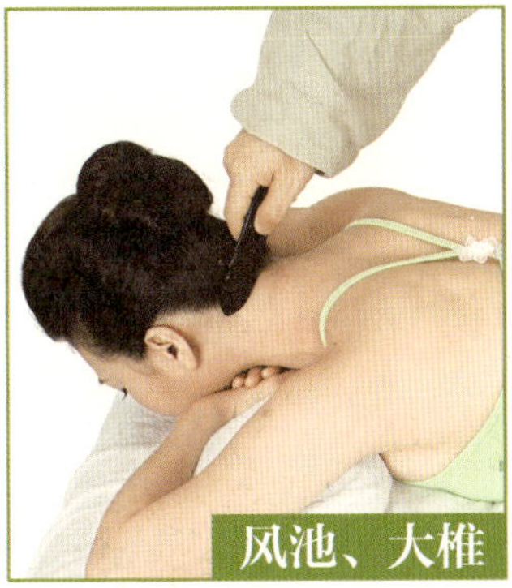

风池、大椎

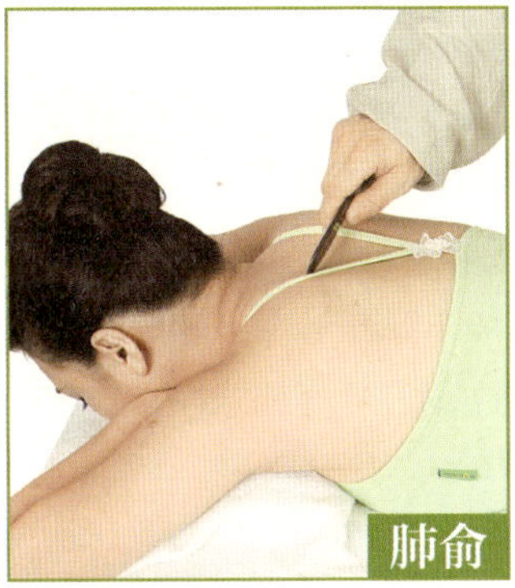

肺俞

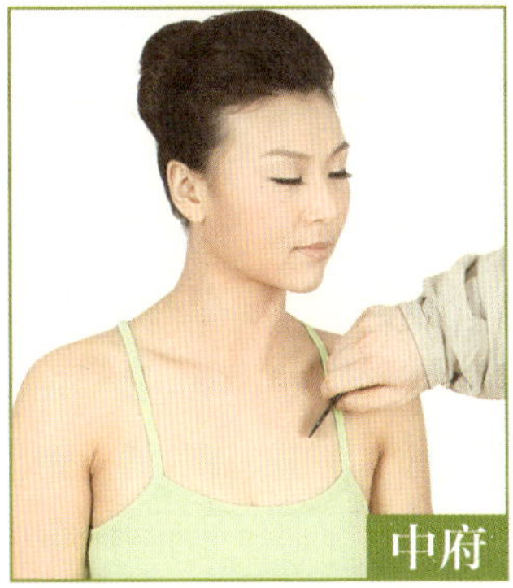

中府

刮拭颈部风池、大椎：用刮痧板的角部由上向下刮拭风池穴、大椎穴 30 次，由轻到重，反复刮至皮肤出现痧痕为止。

刮拭背部肺俞：用角刮法从肺俞穴刮至肩胛部 30 次，反复刮至皮肤出现痧痕为止。

刮拭胸部中府：用刮痧板的角部从外向内反复刮拭中府穴 30 次，直至皮肤出现痧痕为止。

拔罐方法

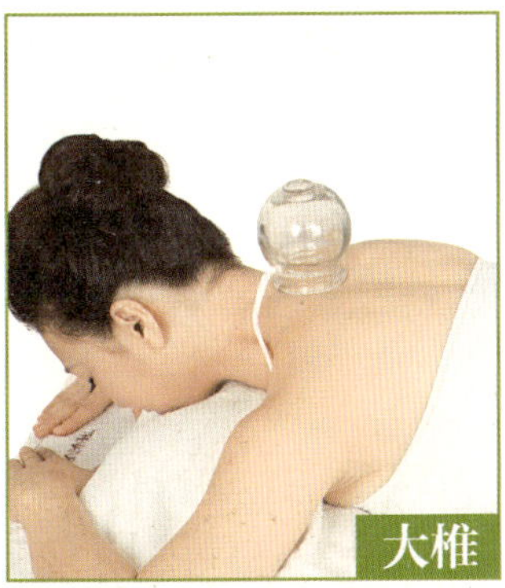

大椎

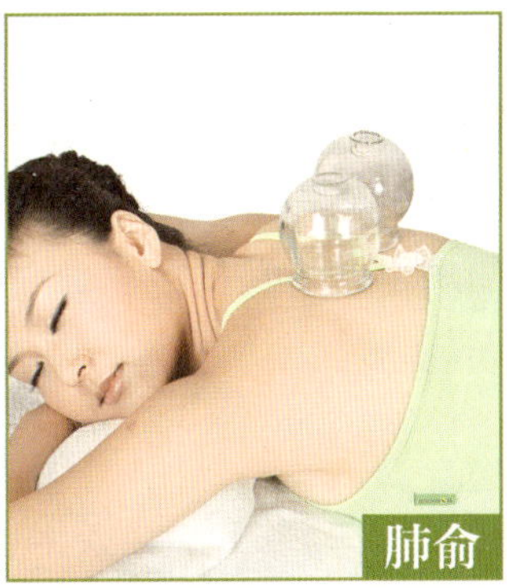

肺俞

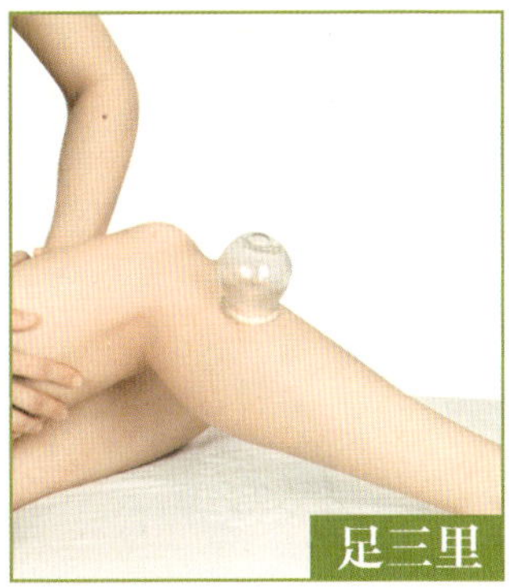

足三里

拔罐颈部大椎：点燃棉球后，伸入罐内旋转一圈马上抽出，然后迅速将火罐扣在大椎穴上，15 分钟后取下。

拔罐背部肺俞：将火罐扣在肺俞穴上，留罐 15 分钟，以局部皮肤潮红、充血为度。

拔罐下肢部足三里：在足三里穴上拔上火罐，15 分钟后，将罐取下。

预防和护理

感冒者可加强体育锻炼，增强机体适应气候变化的调节能力。注意防寒保暖，在气候变化时适时增减衣服，慎接触感冒病人以免时邪入侵等，对感冒的预防有重要作用。尤其是时行感冒的流行季节，预防服药一般可使感冒的发病率大为降低。

民间偏方

杭菊冰糖饮

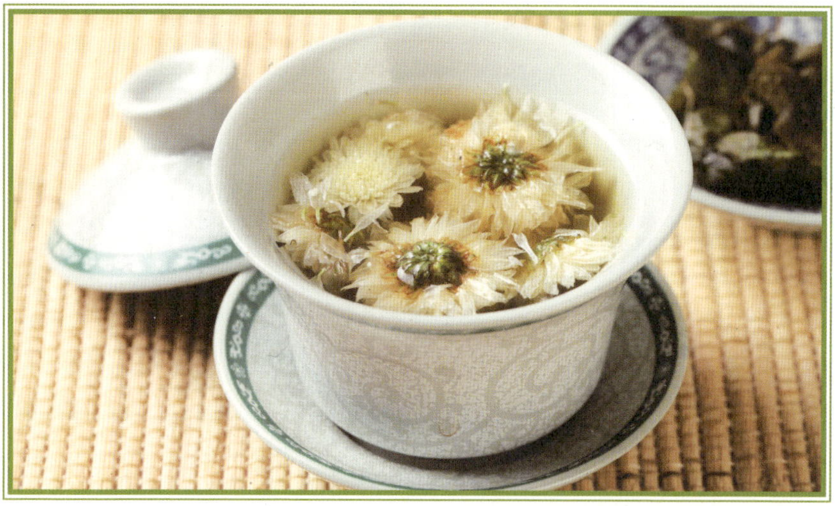

材料：杭菊花 30 克，冰糖适量

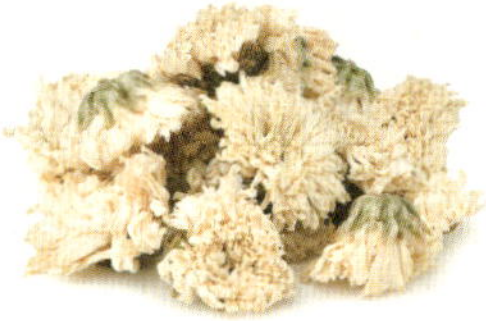

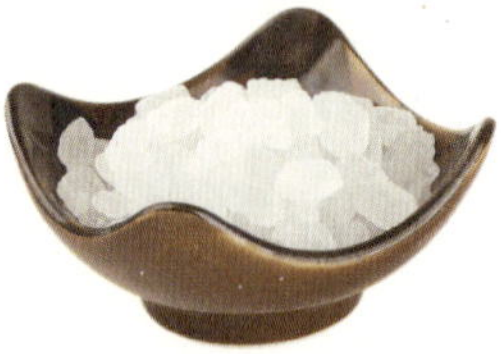

做法：取干净的茶杯，放入杭菊花，根据个人口味加入适量的冰糖，倒入沸水中冲泡 2 ~ 3 分钟，可看到茶水渐渐酿成微黄色。

主治：清热解表。用于风热感冒伴咳嗽的患者。

用法：每日一次。

咳嗽——宣肺理气平咳喘

小医生断症： 咳嗽是人体清除呼吸道内的分泌物或异物的保护性呼吸反射动作，喉部或气管的黏膜受到刺激时迅速吸气，随即强烈地呼气，声带振动发声，伴或不伴咳痰。

小叮咛： 通过咳嗽反射能有效清除呼吸道内的分泌物或进入气道的异物。但咳嗽也有不利的一面，剧烈咳嗽可导致呼吸道出血，如长期、频繁、剧烈咳嗽会影响工作、休息，甚至引起喉痛。

所需穴位一览

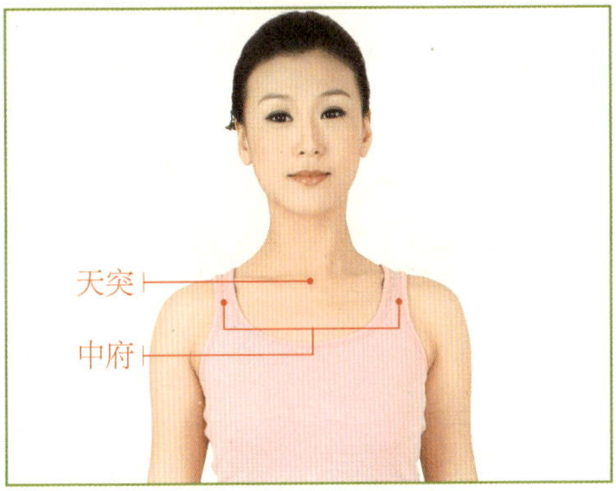

天突具有宣通肺气、消痰止咳的作用；中府具有止咳平喘、清泻肺热的作用。

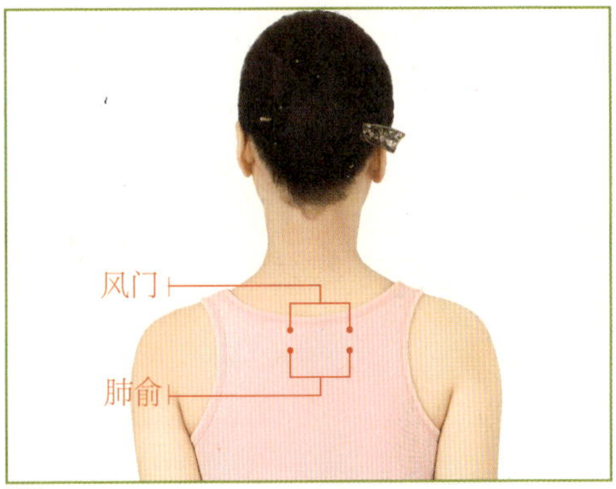

风门具有祛风解表、宣肃肺气的作用；肺俞具有解表宣肺、清热理气的作用。

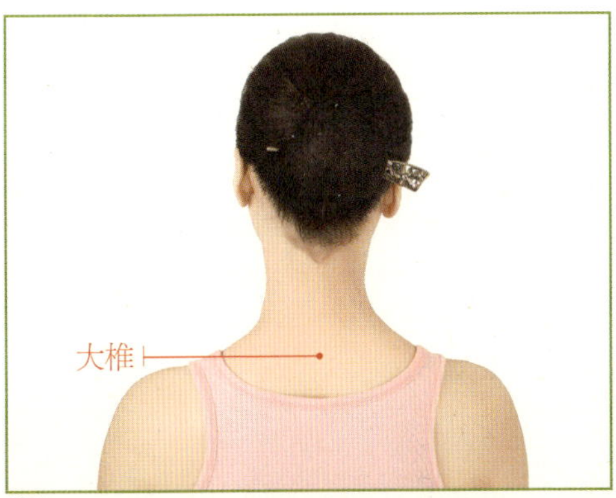

大椎具有解表通阳、补虚宁神的作用，可缓解外感咳嗽。

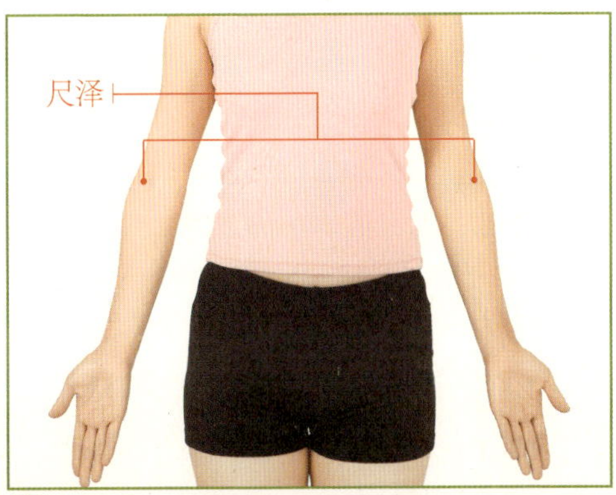

尺泽具有清肺泻火、调理肠腑的作用，能清除肺热，缓解咳嗽。

刮痧方法

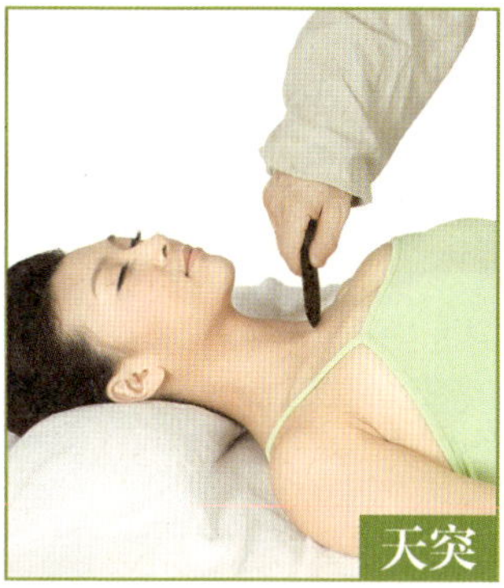

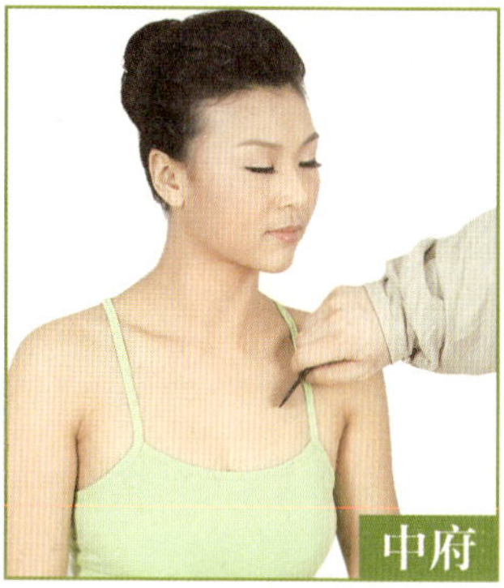

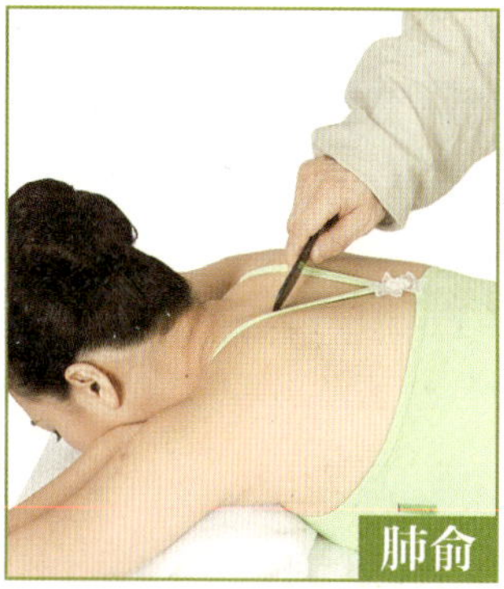

刮拭颈部天突：以刮痧板的厚边棱角为着力点，刮拭天突穴 30 次，力度适中，可不出痧。

刮拭胸部中府：用角刮法由内往外刮拭中府穴 30 次，力度微重，至皮肤发红，皮下紫色痧斑、痧痕形成为止。

刮拭背部肺俞：用刮痧板的边缘处刮拭肺俞穴 10 ~ 15 次，由上往下，一次到位，以出痧为度。

拔罐方法

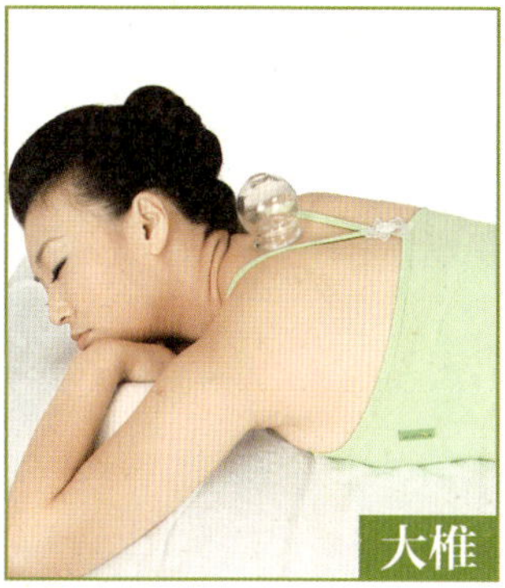

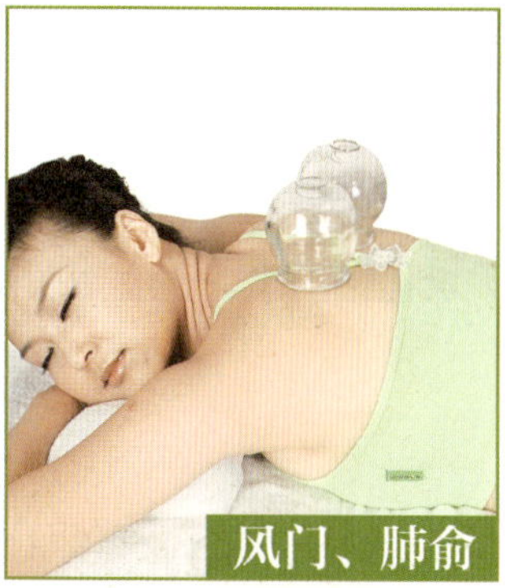

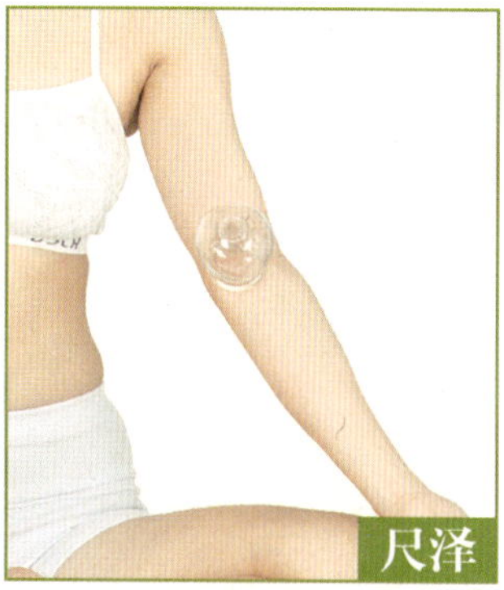

拔罐颈部大椎：将火罐扣在大椎穴上，使其与皮肤牢固吸住，留罐 10 ~ 15 分钟，然后将罐取下。

拔罐背部风门、肺俞：将火罐依次扣在风门穴、肺俞穴上，留罐 10 分钟后取下，以局部皮肤潮红、出血为度。

拔罐上肢部尺泽：用拔罐器将气罐吸拔在尺泽穴上，留罐 10 分钟，以局部皮肤潮红为度。

预防和护理

咳嗽的预防，重点在于提高机体卫外功能，增强皮毛腠理适应气候变化的能力，遇有感冒及时治疗。咳嗽时要注意观察痰的变化，咳痰不爽时，可轻拍其背以促其痰液咳出，饮食上慎食肥甘厚腻之品，以免碍脾助湿生痰，若属燥、热、阴虚咳嗽者，忌食辛辣动火食品。

民间偏方

盐蒸橙子

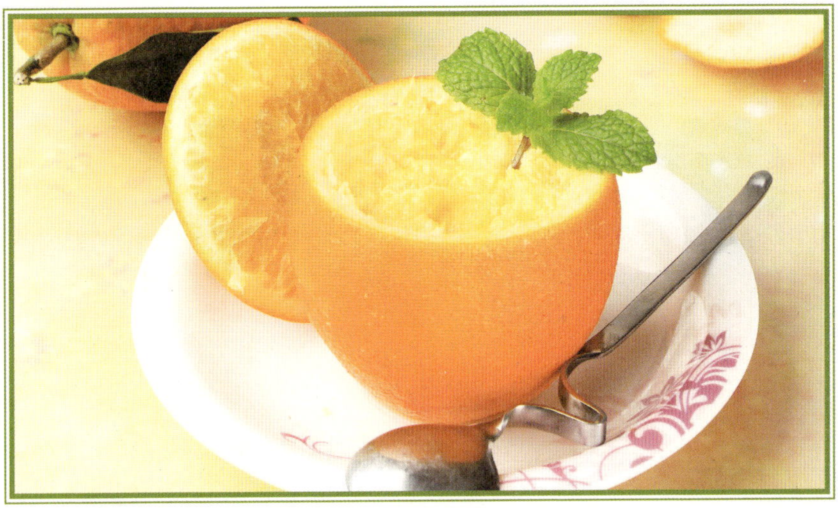

材料：新鲜橙子 1 个，食盐 1/3 匙

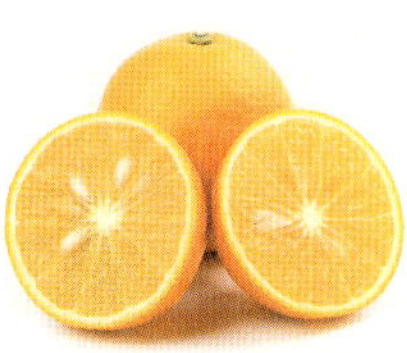

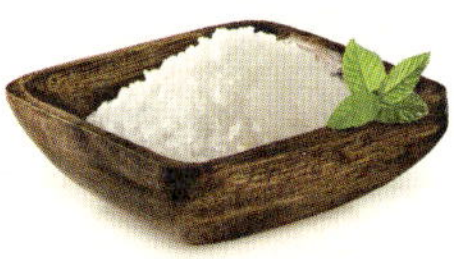

做法：橙子洗净，并在盐水中浸泡一会儿，割去顶，将少许盐撒在橙肉上，用筷子戳至盐分渗入，将橙子装入碗中，上锅蒸，水开后再蒸 10 分钟左右。

主治：理气、化痰、润肺。用于秋冬感冒受凉引起的咳嗽。

用法：每日一次，去皮食肉。

发热——清热醒脑宁心神

小医生断症： 体温高出正常标准，或自有身热不适的感觉称为发热。正常人体温一般为36 ~ 37℃，按体温状况，发热分为：低热（37.3 ~ 38℃）；中等度热（38.1 ~ 39℃）；高热（39.1 ~ 41℃）；超高热（41℃以上）。

小叮咛： 如体温超过 40℃（小儿超过 39℃）则可能引起头晕、惊厥、休克，故应及时就医。

所需穴位一览

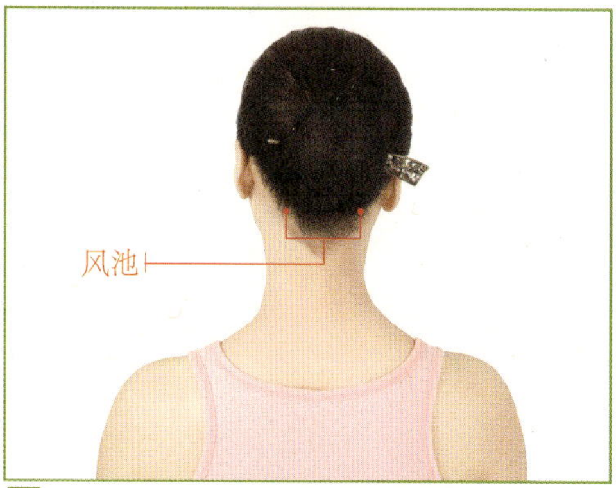

风池具有醒脑开窍、疏风清热的作用，能治疗外感发热。

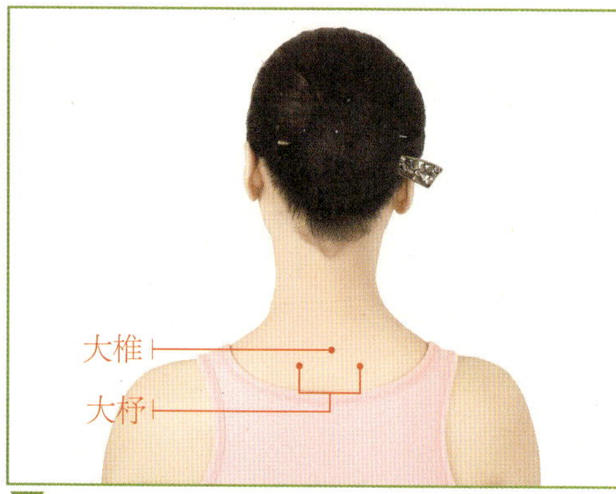

大椎具有清热解表、补虚宁神的作用；大杼具有强筋骨、清邪热的作用。

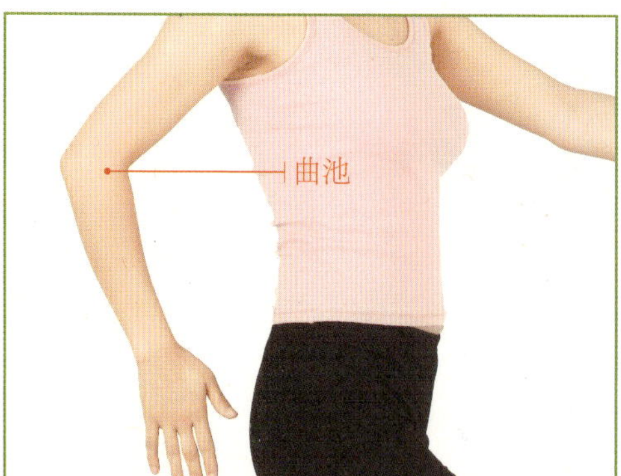

曲池具有清邪热、调气血、祛风湿、利关节的作用。

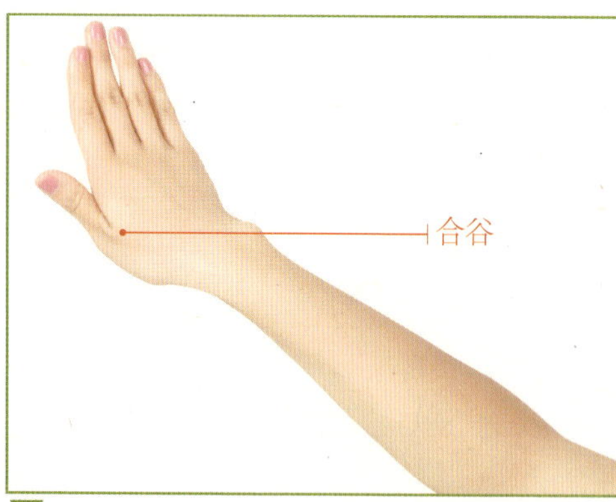

合谷具有通经活经、清热解表、通调肠胃的作用。

刮痧方法

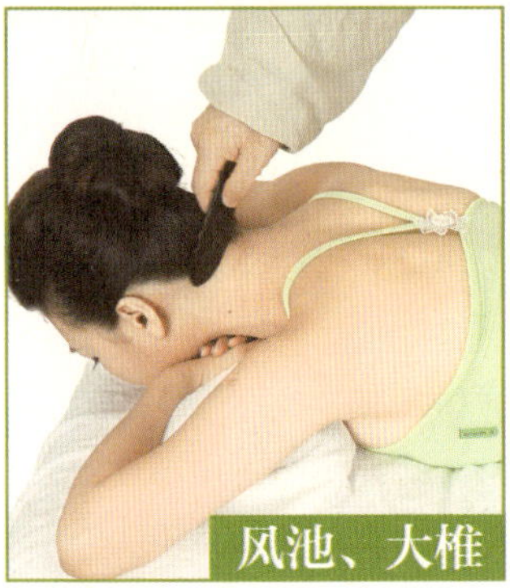

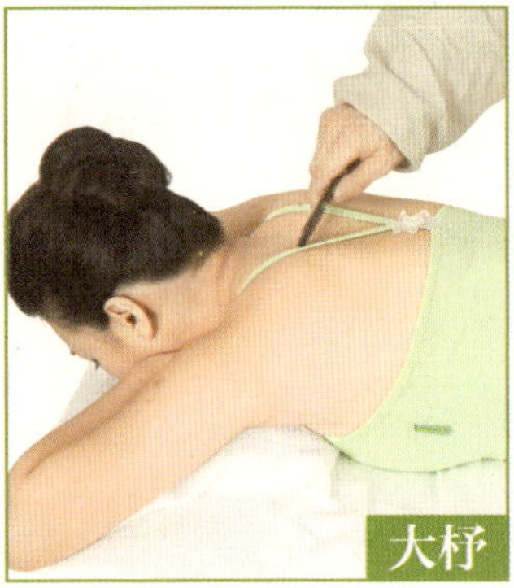

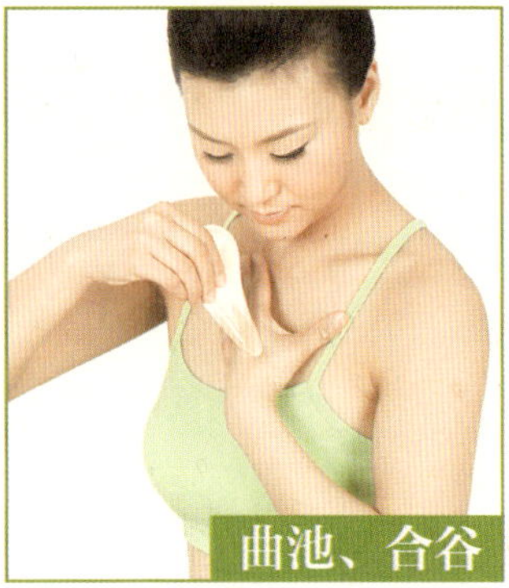

刮拭颈部风池、大椎： 用角刮法重刮风池穴、大椎穴 30 次，至出痧为止。

刮拭背部大杼： 用面刮法自上而下刮拭大杼穴30次，刮至皮肤发红，皮下紫色痧斑、痧痕形成为止。

刮拭上肢部曲池、合谷： 用刮痧板的棱角接触曲池穴、合谷穴，分别刮拭 30 次，至皮下紫色痧斑、痧痕形成为止。

拔罐方法

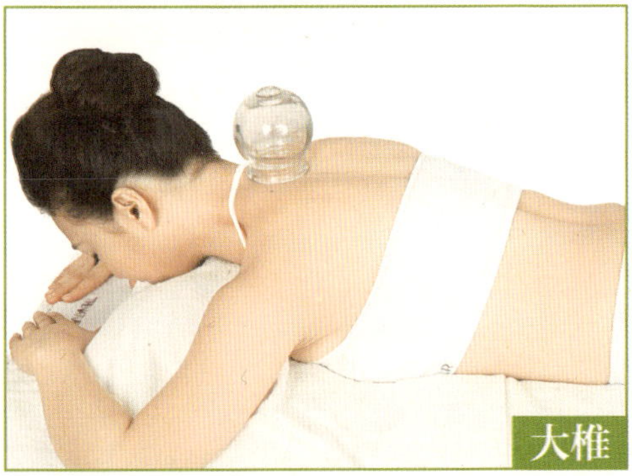

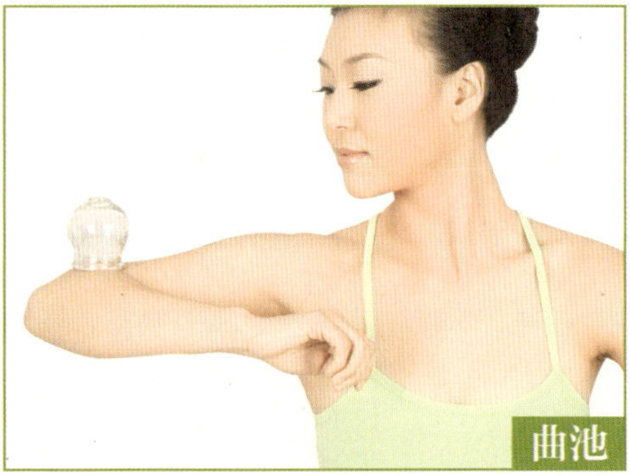

拔罐颈部大椎： 点燃棉球后，伸入罐内旋转一圈马上抽出，然后迅速将火罐扣在大椎穴上，留罐 15 ~ 20 分钟后取下。

拔罐上肢部曲池： 点燃棉球后，伸入罐内旋转一圈马上抽出，然后迅速将火罐扣在曲池穴上，留罐 10 ~ 15 分钟，然后取罐。

胸闷——宽胸理气调血脉

小医生断症：胸闷是一种主观感觉，即呼吸费力或气不够用。轻者若无其事，重者则觉得难受，似乎被石头压住胸膛，甚至发生呼吸困难。

小叮咛：胸闷重者可由冠心病、心肌供血不足，或慢支炎、肺气肿、肺心病等导致，应积极治疗原发病。

所需穴位一览

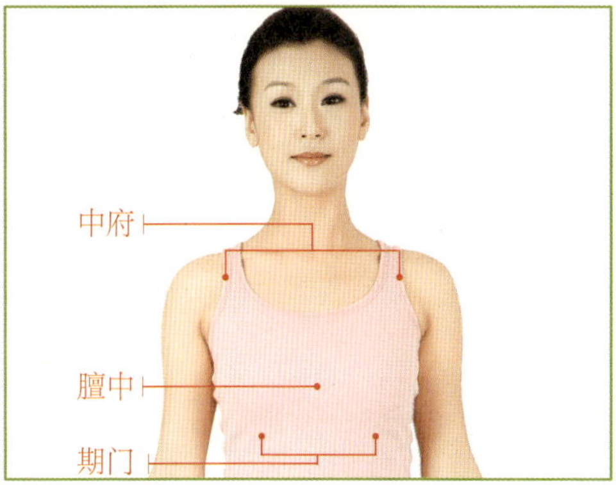

中府可止咳平喘、清泻肺热；膻中可理气宽胸、清肺化痰；期门可健脾疏肝、理气活血。

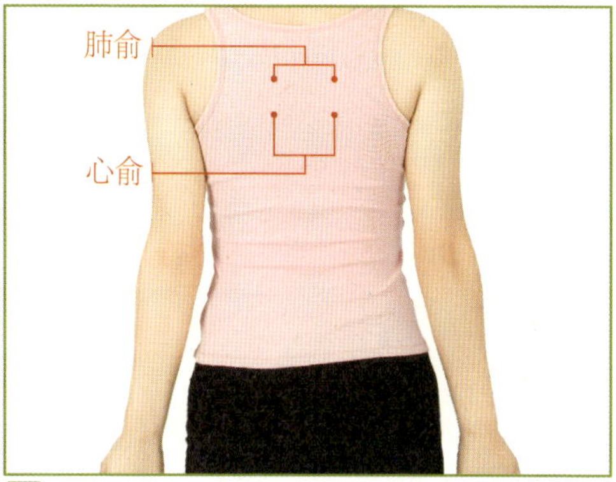

肺俞具有解表宣肺、清热理气的作用；心俞具有宁心安神、理气调血的作用。

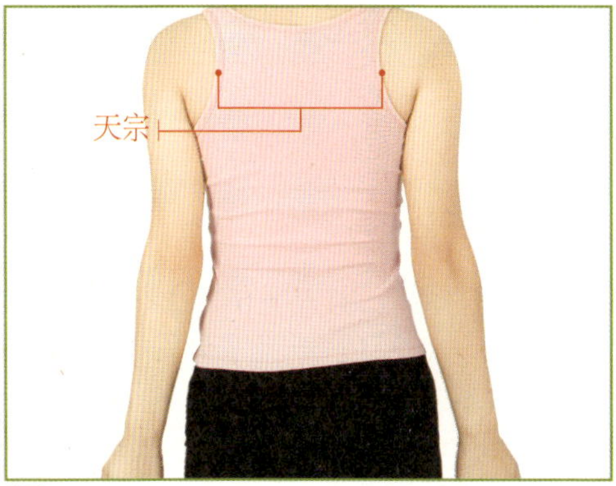

天宗具有行气宽胸、舒筋活络的作用，能畅调胸部气机，缓解胸闷。

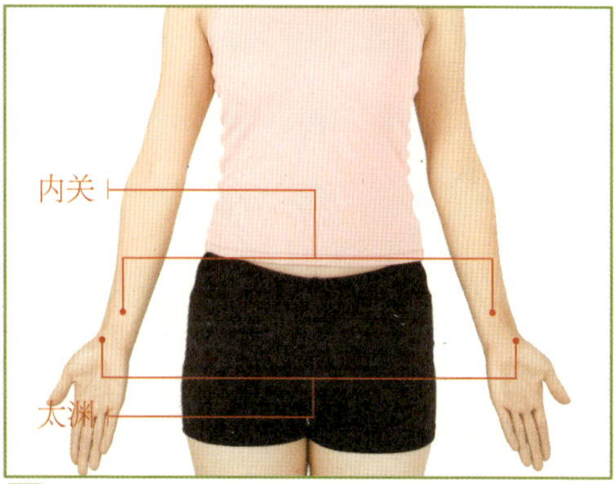

内关具有宁心安神、理气和胃的作用；太渊具有止咳化痰、通调血脉的作用。

刮痧方法

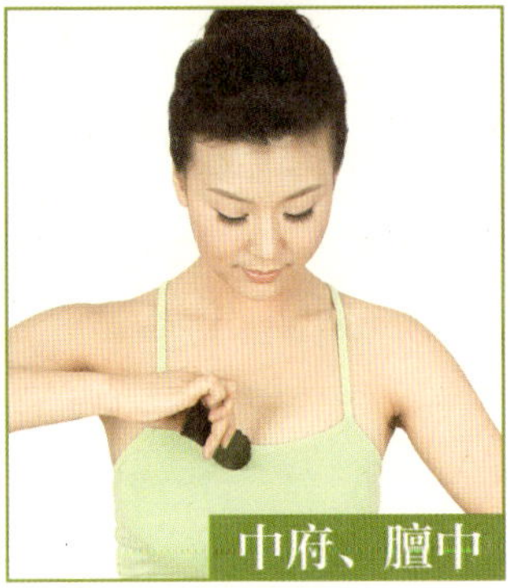
中府、膻中

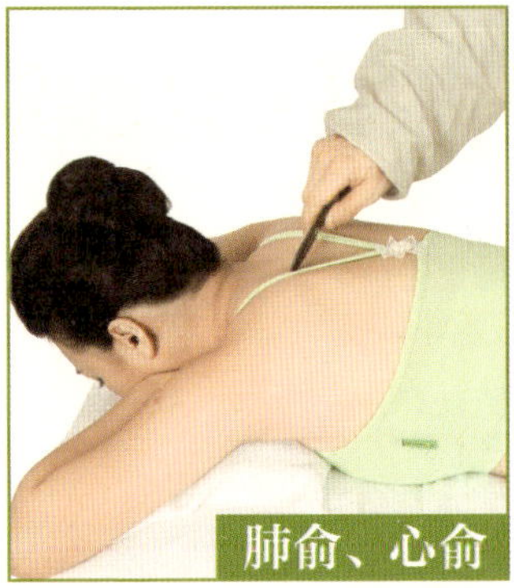
肺俞、心俞

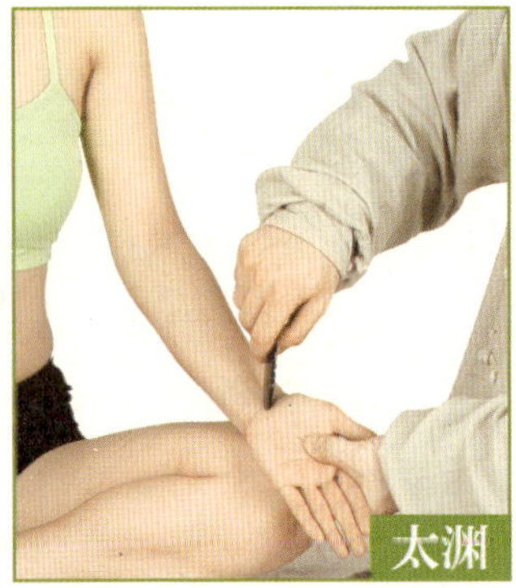
太渊

刮拭胸部中府、膻中： 用刮痧板的角部刮拭中府穴、膻中穴各 30 次，以出痧为度。

刮拭背部肺俞、心俞: 用角刮法从上往下刮拭肺俞穴至心俞穴 30 次，刮至皮肤发红，皮下紫色痧斑、痧痕形成为止。

刮拭上肢部太渊： 用角刮法刮拭太渊穴 30 次，力度适中，以潮红、发热为度。

拔罐方法

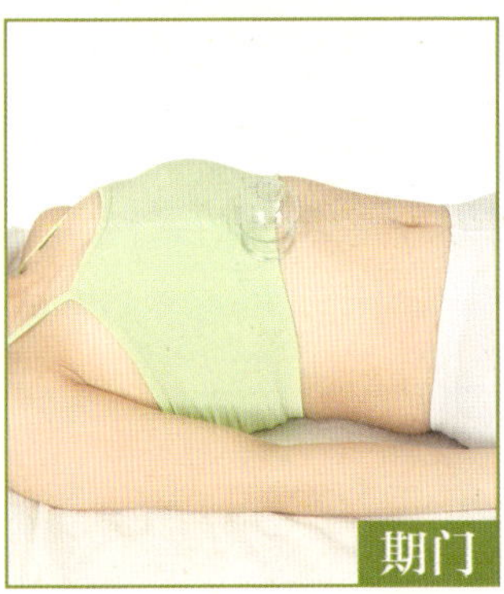
期门

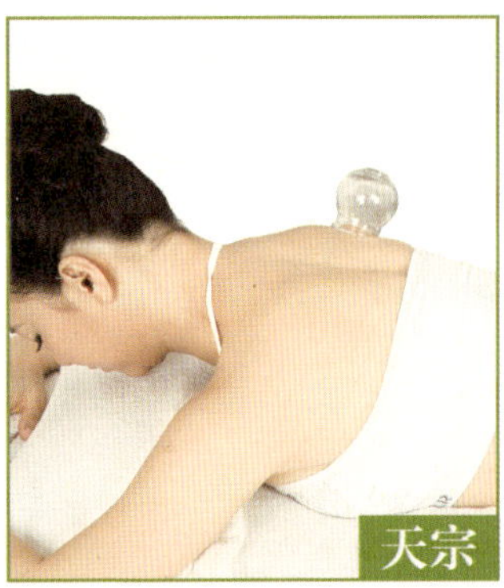
天宗

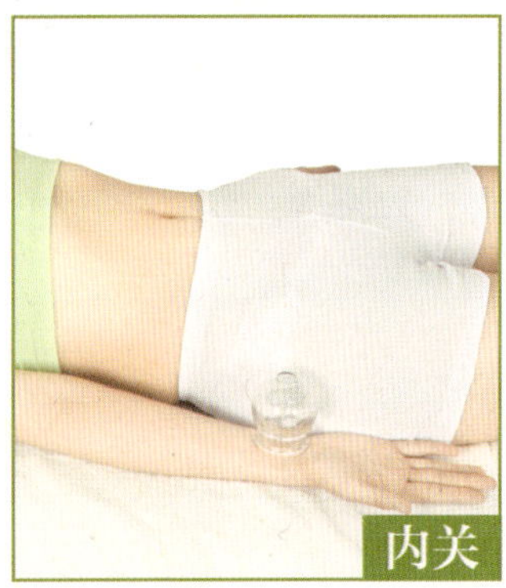
内关

拔罐胸部期门： 将火罐拔取在期门穴上，留罐 15 ~ 20 分钟后取下，以潮红为度。

拔罐背部天宗： 点燃棉球后，伸入罐内旋转一圈马上抽出，然后迅速将火罐扣在天宗穴上，15 分钟后，将罐取下。

拔罐上肢部内关： 将火罐扣在内关穴上，15 分钟后，将罐取下。

呕吐——健脾和胃消积滞

小医生断症：初起呕吐量多，吐出物多有酸腐气味，久病呕吐时作时止，吐出物不多，酸臭气味不甚，常伴有恶寒、发热，久病体虚，呕吐无力常伴精神萎靡，倦怠乏力，面色萎黄。

小叮咛：本病常有饮食不节、过食生冷、恼怒气郁或久病不愈等病史。所以患者应做到起居有常，生活有节，避免风寒暑湿外邪侵袭，保持心情舒畅，避免精神刺激。

所需穴位一览

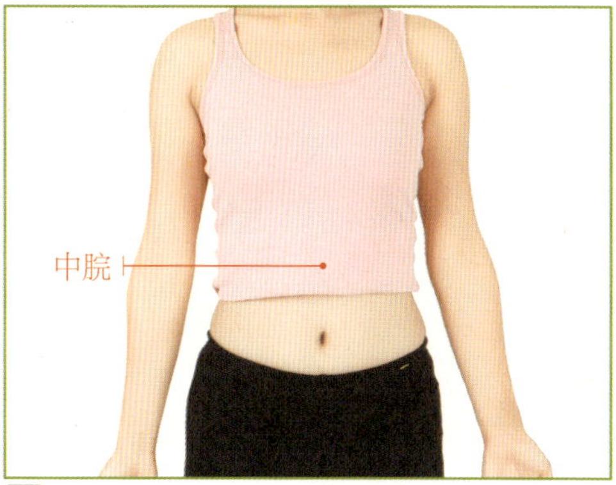

中脘具有和胃健脾、降逆利水的作用，能健胃、抑制呕恶。

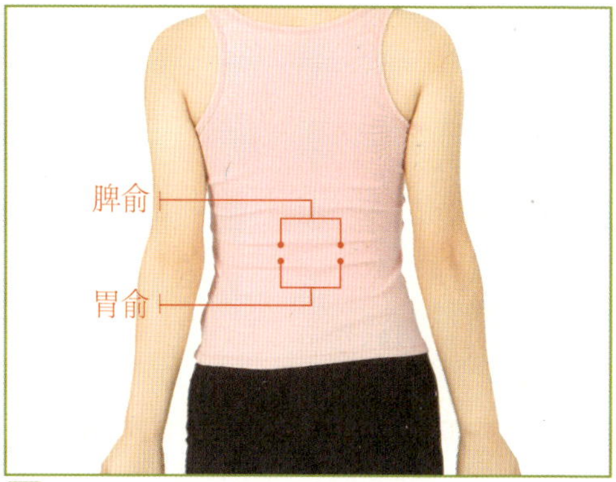

脾俞具有健脾和胃、利湿升清的作用；胃俞具有和胃调中、祛湿消积的作用。

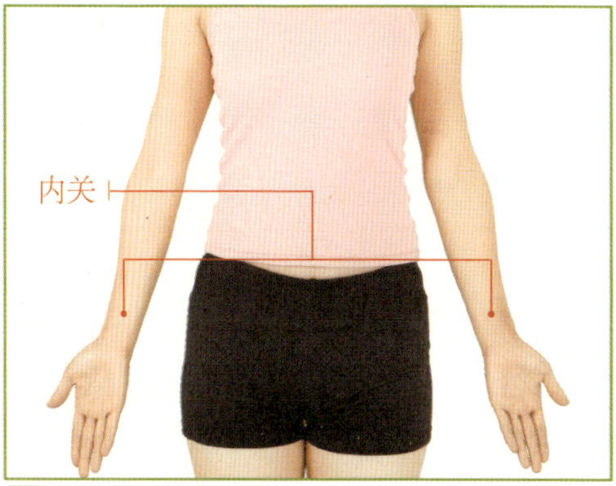

内关具有宁心安神、理气和胃的作用，能缓解呕吐伴胃部疼痛。

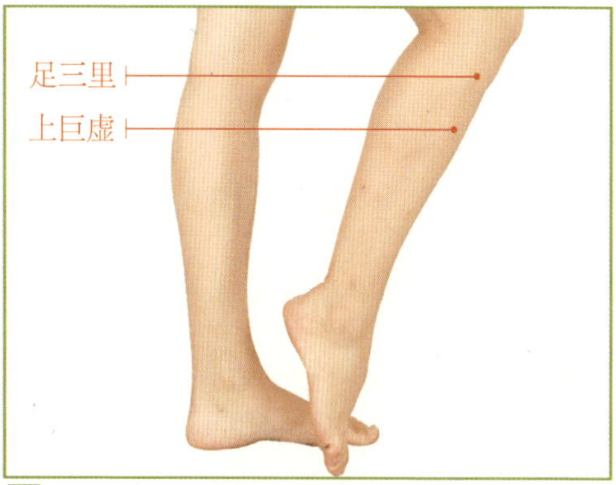

足三里具有健脾和胃、扶正培元的作用；上巨虚具有理脾和胃、通经活络的作用。

刮痧方法

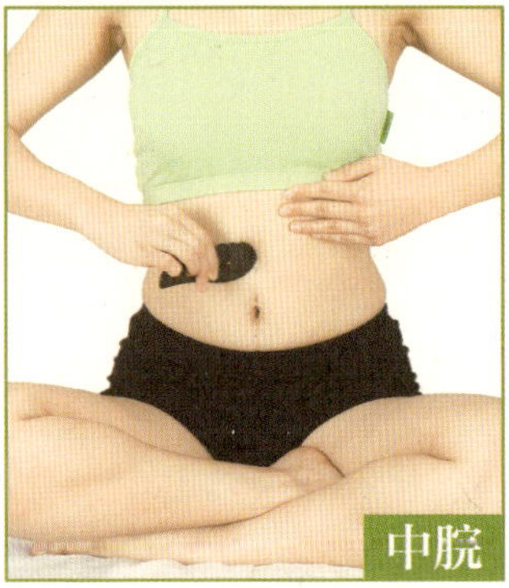
中脘

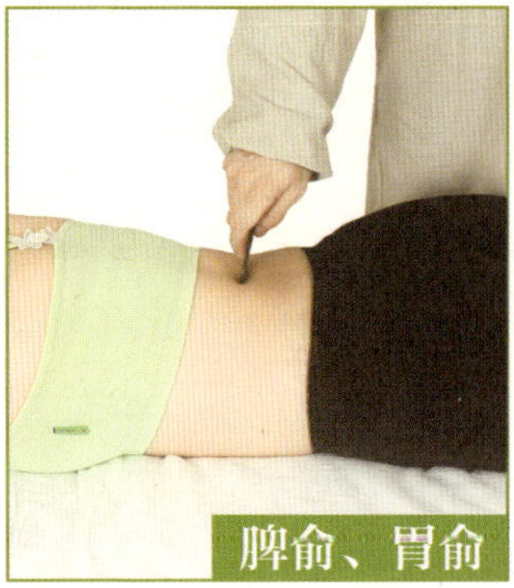
脾俞、胃俞

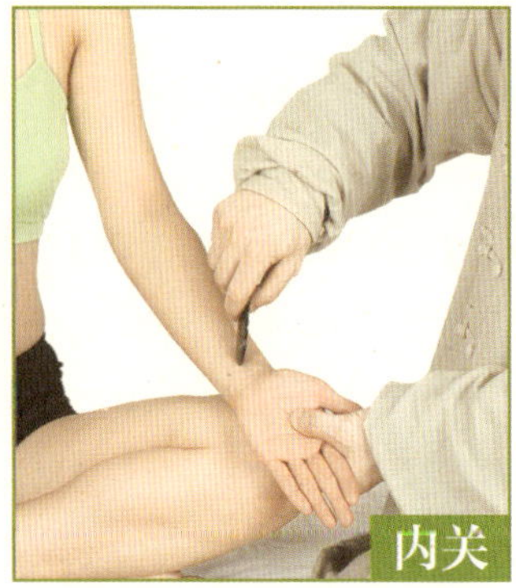
内关

刮拭腹部中脘：用刮痧板的角部自上而下刮拭中脘穴 30 次，力度适中，速度适中，以出痧为度。

刮拭背部脾俞、胃俞：以刮痧板的厚边棱角为着力点刮拭脾俞穴至胃俞穴 30 次，以局部皮肤发红、出痧为度。

刮拭上肢部内关：用角刮法由上向下刮拭内关穴 30 次，以出痧为度。

拔罐方法

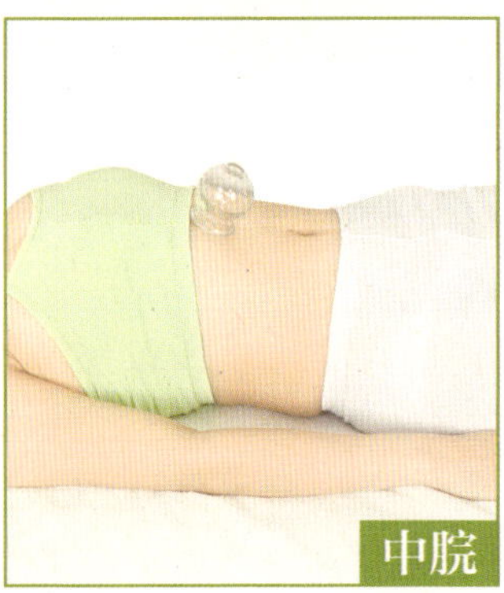
中脘

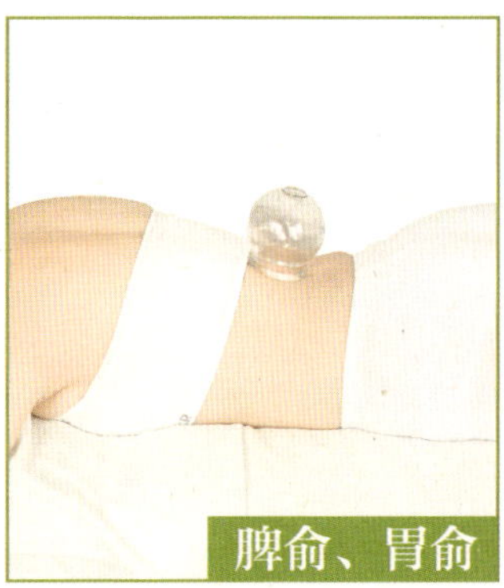
脾俞、胃俞

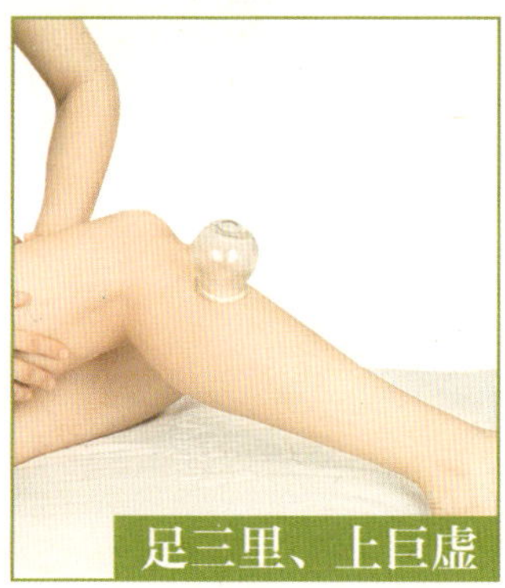
足三里、上巨虚

拔罐腹部中脘：将火罐拔取在中脘穴上，15 分钟后，将罐取下。

拔罐背部脾俞、胃俞：点燃棉球后，伸入罐内旋转一圈马上抽出，将火罐扣在脾俞穴、胃俞穴上，留罐 10 分钟后取下。

拔罐下肢部足三里、上巨虚：将火罐拔取在足三里穴、上巨虚穴上，15 分钟后，将罐取下。

胃痛——理气止痛健脾胃

小医生断症： 上腹胃脘部近心窝处发生疼痛，其疼痛有胀痛、刺痛、隐痛、剧痛等性质的不同，常伴食欲不振、恶心呕吐、嘈杂泛酸、嗳气吐腐等胃肠道症状。

小叮咛： 本病在预防上要重视精神与饮食的调摄。患者要注意有规律的生活与饮食习惯，忌暴饮暴食、饥饱不匀；胃痛持续不已者，应在一定时期内进流质或半流质饮食，少食多餐。

所需穴位一览

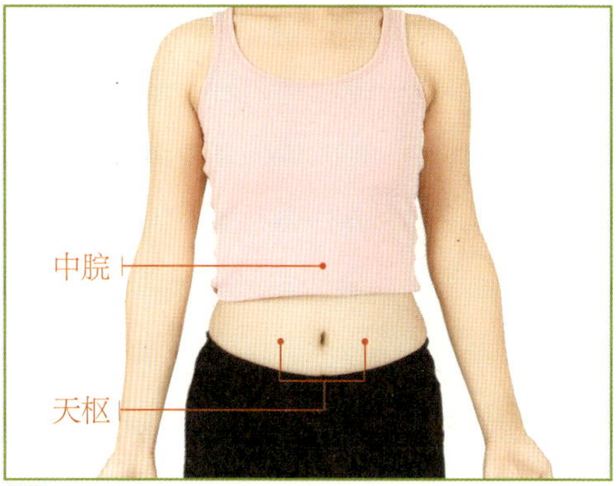

中脘具有和胃健脾、降逆利水的作用；天枢具有理气化滞、和血调经的作用。

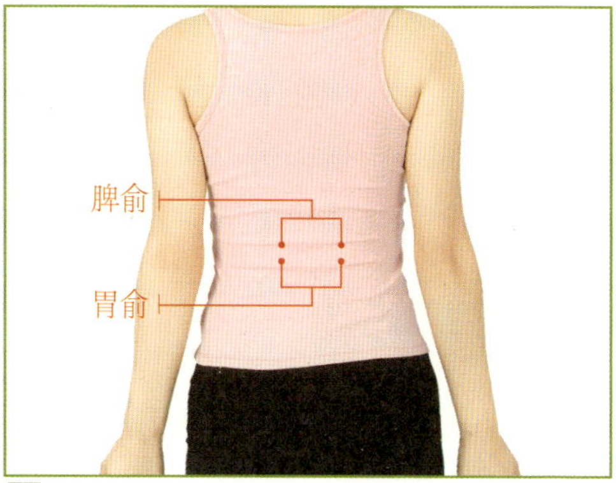

脾俞具有健脾和胃、利湿升清的作用；胃俞具有和胃调中、祛湿消积的作用。

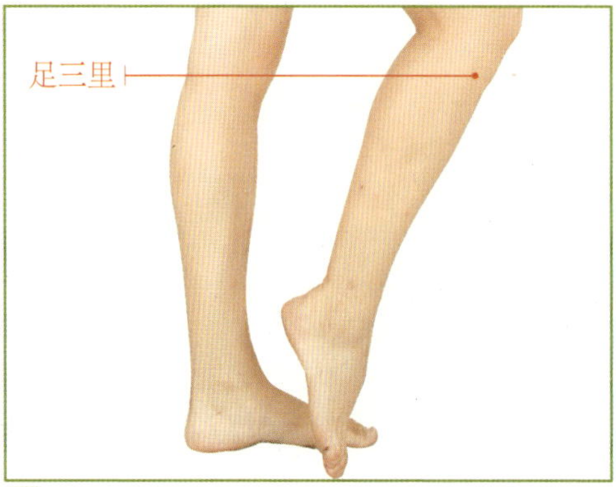

足三里具有健脾和胃、扶正培元、通经活络的作用，能维护胃肠健康。

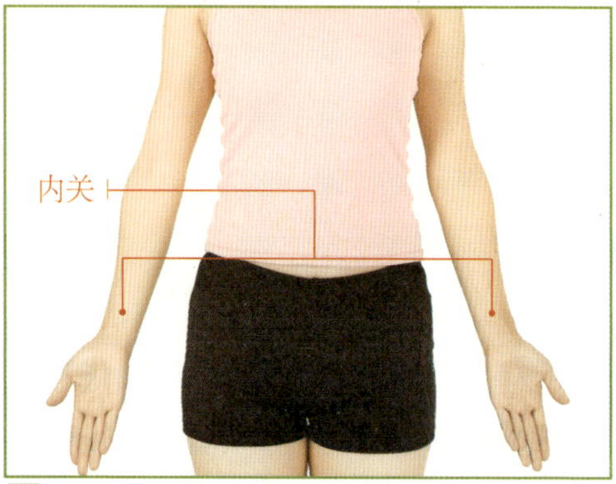

内关具有宁心安神、理气和胃的作用，是治胃痛的要穴。

刮痧方法

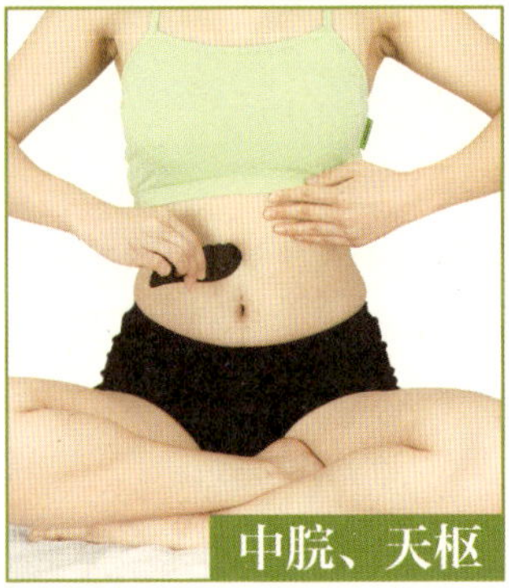

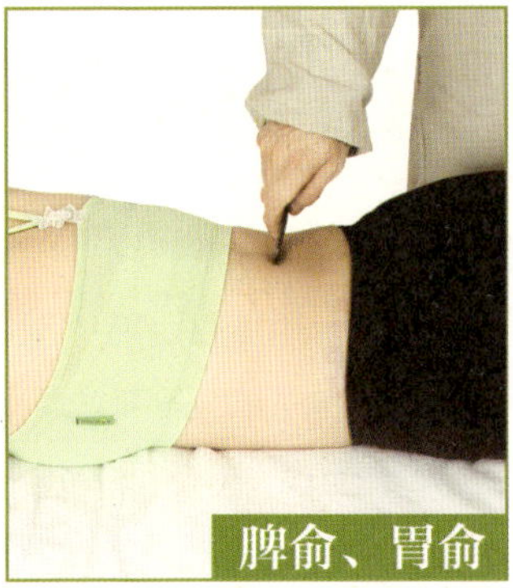

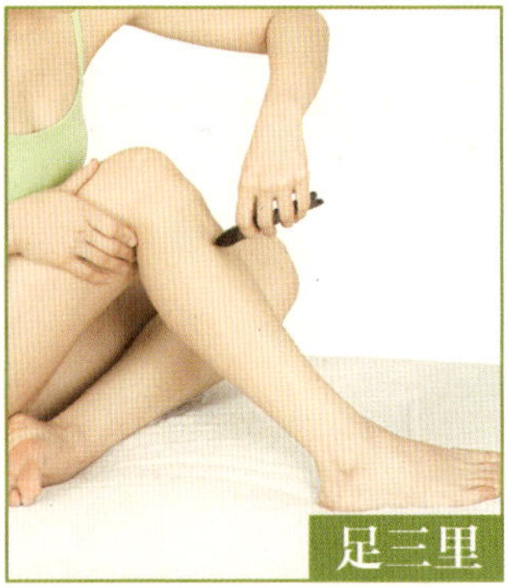

刮拭腹部中脘、天枢：用角刮法由上向下刮拭中脘穴 30 次，再从里往外刮拭天枢穴 30 次，力度轻柔，可不出痧。

刮拭背部脾俞、胃俞：以刮痧板的厚边棱角为着力点刮拭脾俞穴至胃俞穴 30 次，以出痧为度。

刮拭下肢部足三里：用角刮法重刮足三里穴 30 次，以出痧为度。

拔罐方法

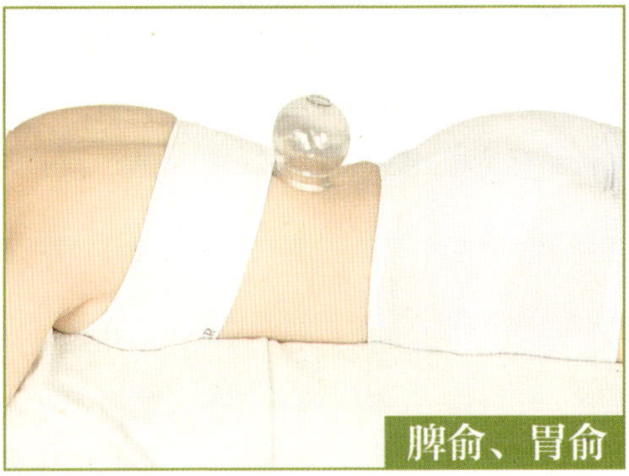

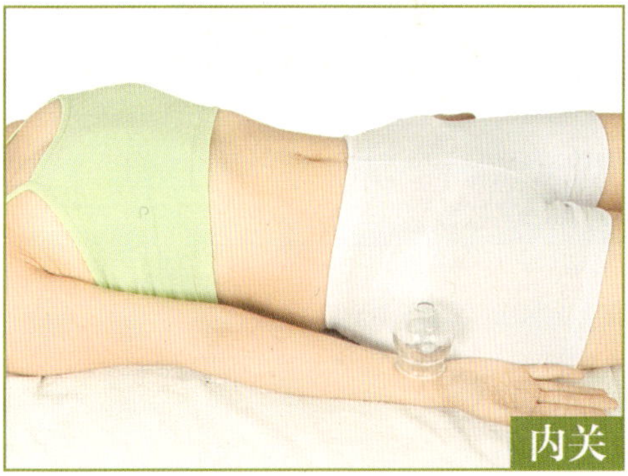

拔罐背部脾俞、胃俞：点燃棉球后，伸入罐内旋转一圈马上抽出，然后迅速将火罐扣在脾俞穴、胃俞穴上，留罐 10 ~ 15 分钟后将罐取下。

拔罐上肢部内关：点燃棉球后，伸入罐内旋转一圈马上抽出，然后迅速将火罐扣在内关穴上，15 分钟后，将罐取下。

腹胀——理气和胃化积滞

小医生断症：腹胀可以是一种主观上的感觉，感到腹部的一部分或全腹部胀满，常伴有相关的症状，如呕吐、腹泻、嗳气等；也可以是一种客观上的检查所见，发现腹部部分或全腹部膨隆。

小叮咛：胀气大部分是饮食所引起的，首先必须改变饮食习惯：吃东西时，细嚼慢咽，而且不要一次吃得太多、太撑，建议少食多餐。

所需穴位一览

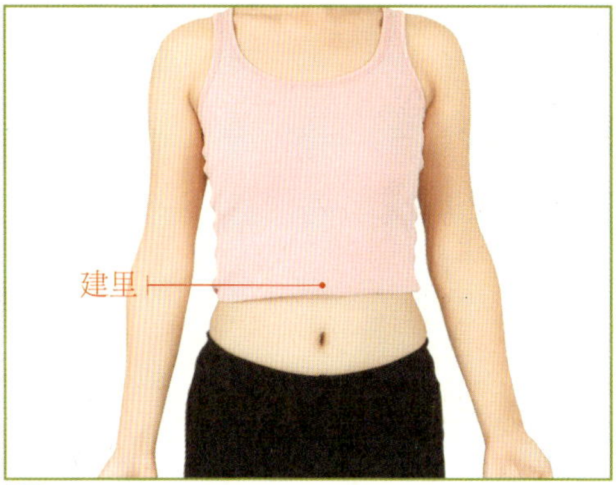

建里具有健脾理气、和胃消积的作用，能促进胃肠动力。

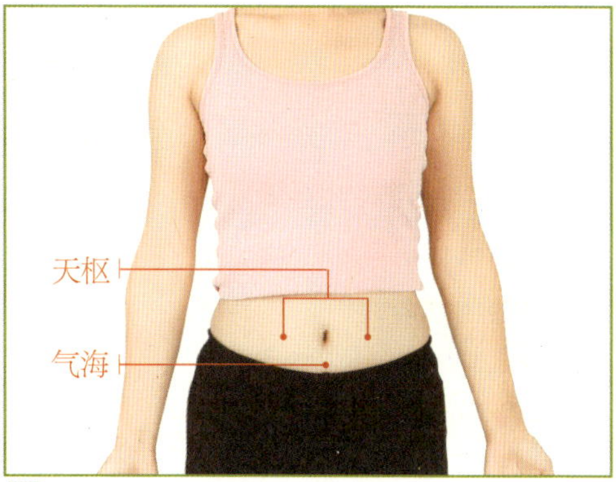

天枢具有理气化滞、和血调经的作用；气海具有补气理气、固精调经的作用。

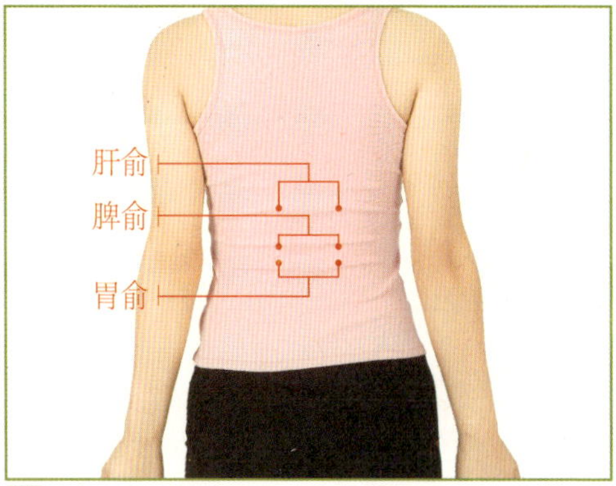

肝俞可疏肝利胆、理气明目；脾俞可健脾和胃、利湿升清；胃俞可和胃调中、祛湿消积。

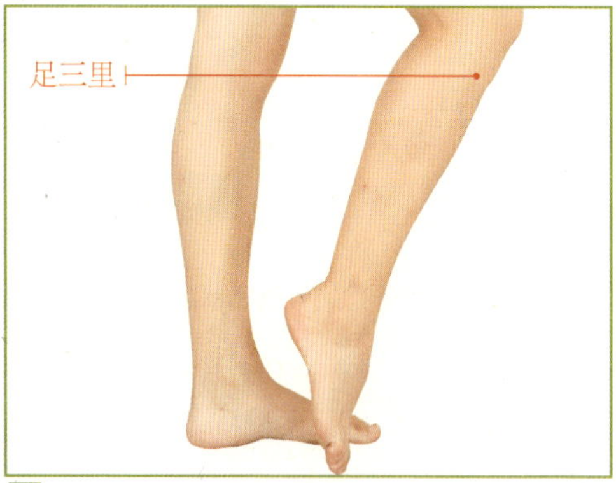

足三里具有健脾和胃、扶正培元、通经活络的作用，能加强胃肠蠕动。

刮痧方法

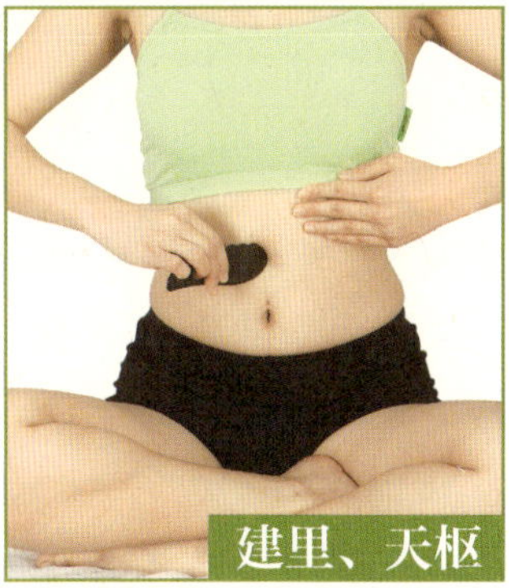
建里、天枢

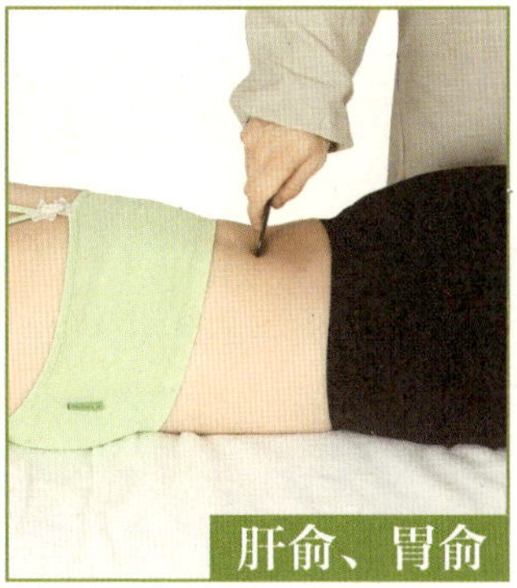
肝俞、胃俞

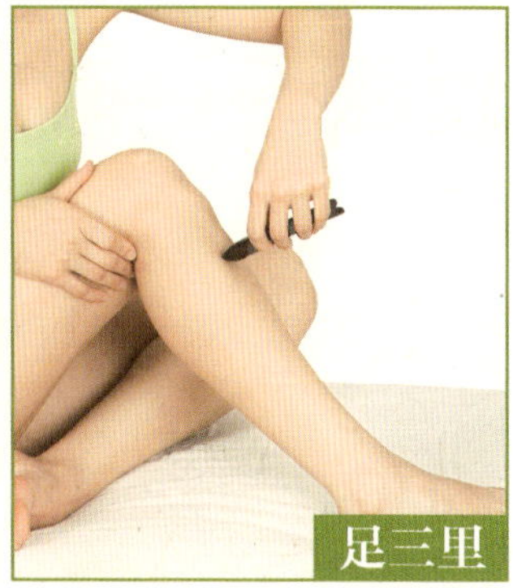
足三里

刮拭腹部建里、天枢：找到建里穴、天枢穴，用刮痧板的角部吸附在穴位表面不移动，但带动皮肤下面的组织搓揉活动，各施以旋转回环的连续刮拭动作 30 次。

刮拭背部肝俞、胃俞：用角刮法从肝俞穴由上至下刮至胃俞穴，中间不宜停顿，一次刮完 30 次。

刮拭下肢部足三里：用角刮法重刮足三里穴 30 次，由上至下，一次刮完，以出痧为度。

拔罐方法

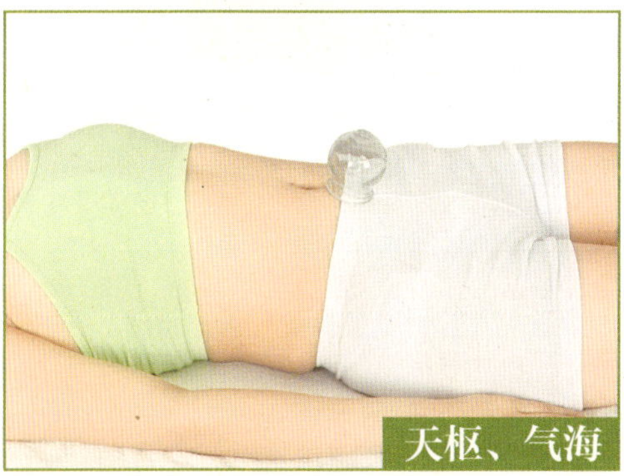
天枢、气海

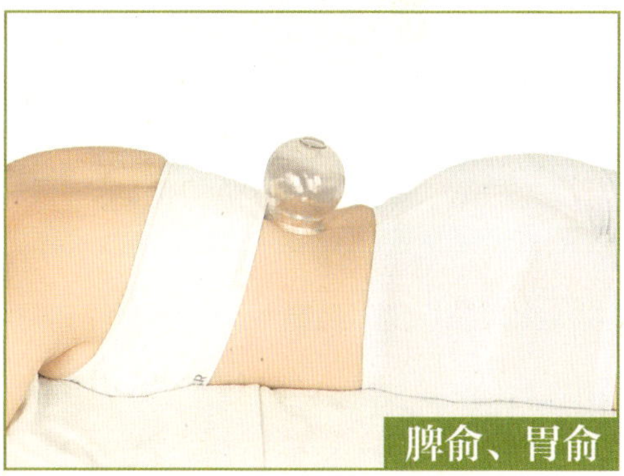
脾俞、胃俞

拔罐腹部天枢、气海：点燃棉球后，伸入罐内旋转一圈马上抽出，然后迅速将火罐扣在天枢穴、气海穴上，15 分钟后，将罐取下。

拔罐背部脾俞、胃俞：点燃棉球后，伸入罐内旋转一圈马上抽出，然后迅速将火罐扣在脾俞穴、胃俞穴上，每穴留罐 10 分钟后将罐取下。

腹泻——调理肠腑健脾胃

小医生断症： 腹泻是指排便次数明显超过平日习惯的频率，粪质稀薄，水分增加，每日排便量超过 200 克，或含未消化食物或脓血、黏液，常伴有排便急迫感、肛门不适、失禁等症状。

小叮咛： 平时要养成良好的卫生习惯，不饮生水，忌食腐馊变质饮食，少食生冷瓜果；居处冷暖适宜；并可结合食疗健脾益胃。一些急性腹泻病人可暂禁食，以利于病情的恢复。

所需穴位一览

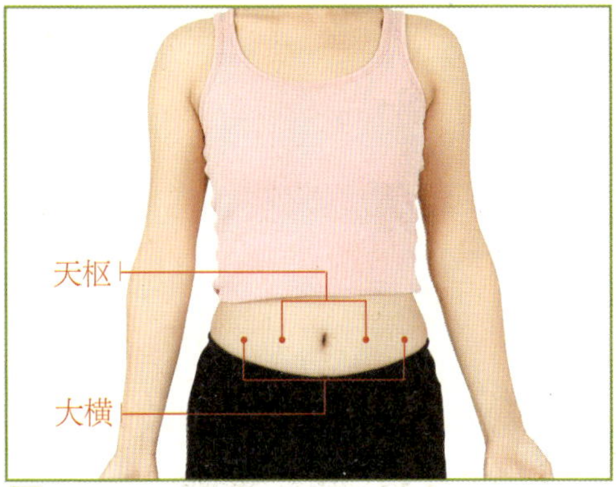

天枢具有理气化滞、和血调经的作用；大横具有温中散寒、调理肠胃的作用。

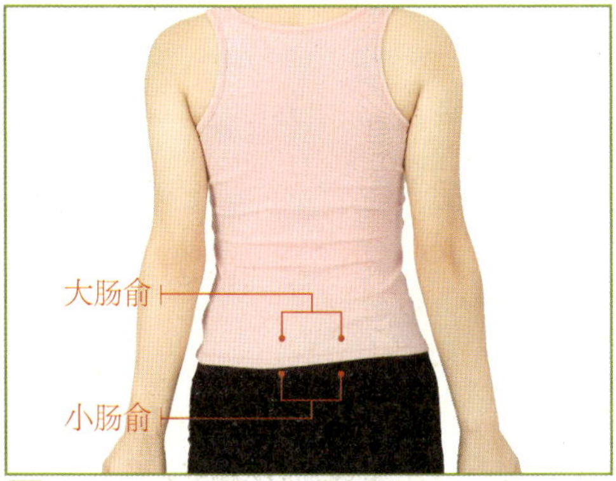

大肠俞具有疏调肠腑、理气通络的作用；小肠俞具有通调二便、清热利湿的作用。

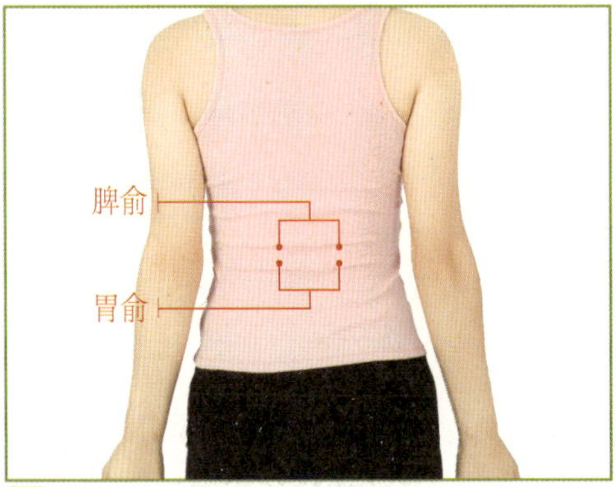

脾俞具有健脾和胃、利湿升清的作用；胃俞具有和胃调中、祛湿消积的作用。

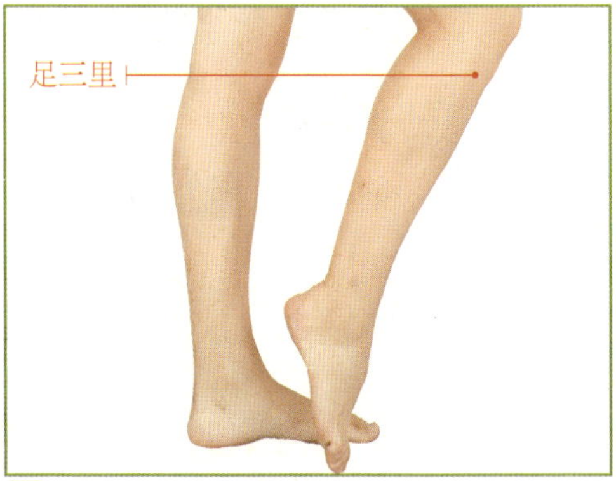

足三里具有健脾和胃、扶正培元、通经活络的作用，可调节消化道功能。

刮痧方法

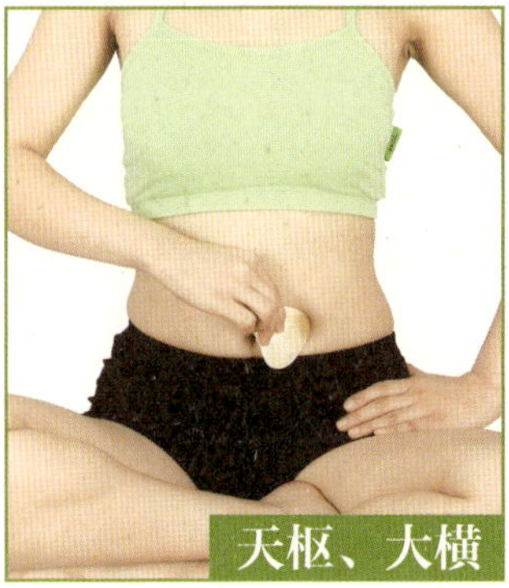
天枢、大横

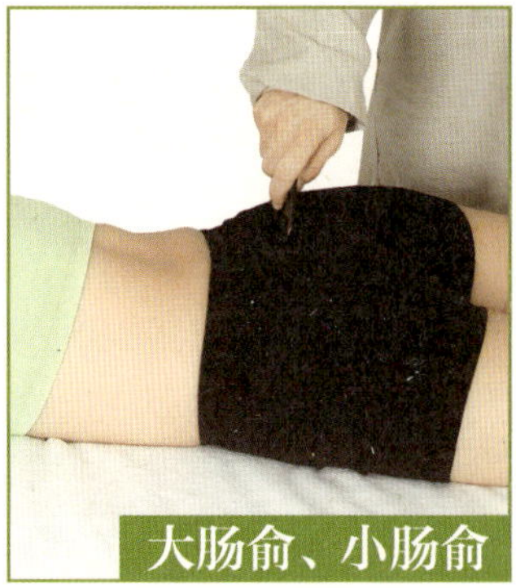
大肠俞、小肠俞

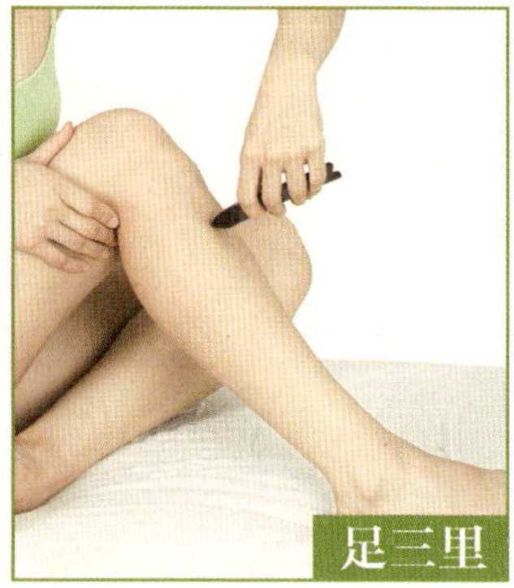
足三里

刮拭腹部天枢、大横：用角刮法从内往外刮拭天枢穴至大横穴 30 次，以出痧为度。

刮拭腰骶部大肠俞、小肠俞：用刮痧板的厚边棱角面侧自上而下刮拭大肠俞穴至小肠俞穴 30 次，接触面应尽可能拉大、拉长，刮至皮肤发红，皮下紫色痧斑、痧痕形成为止。

刮拭下肢部足三里：用角刮法从上往下刮拭足三里穴 1 ～ 3 分钟，至皮肤出痧、潮红即可。

拔罐方法

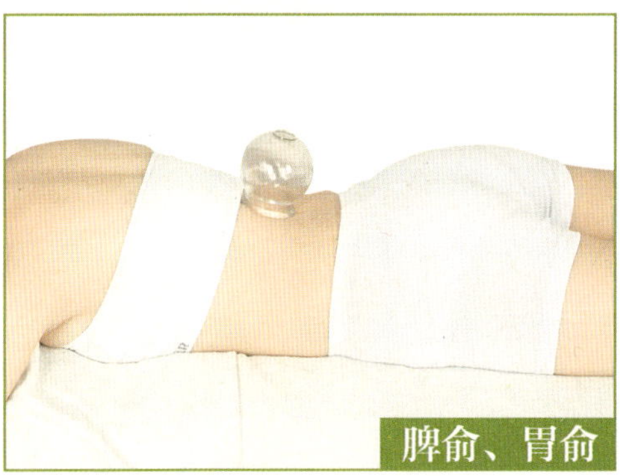
脾俞、胃俞

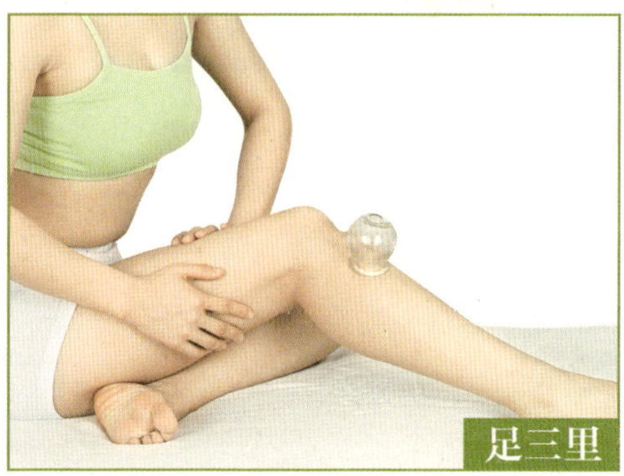
足三里

拔罐背部脾俞、胃俞：点燃棉球后，伸入罐内旋转一圈马上抽出，然后迅速将火罐扣在脾俞穴、胃俞穴上，每穴留罐 10 ～ 15 分钟后将罐取下。

拔罐下肢部足三里：点燃棉球后，伸入罐内旋转一圈马上抽出，然后迅速将火罐扣在足三里穴上，留罐 15 分钟后，将罐取下。

便秘——理气通畅消积滞

小医生断症：便秘主要是指排便次数减少、粪便量减少、粪便干结、排便费力等，必须结合粪便的性状、本人平时排便习惯和排便有无困难作出有无便秘的判断。

小叮咛：应注意饮食调节，便干量少者，适当多食富含纤维素的粗粮、蔬菜、水果，避免辛辣燥火之食。增加体力活动，加强腹肌锻炼，避免久坐少动。

所需穴位一览

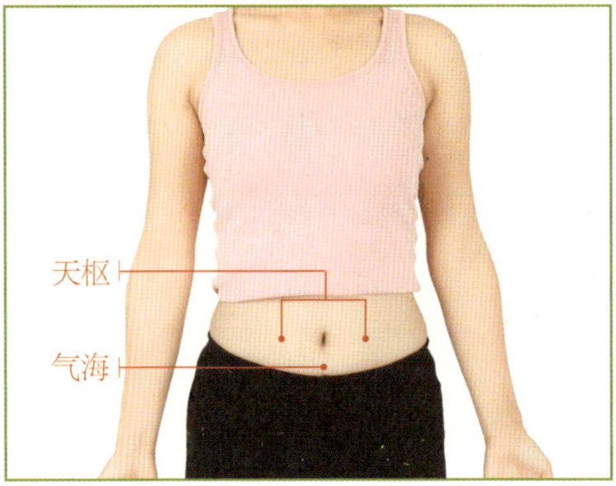

天枢具有理气化滞、和血调经的作用；气海具有补气理气、固精调经的作用。

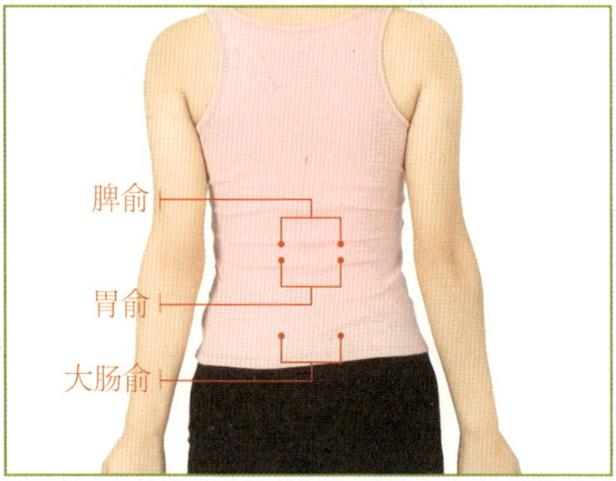

脾俞可健脾和胃、利湿升清；胃俞可和胃调中、祛湿消积；大肠俞可疏调肠腑、理气通络。

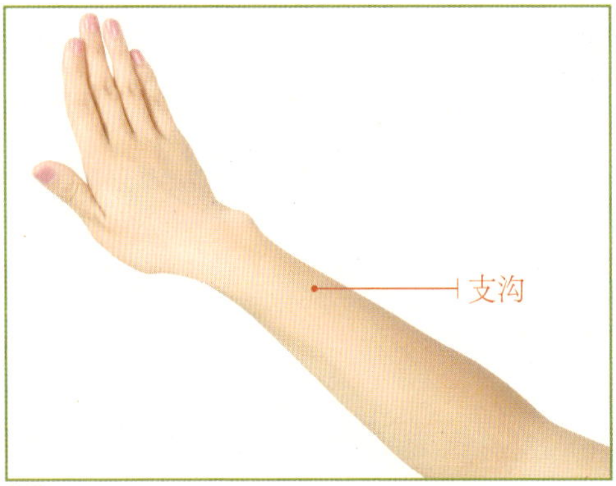

支沟具有清利三焦、通肠降逆的作用，是通便的经验穴。

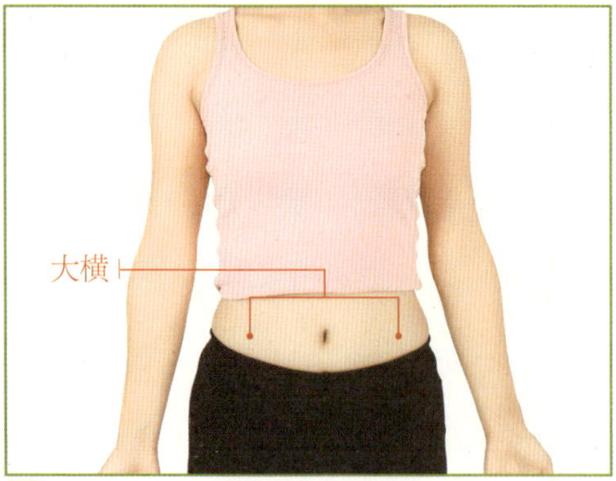

大横具有温中散寒、调理肠胃的作用，能改善消化功能。

刮痧方法

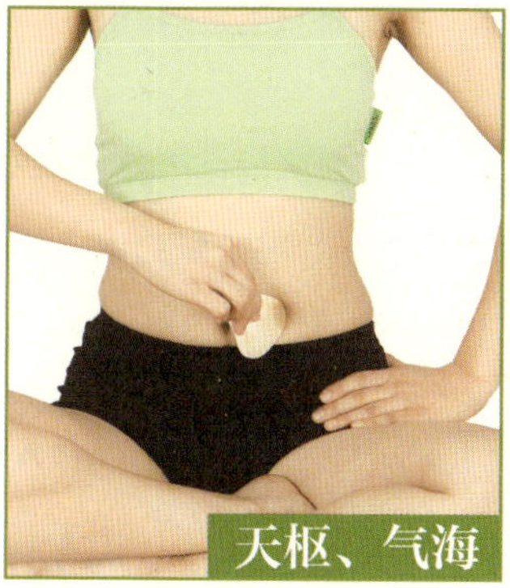
天枢、气海

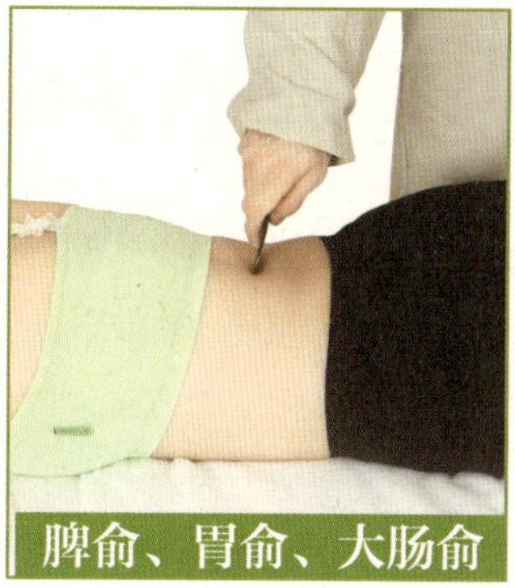
脾俞、胃俞、大肠俞

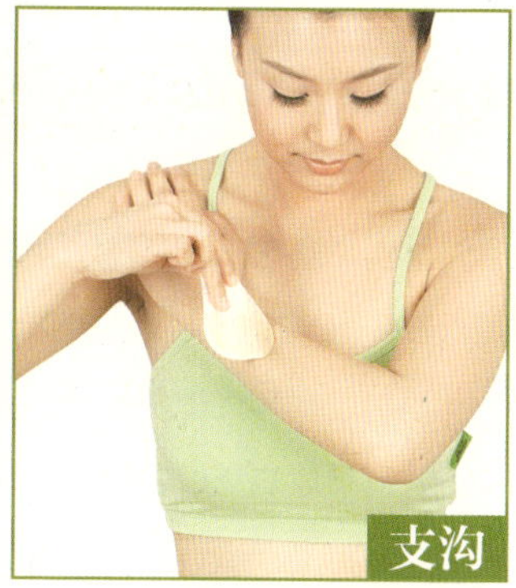
支沟

刮拭腹部天枢、气海: 用角刮法从天枢穴刮至气海穴3～5分钟，由上至下，速度适中，以出痧为度。

刮拭腰背部脾俞、胃俞、大肠俞： 用面刮法刮拭脾俞穴至大肠俞穴，途经胃俞穴，操作30次，手法宜轻，以出痧为度。

刮拭上肢部支沟: 用刮痧板的厚边棱角从上往下刮拭支沟穴30次，力度适中，至潮红、出痧为度。

拔罐方法

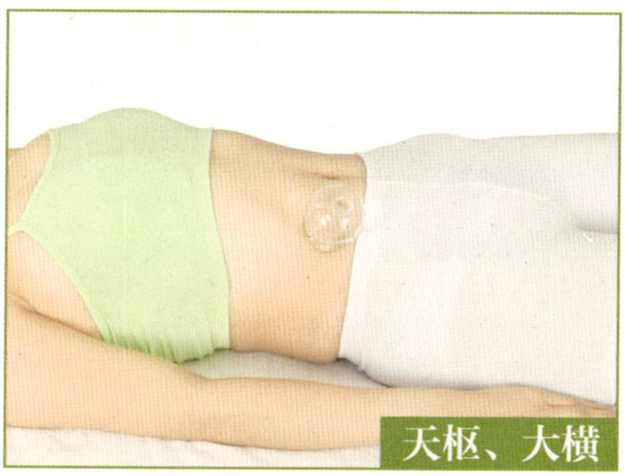
天枢、大横

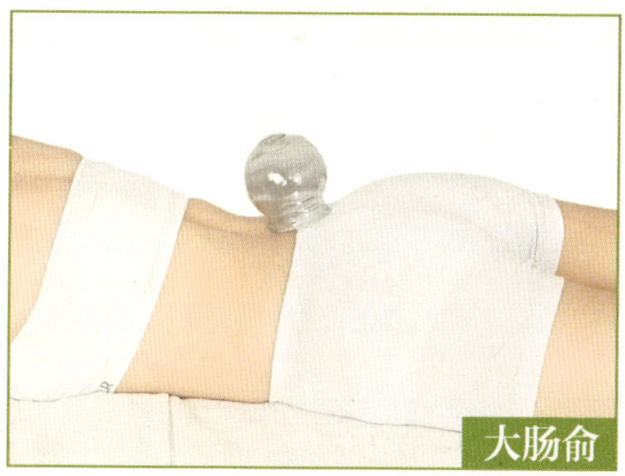
大肠俞

拔罐腹部天枢、大横： 点燃棉球后，伸入罐内旋转一圈马上抽出，然后迅速将火罐扣在天枢穴、大横穴上，每穴留罐15～20分钟后将罐取下。

拔罐腰部大肠俞： 点燃棉球后，伸入罐内旋转一圈马上抽出，然后迅速将火罐扣在大肠俞穴上，留罐15～20分钟后将罐取下。

牙痛——清热泻火消肿痛

小医生断症： 牙痛是多种牙齿疾病和牙周疾病常见症状之一，其特点表现为以牙痛为主，牙龈肿胀、咀嚼困难、口渴口臭，或时痛时止，遇冷热刺激痛甚、面颊部肿胀等。

小叮咛： 牙齿重在保健，防止牙痛的关键在于保持口腔卫生，所以要养成早晚刷牙，饭后漱口的好习惯。刷牙时要求牙刷运动的方向与牙缝方向一致，可达到按摩牙龈的目的。

所需穴位一览

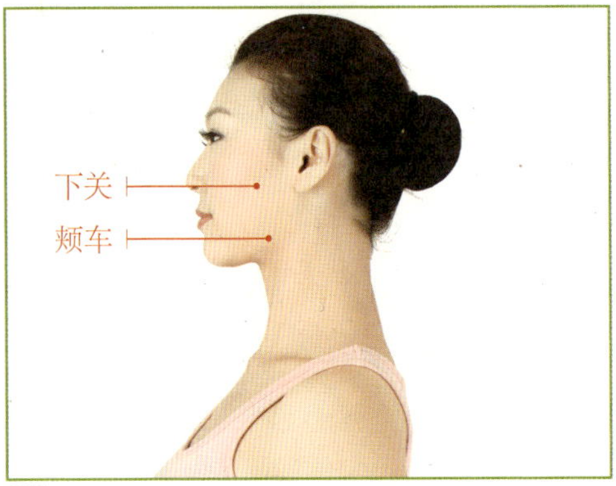

下关具有消肿止痛、聪耳通络的作用；颊车具有祛风清热、开关通络的作用。

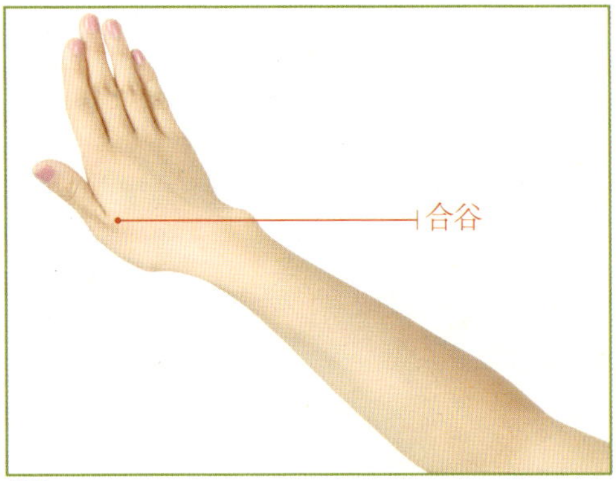

合谷具有通经活络、清热解表、通调肠胃的作用，能散胃火、治牙痛。

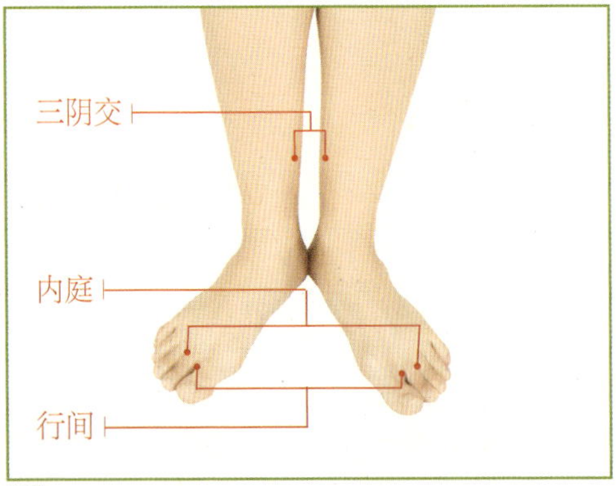

三阴交可健脾理血、益肾平肝；内庭可清胃泻火、理气止痛；行间可清肝泻热、凉血安神。

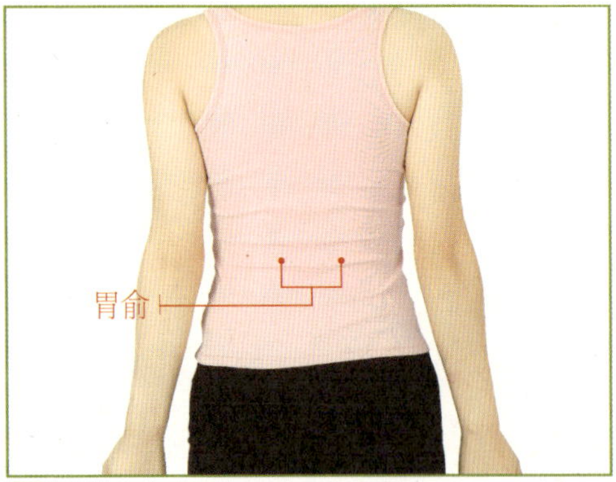

胃俞具有和胃调中、祛湿消积的作用，是胃的保健穴，能清胃止牙痛。

刮痧方法

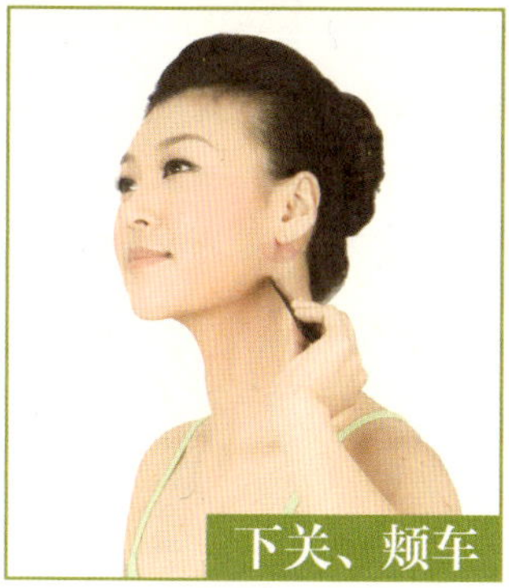

下关、颊车

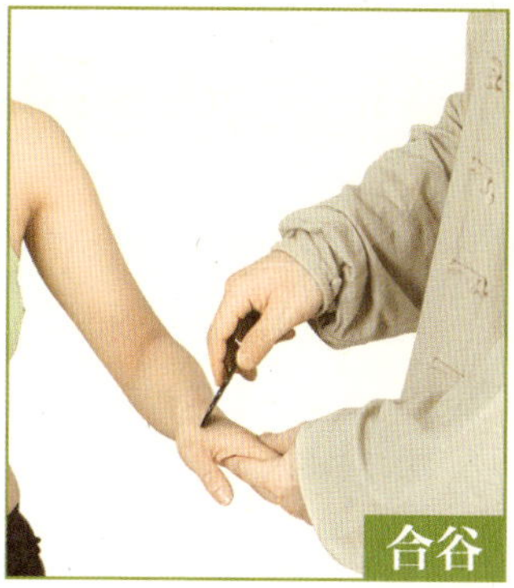

合谷

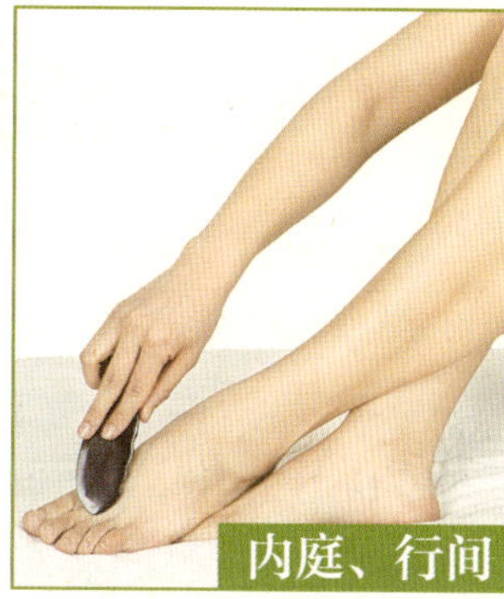

内庭、行间

刮拭头面部下关、颊车：用角刮法由上向下轻柔刮拭下关穴、颊车穴 3 分钟，可不出痧。

刮拭上肢部合谷：用角刮法刮拭合谷穴 30 次，至皮肤发红，皮下紫色痧斑、痧痕形成为止。

刮拭下肢部内庭、行间：用刮痧板的角部重刮内庭穴、行间穴各 30 次，由上至下，应一次到位，中间不宜停顿，至皮肤发红，皮下紫色痧斑、痧痕形成为止。

拔罐方法

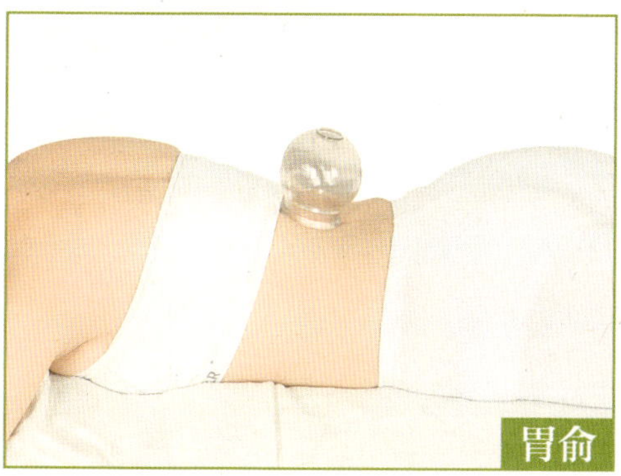

胃俞

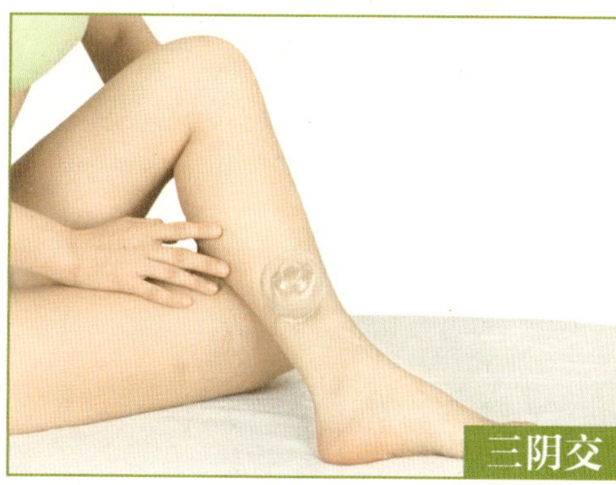

三阴交

拔罐背部胃俞：点燃棉球后，伸入罐内旋转一圈马上抽出，然后迅速将火罐扣在胃俞穴上，留罐 10 分钟后取下。

拔罐下肢部三阴交：点燃棉球后，伸入罐内旋转一圈马上抽出，然后迅速将火罐扣在三阴交穴上，留罐 10 分钟后取下。

头痛——醒脑开窍活经络

小医生断症：头痛程度有轻有重，时间有长有短。疼痛形式多种多样，常见胀痛、闷痛、撕裂样痛、电击样疼痛、针刺样痛，部分伴有血管搏动感及头部紧箍感，以及恶心、呕吐、头晕等症状。

小叮咛：应减少可能引发头痛的一切病因，包括避免头、颈部的软组织损伤、感染、避免接触及摄入刺激性食物、避免情绪波动等，同时还应及时诊断及治疗继发头痛的原发性疾病。

所需穴位一览

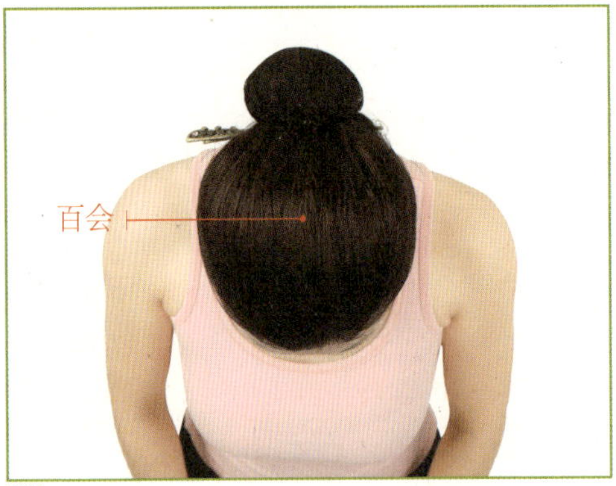

百会属奇经八脉之督脉，因头为诸阳之会，穴居颠顶，联系脑部，是调节大脑功能的要穴。

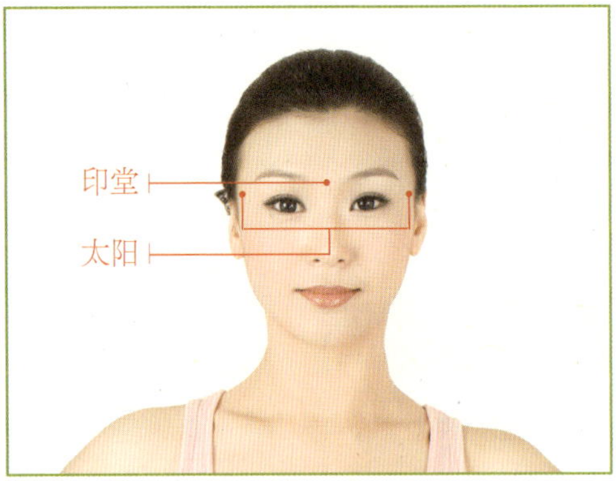

印堂具有清头明目、通鼻开窍的作用；太阳具有清肝明目、通络止痛的作用。

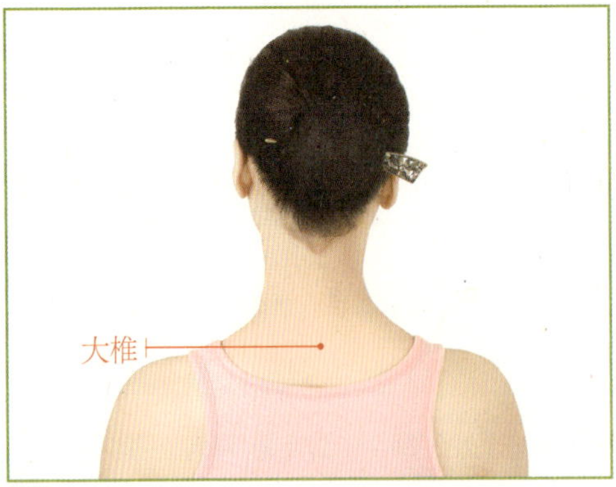

大椎具有解表通阳、补虚宁神的作用，能保证大脑血氧供应。

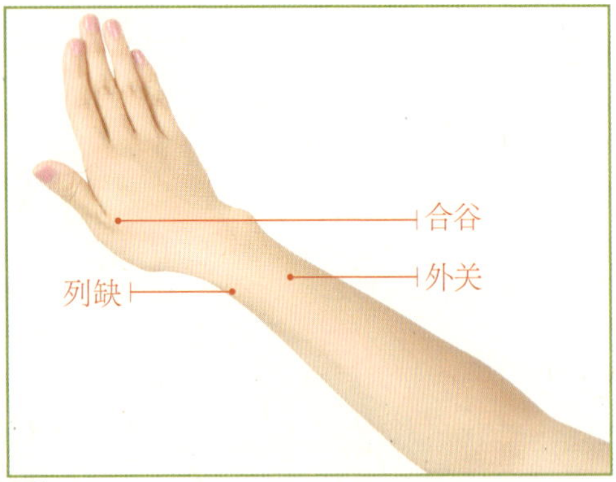

列缺可通经活络；合谷可通经活经、清热解表；外关可清热解表、通经活络。

刮痧方法

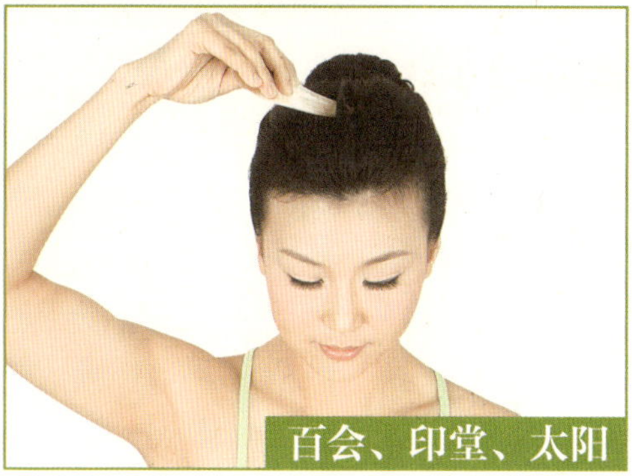
百会、印堂、太阳

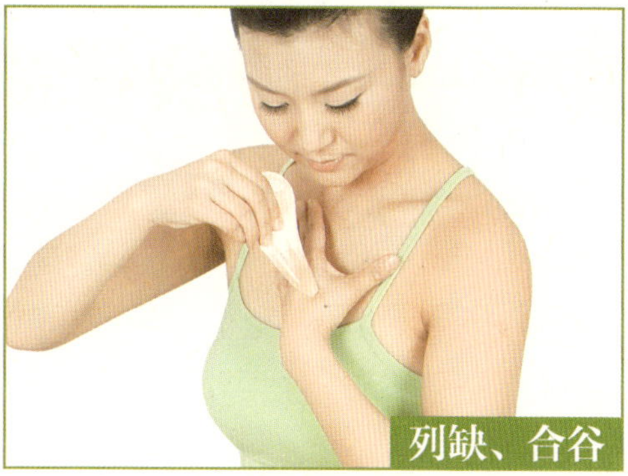
列缺、合谷

刮拭头部百会、印堂、太阳：用角刮法刮拭百会穴、印堂穴、太阳穴各15～30次，力度适中，以局部潮红、发热为度。

刮拭上肢部列缺、合谷：用角刮法从上向下刮拭列缺穴至合谷穴30次，力度稍重，速度适中，以潮红、出痧为度。

拔罐方法

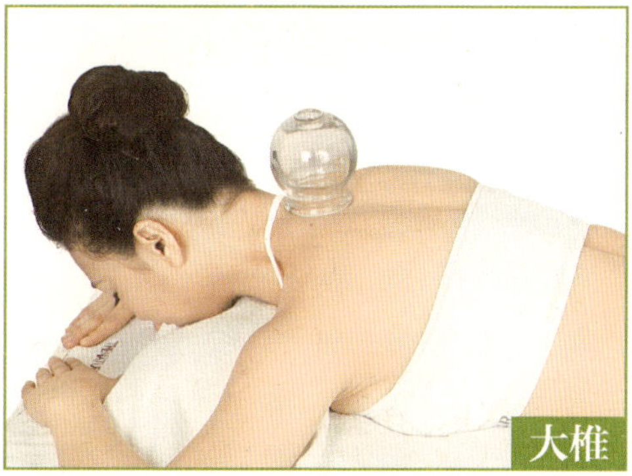
大椎

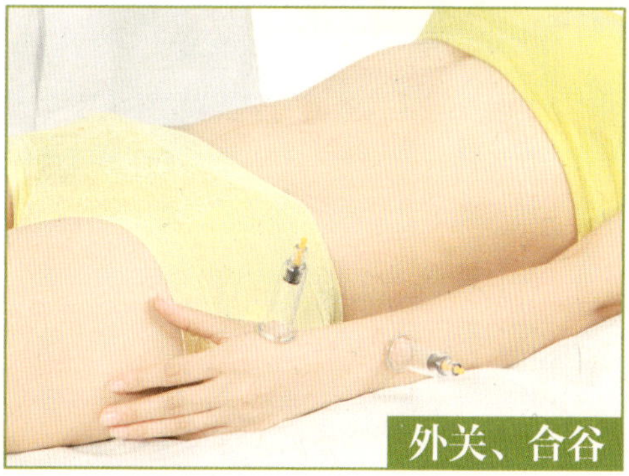
外关、合谷

拔罐颈部大椎：点燃棉球后，伸入罐内旋转一圈马上抽出，然后迅速将火罐扣在大椎穴上，留罐20分钟，然后取下。

拔罐上肢部外关、合谷：用拔罐器将气罐分别拔取在外关穴、合谷穴上，15分钟后，将罐取下，以局部皮肤潮红为度。

眩晕——醒脑提神调气血

小医生断症：眩即眼花，晕是头晕，两者常同时并见，故统称为“眩晕”，其轻者闭目可止，重者如坐车船，旋转不定，不能站立，或伴有恶心、呕吐、汗出、面色苍白等症状。

小叮咛：眩晕患者应保证充足的睡眠，注意劳逸结合，保持心情愉快，增强战胜疾病的信心。眩晕发作时应卧床休息，闭目养神，少做或不做旋转、弯腰等动作，以免诱发或加重病情。

所需穴位一览

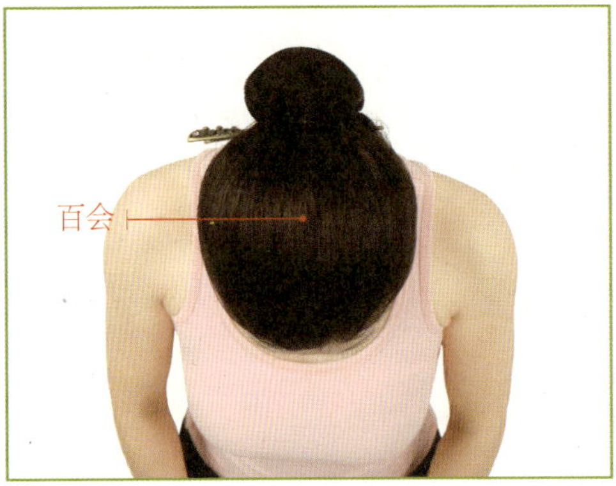

百会具有熄风醒脑、升阳固脱的作用，能调节大脑功能。

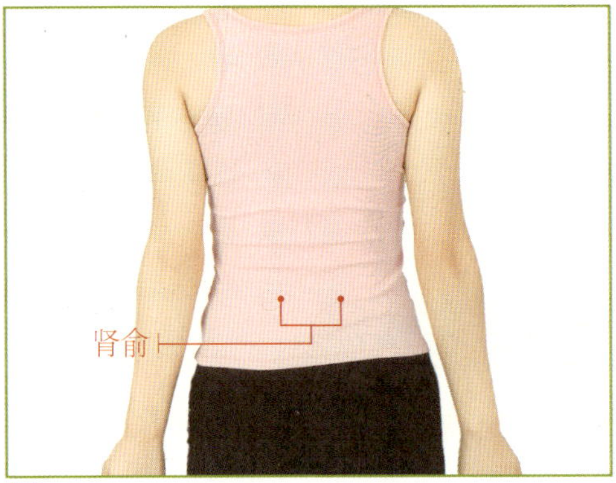

肾俞具有益肾助阳、强腰利水的作用，能提升阳气，维护脑部健康。

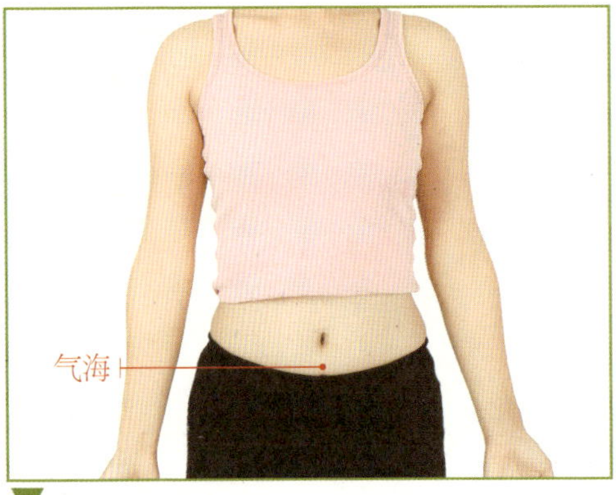

气海具有补气理气、固精调经的作用，可有效缓解气虚眩晕。

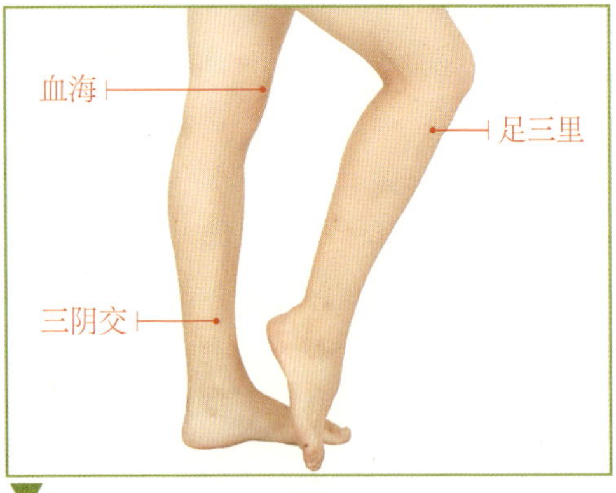

血海可调经统血、健脾化湿；足三里可健脾和胃、扶正培元；三阴交可健脾、益肾、平肝。

刮痧方法

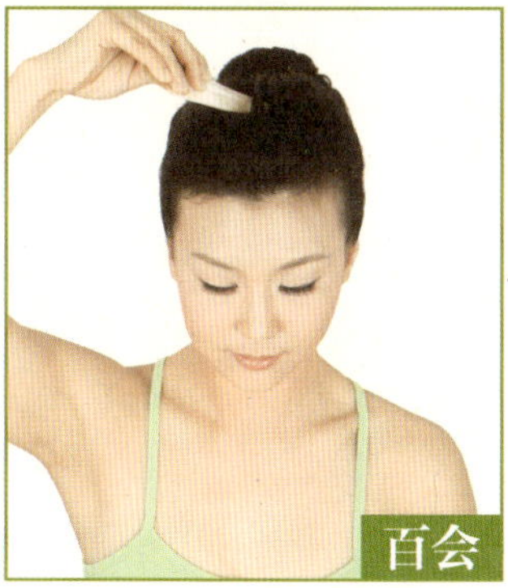
百会

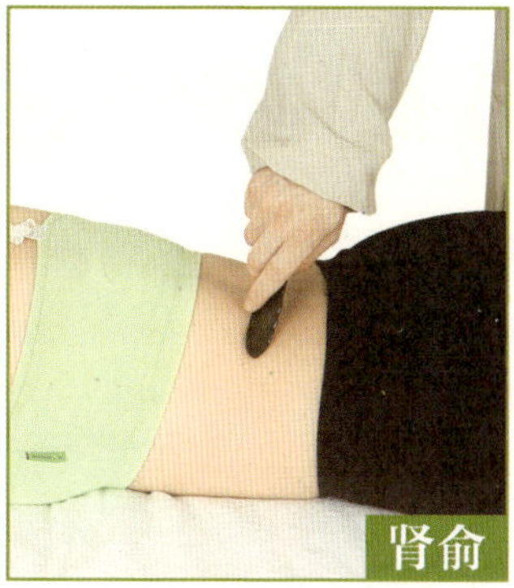
肾俞

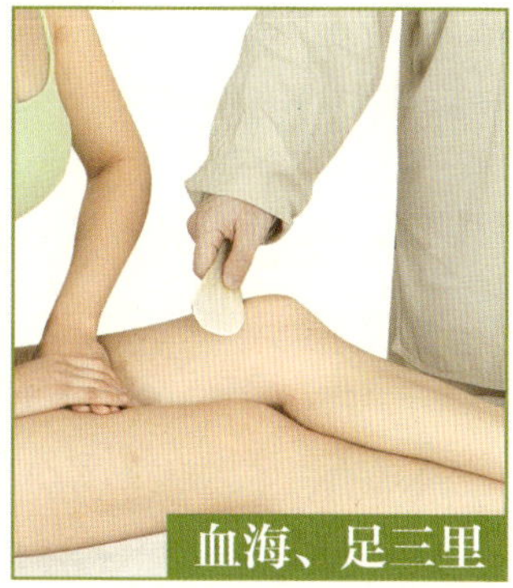
血海、足三里

刮拭头部百会： 用角刮法刮拭百会穴 30 次，至患者感到头皮发热为止。

刮拭腰部肾俞： 用面刮法由内往外刮拭肾俞穴 10 ~ 15 次，力度以患者能承受为度。

刮拭下肢部血海、足三里： 用面刮法分别刮拭血海穴、足三里穴，要从上往下刮拭，重复 20 ~ 30 次，刮至不再出现新痧为止。

拔罐方法

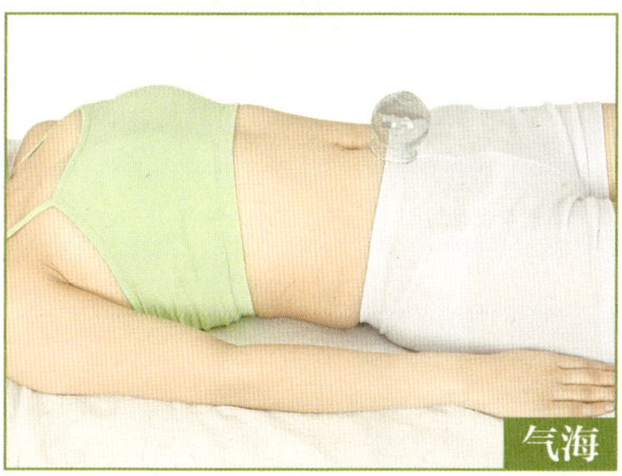
气海

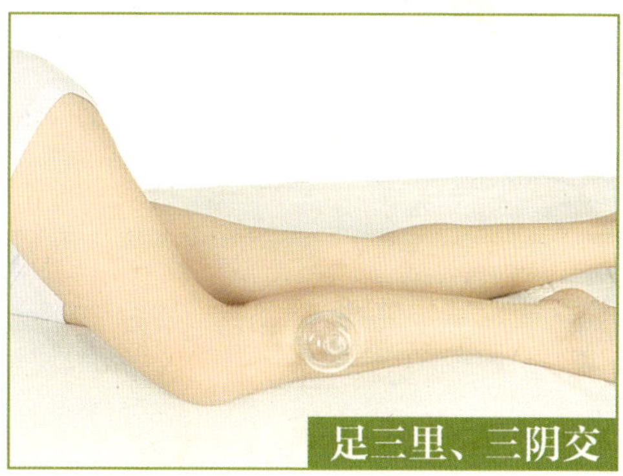
足三里、三阴交

拔罐腹部气海： 点燃棉球后，伸入罐内旋转一圈马上抽出，然后迅速将火罐扣在气海穴上，留罐 15 分钟后取下。

拔罐下肢部足三里、三阴交： 点燃棉球后，伸入罐内旋转一圈马上抽出，然后迅速将火罐扣在足三里穴、三阴交穴上，留罐 15 分钟后取下。

失眠——宁心安神理气血

小医生断症：失眠患者入睡困难、睡眠质量下降和睡眠时间减少，伴记忆功能下降、注意力减退从而导致白天困倦，工作能力下降，在停止工作时容易出现日间嗜睡现象。

小叮咛：养成良好的生活习惯，如按时睡觉，不经常熬夜，睡前不饮浓茶、咖啡和抽烟等，保持心情愉快及加强体质锻炼等对失眠的防治有重要作用。

所需穴位一览

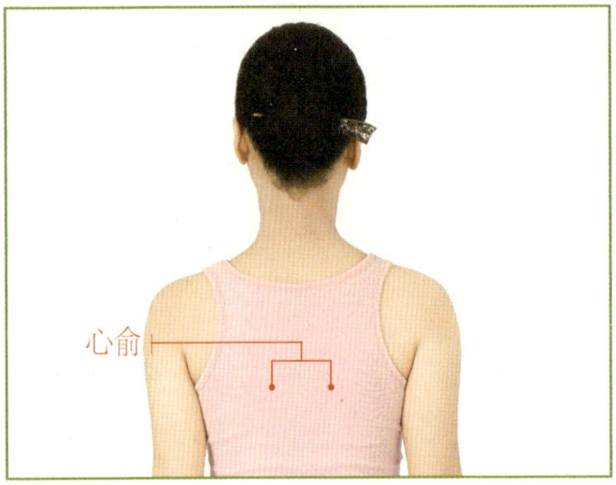

心俞具有宁心安神、理气调血的作用，能除心烦、助睡眠。

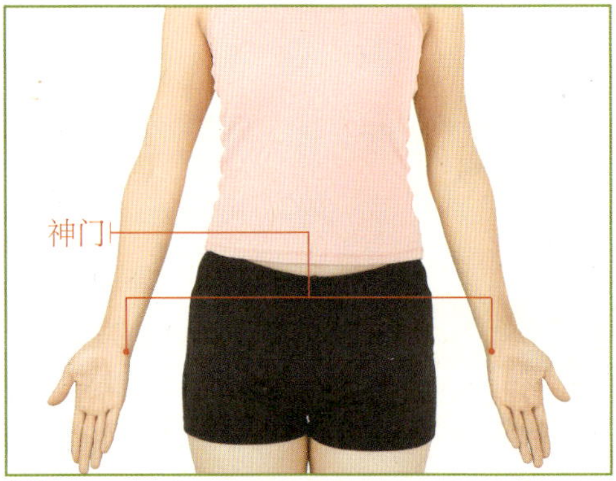

神门具有益心安神、通经活络的作用，刺激本穴不久便会有困倦感，对治疗失眠有益。

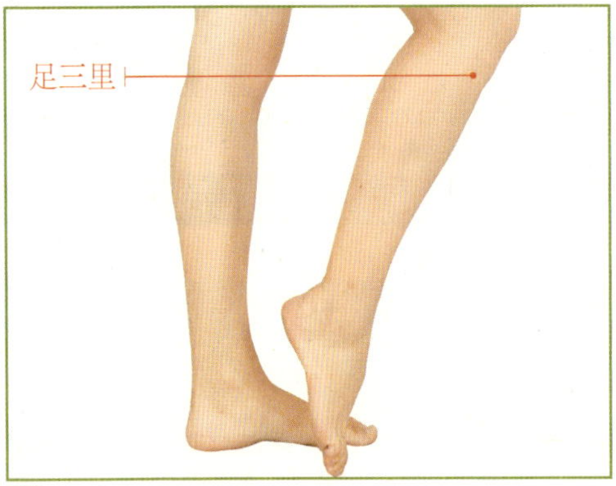

足三里具有健脾和胃、扶正培元、通经活络的作用，可防治饱食类失眠。

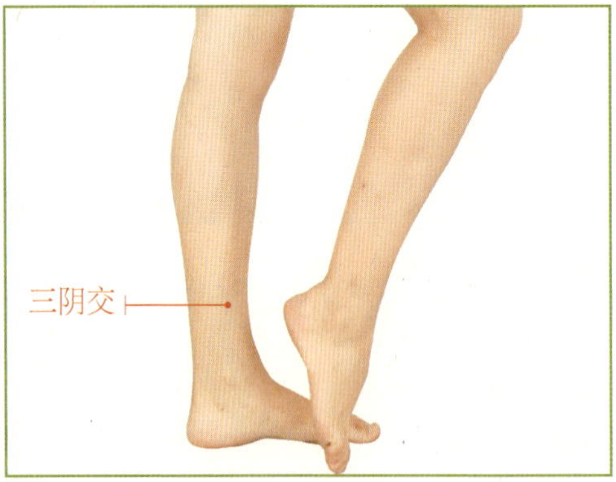

三阴交具有健脾理血、益肾平肝的作用，能缓解阴虚燥热类的失眠。

刮痧方法

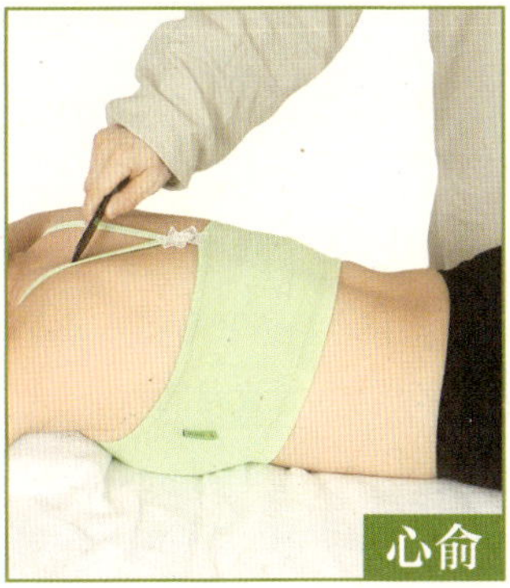
心俞

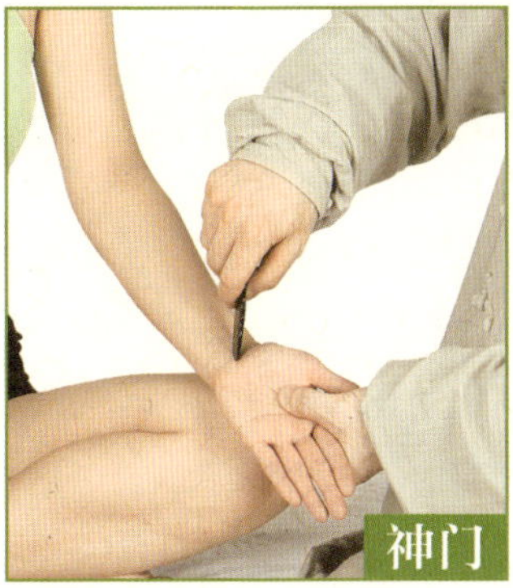
神门

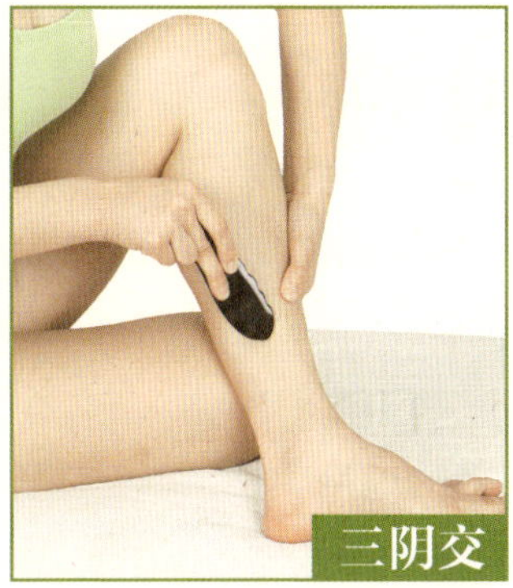
三阴交

刮拭背部心俞：用刮痧板的侧边刮拭心俞穴 30 次，力度适中，至皮肤发红，皮下紫色痧斑、痧痕形成为止。

刮拭上肢部神门：用刮痧板的角部刮拭神门穴 30 次，可不出痧。

刮拭下肢部三阴交：用角刮法从上至下刮拭三阴交穴 30 次，以出痧为度。

拔罐方法

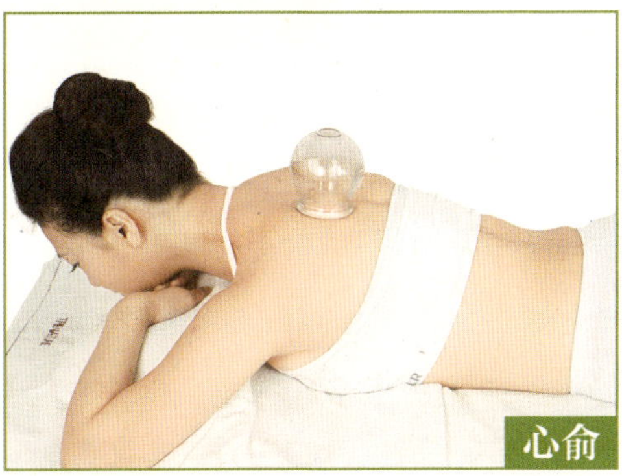
心俞

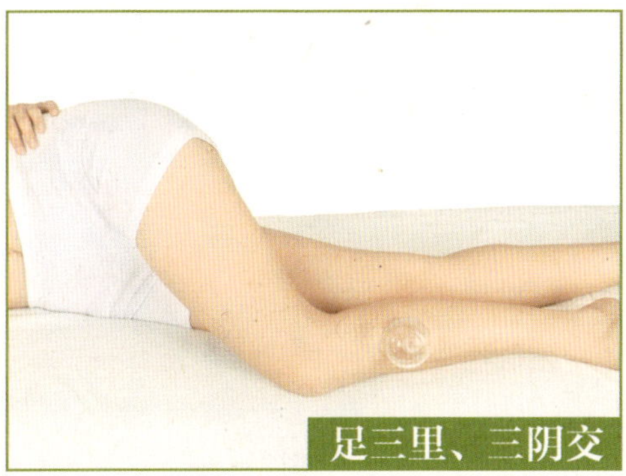
足三里、三阴交

拔罐背部心俞：点燃棉球后，伸入罐内旋转一圈马上抽出，然后迅速将火罐扣在心俞穴上，留罐 15 分钟后，将罐取下。

拔罐下肢部足三里、三阴交：点燃棉球后，伸入罐内旋转一圈马上抽出，然后迅速将火罐扣在足三里穴、三阴交穴上，每穴留罐 15 分钟，然后将罐取下。

中暑——醒脑宁神清邪热

小医生断症：先兆中暑、轻症中暑者口渴、食欲不振、头痛、头昏、多汗、疲乏、虚弱、恶心及呕吐、心悸、脸色干红或苍白、体温正常或升高等。重症中暑包括热痉挛、热衰竭和热射病。

小叮咛：中暑者应停止活动并在凉爽、通风的环境中休息，脱去多余的或者紧身的衣服，如果神志清醒并且没有恶心呕吐，可服用仁丹、十滴水、藿香正气水等中药。

所需穴位一览

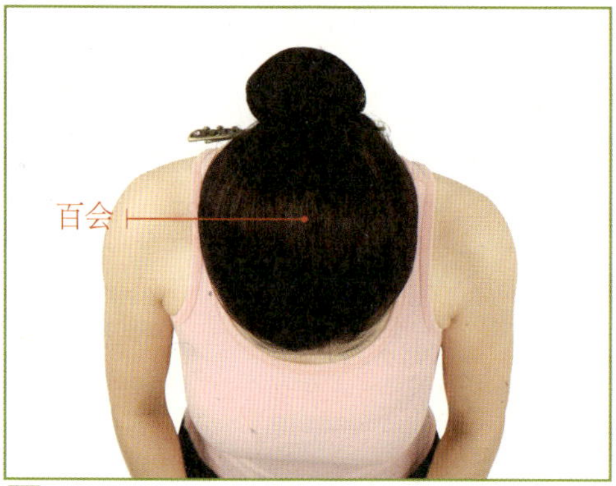

百会具有熄风醒脑、升阳固脱的作用，能振奋阳气，使意识清醒。

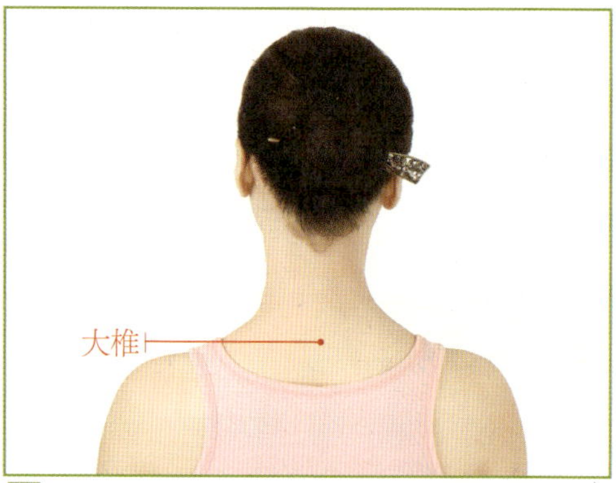

大椎具有清热解表、补虚宁神的作用，能帮助降温、安神。

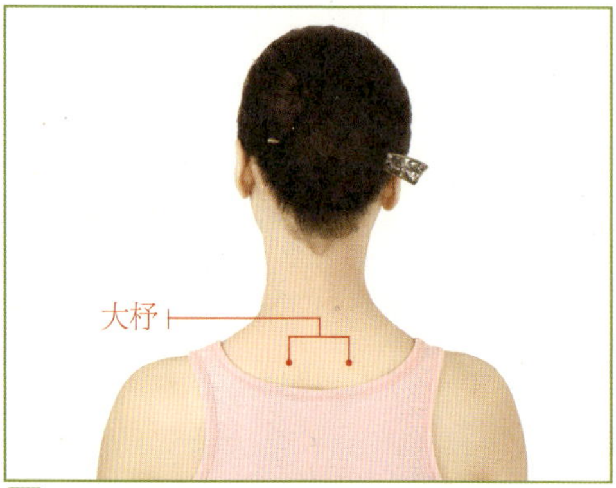

大杼具有强筋骨、清邪热的作用，能辅助清除暑热之气。

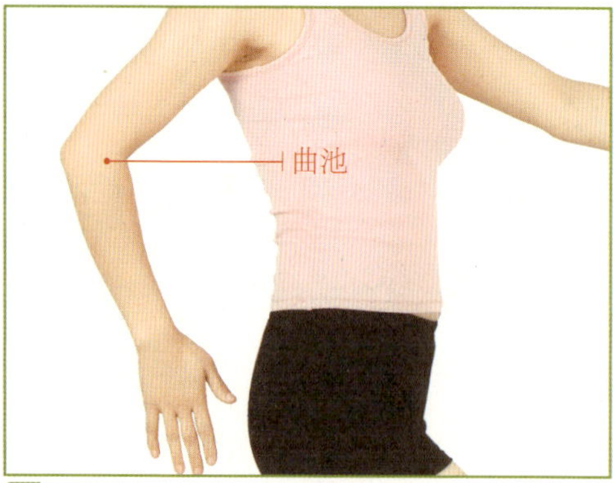

曲池具有清邪热、调气血、祛风湿、利关节的作用，能扑灭火气。

刮痧方法

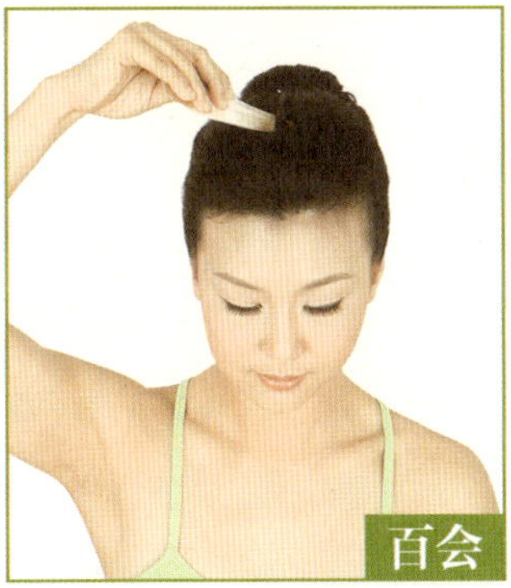
百会

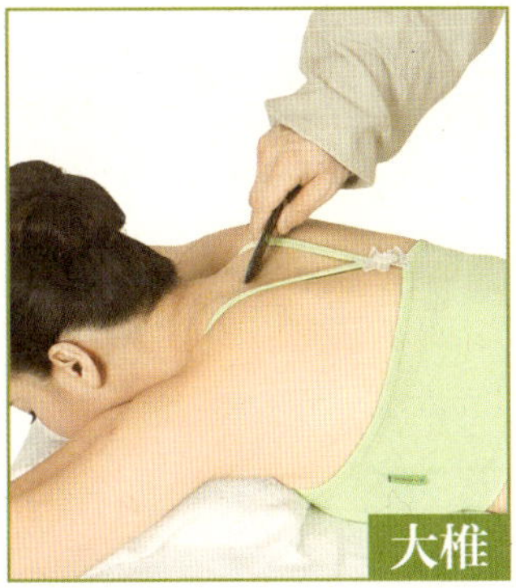
大椎

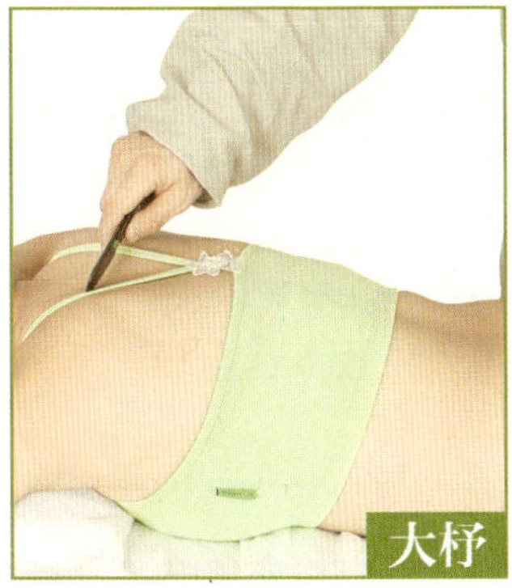
大杼

刮拭头部百会：用角刮法刮拭百会穴 30 次，至皮肤潮红、发热为止。

刮拭颈部大椎：用角刮法由上到下刮拭大椎穴 30 次，力道稍重，至皮肤发红，皮下紫色痧斑、痧痕形成为止。

刮拭背部大杼：用角刮法刮拭大杼穴 30 次，力度微重，速度适中，以出痧为度。

拔罐方法

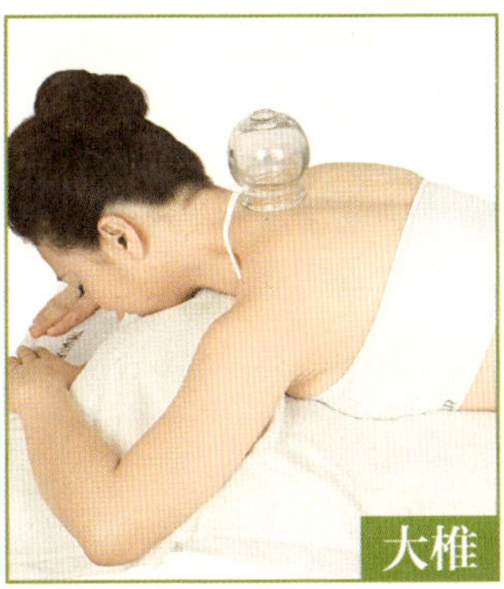
大椎

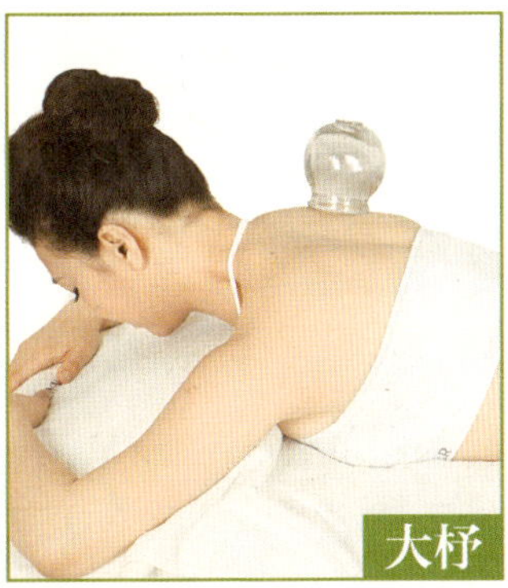
大杼

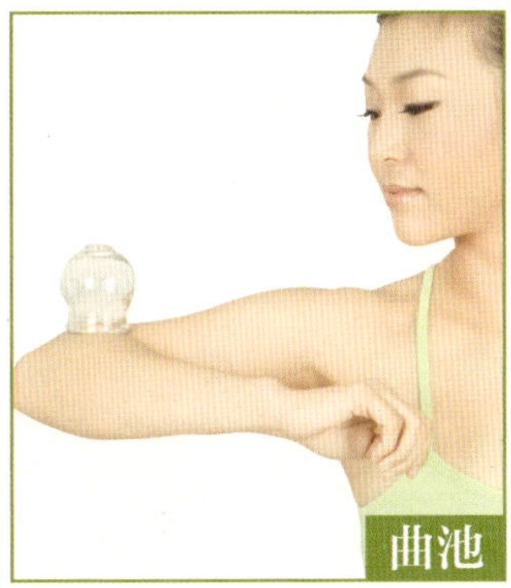
曲池

拔罐颈部大椎：点燃棉球后，伸入罐内旋转一圈马上抽出，然后迅速将火罐扣在大椎穴上，留罐 10 分钟后取下。

拔罐背部大杼：将火罐扣在大杼穴上，留罐 10 分钟后取下，以局部皮肤潮红、充血为度。

拔罐上肢部曲池：将火罐扣在曲池穴上，留罐 10 分钟后取下。

预防和护理

遇到高温天气，一旦出现大汗淋漓、神志恍惚时，要注意降温。如高温下发生有人昏迷的现象，应立即将昏迷人员抬放至通风阴凉处，浇凉水以降低昏迷者的体温，随后要持续监测体温变化，高热 40℃左右持续不下的要马上送医治疗。

民间偏方

荷叶藿香饮

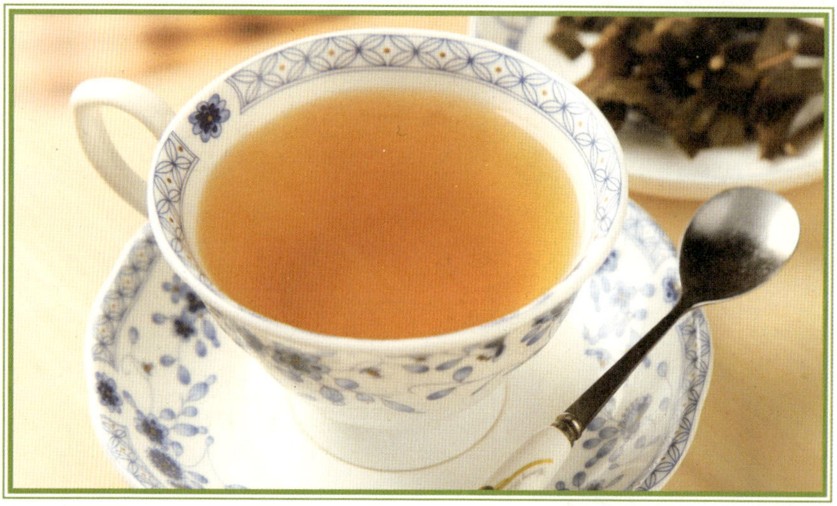

材料：藿香 10 克，水发荷叶 5 克

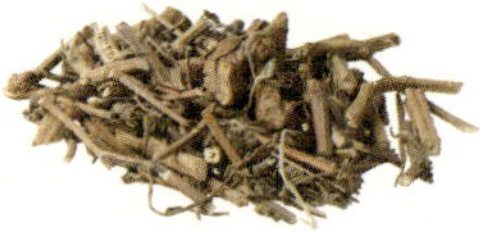

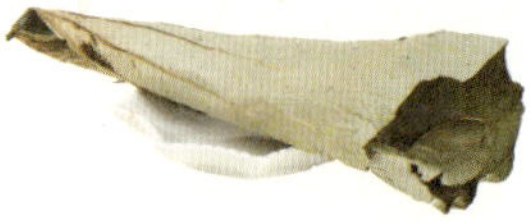

做法：砂锅注水烧热，倒入藿香、荷叶，煮 30 分钟至药材析出有效成分，将药材捞干净，将药汤盛入保温壶即可。

主治：祛湿解暑。用于夏季中暑伴恶心、呕吐的患者。

用法：煎煮一壶可分多次饮用，不拘时候。

第五章

有效刮痧、拔罐

——皮肤问题一扫光

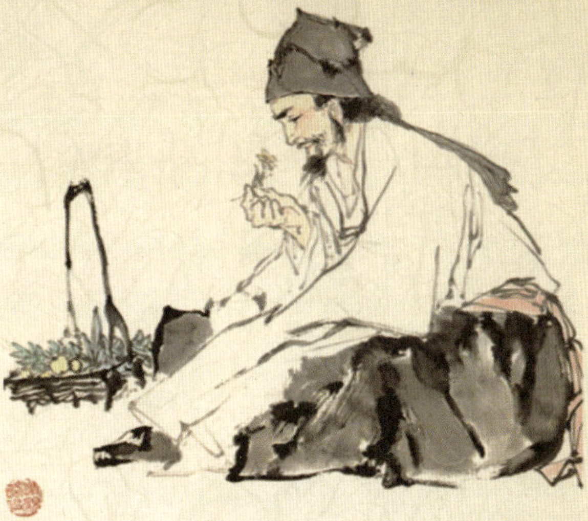

在中医看来，我们体内有很多毒素，凡是不能及时排出体外、对我们的身体和精神会产生不良作用的物质都可以称为“毒”，这些毒素堆积在五脏之内，就会加速五脏的衰老，引发各种疾病，表现于体表，则可见各种皮肤病症。

现代社会流行祛瘀排毒，但我们对于自己身体中的“毒”可能分辨得不是很清楚，找不对源头，用不对方法，不但不能有效排除体内毒素，甚至还会损伤身体。那么，使用什么样的方法能够祛除这些“毒”呢？不妨试试刮痧、拔罐。

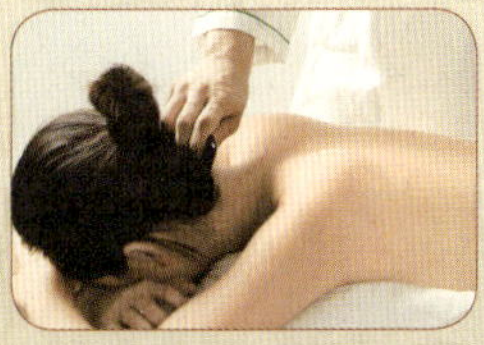
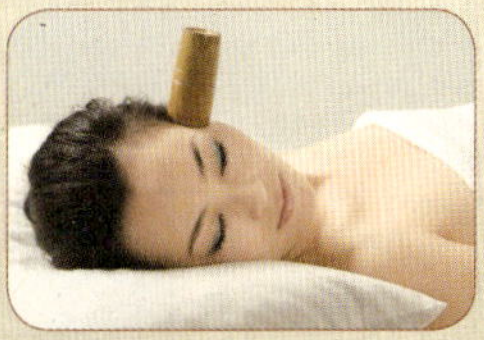
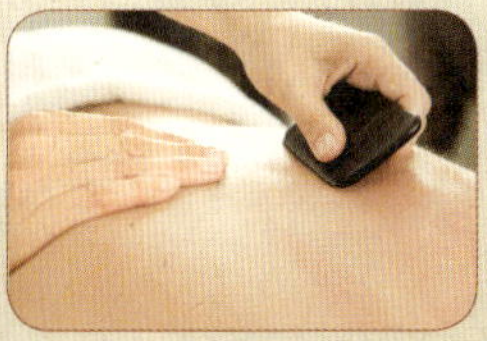
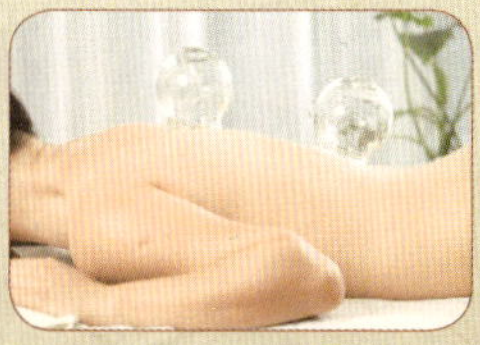

黄褐斑——调补肝肾理气血

小医生断症： 黄褐斑也称肝斑，为黄褐或深褐色斑片，常对称分布于颧颊部，也可累及眶周、前额、上唇和鼻部，边缘一般较明显。无主观症状和全身不适。

小叮咛： 由于日晒与发病或病情加重有一定关系，故应注意防晒，外出时可外搽含避光剂的膏霜类或撑遮阳伞等，注意休息，避免熬夜、精神紧张。

所需穴位一览

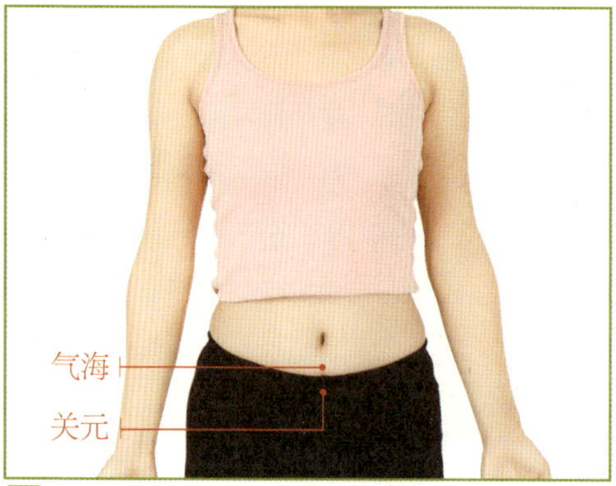

气海具有补气理气、固精调经的作用；关元具有培肾固本、补气回阳、清热利湿的作用。

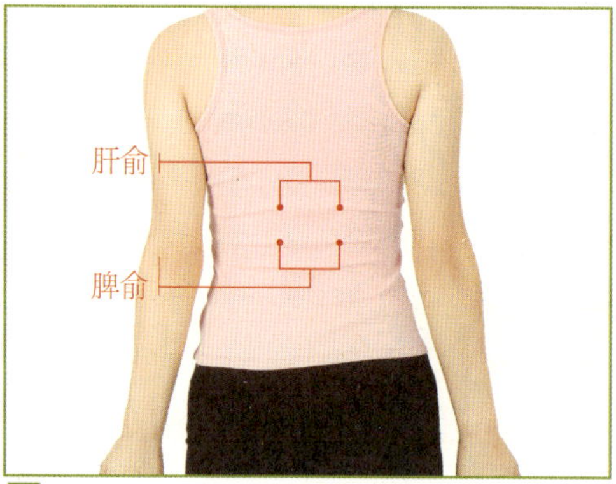

肝俞具有疏肝利胆、理气明目的作用；脾俞具有健脾和胃、利湿升清的作用。

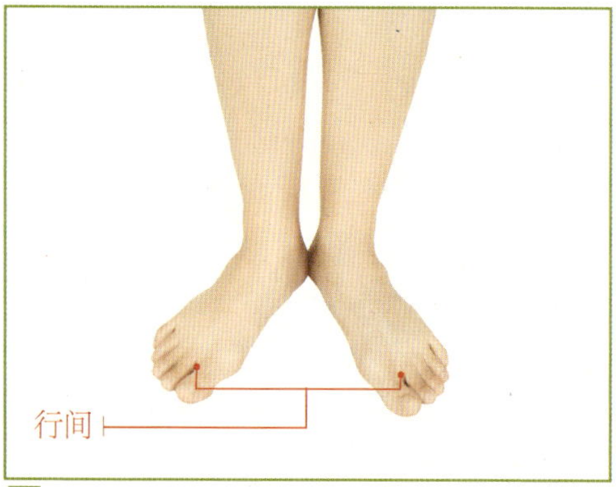

行间具有清肝泻热、凉血安神、熄风活络的作用。

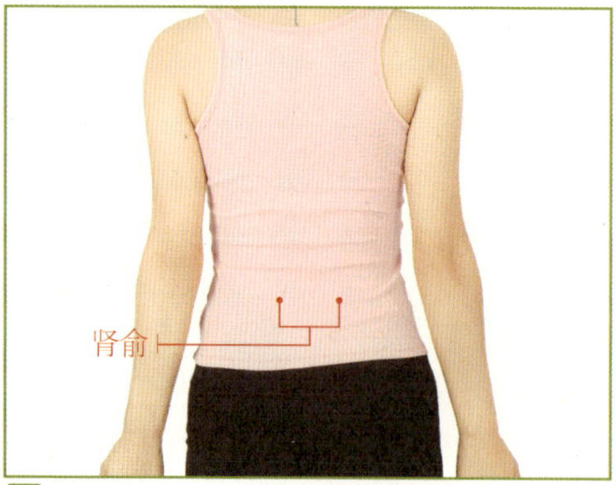

肾俞具有益肾助阳、强腰利水的作用，能调节人体内分泌，缓解黄褐斑。

刮痧方法

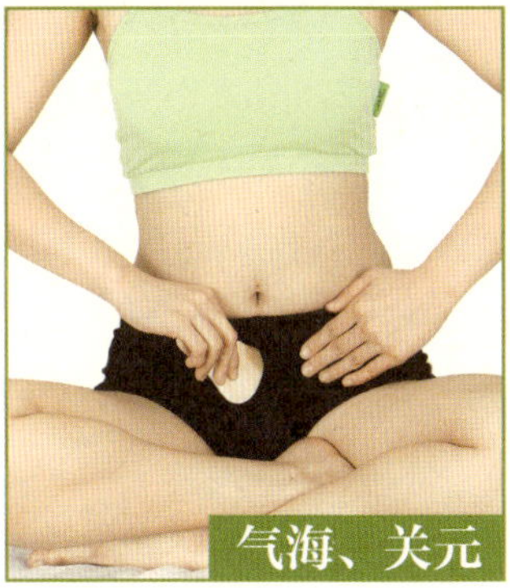

气海、关元

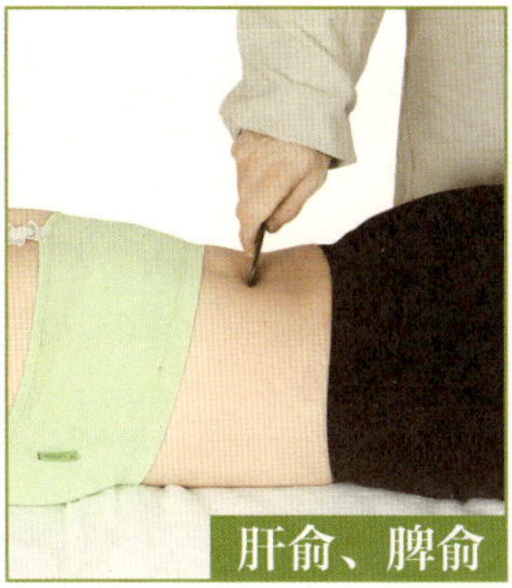

肝俞、脾俞

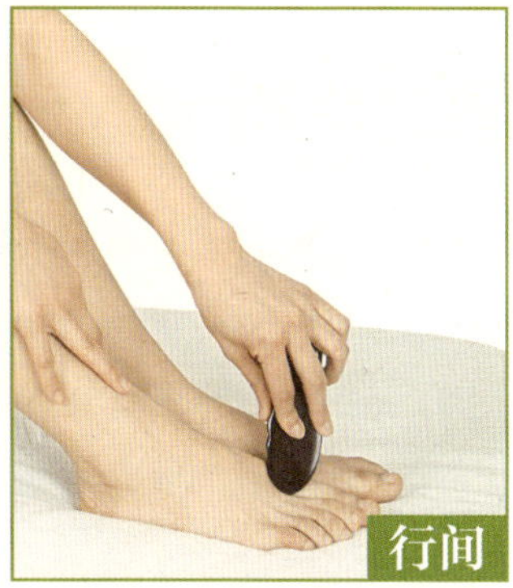

行间

刮拭腹部气海、关元：用角刮法从气海穴刮至关元穴，用力逐渐加重，当有明显酸麻胀痛感，停留约 5 ~ 10 秒，然后轻缓提起，一起一伏，反复 10 余次。

刮拭背部肝俞、脾俞：用面刮法从肝俞穴刮至脾俞穴 30 次，至皮下紫色痧斑、痧痕形成为止。

刮拭下肢部行间：用刮痧板的角部重刮行间穴 30 次，以出痧为度。

拔罐方法

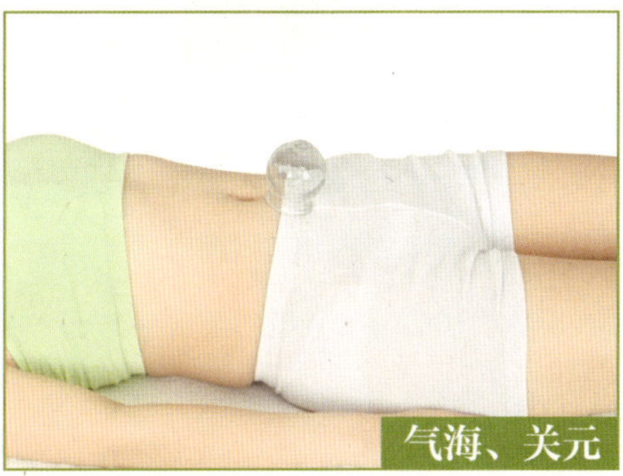

气海、关元

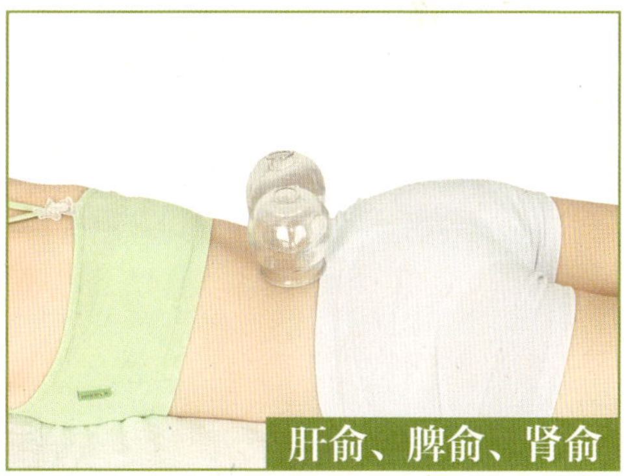

肝俞、脾俞、肾俞

拔罐腹部气海、关元：点燃棉球后，伸入罐内旋转一圈马上抽出，将火罐扣在气海穴、关元穴上，留罐 10 分钟后取下。

拔罐腰背部肝俞、脾俞、肾俞：点燃棉球后，伸入罐内旋转一圈马上抽出，将火罐扣在肝俞穴上，经脾俞穴走罐至肾俞穴，操作 10 次，以皮肤潮红为度。

麦粒肿——疏风清热消肿痛

小医生断症：眼睑皮肤局限性红、肿、热、痛，邻近球结膜水肿，当脓液局限积聚时出现黄色脓头，外麦粒肿发生在睫毛根部皮脂腺，表现在皮肤面；内麦粒肿发生在睑板腺，表现在结膜面，破溃排脓后疼痛缓解，红肿消退。重者伴有耳前、颌下淋巴结肿大及压痛、全身畏寒、发热等。

小叮咛：麦粒肿切忌挤压或用未消毒的针挑及过早切开。

所需穴位一览

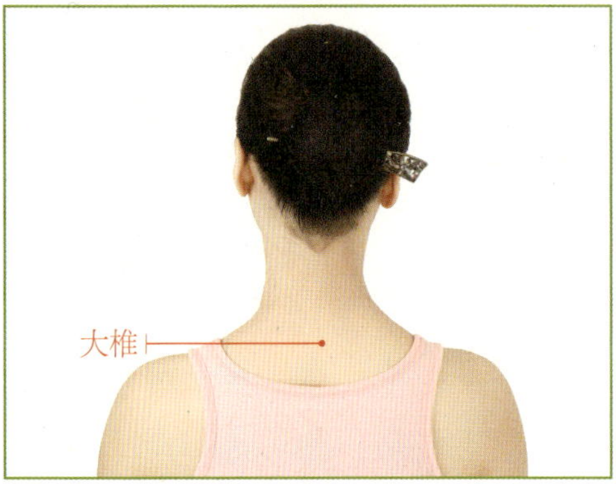

大椎具有清热解表、补虚宁神的作用，能消除麦粒肿引起的热痛。

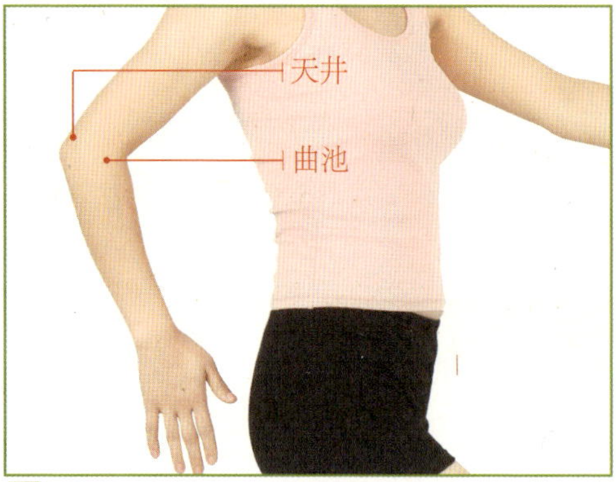

曲池具有清邪热、调气血、祛风湿的作用；天井具有清热散风、通经活络的作用。

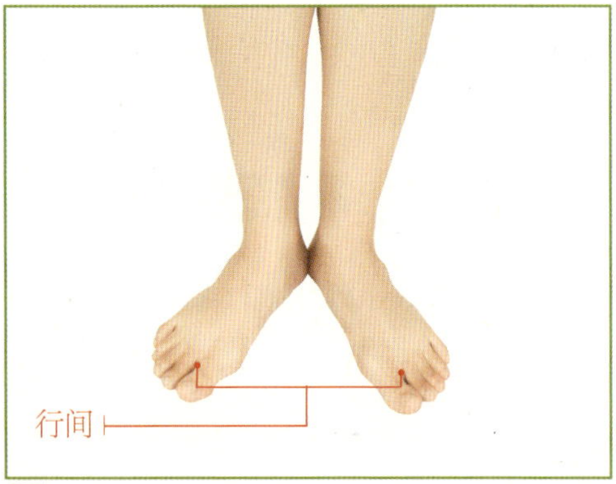

行间具有清肝泻热、凉血安神、熄风活络的作用。

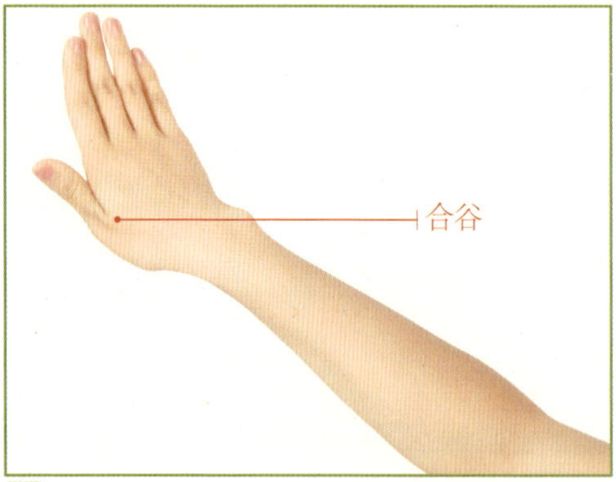

合谷具有通经活经、清热解表、通调肠胃的作用。

刮痧方法

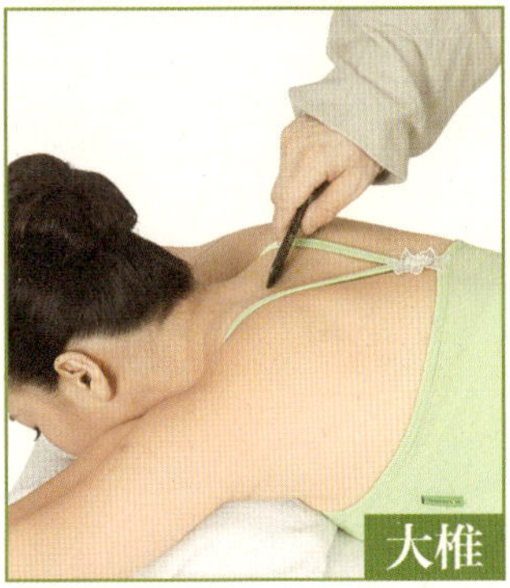
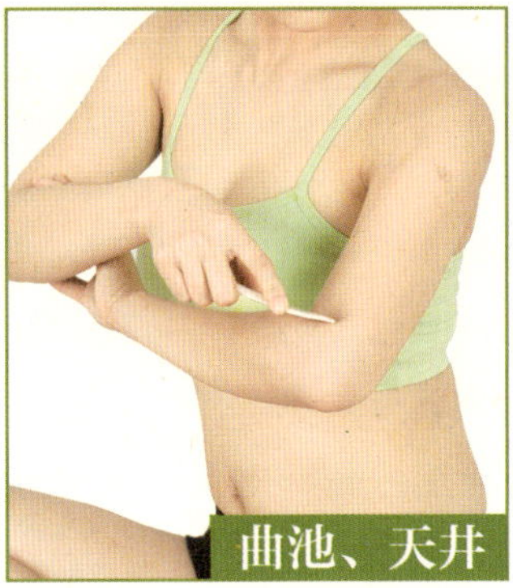
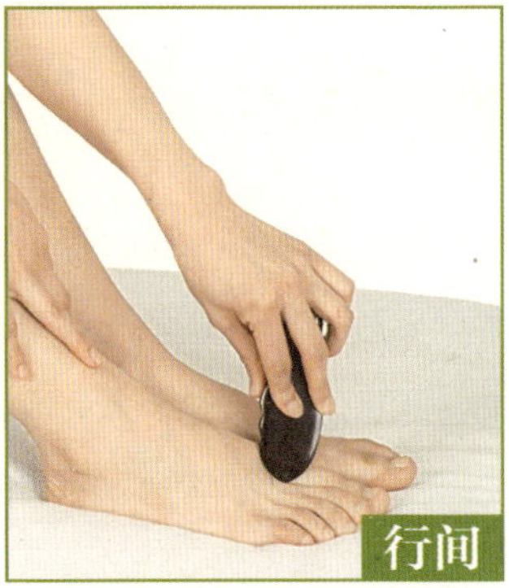

刮拭颈部大椎：用角刮法重刮大椎穴 30 次，直至皮肤发红，皮下出现紫色痧斑、痧痕形成为止。

刮拭上肢部曲池、天井：用角刮法刮拭曲池穴、天井穴 30 次，力度适中，以皮肤潮红为宜。

刮拭下肢部行间：用刮痧板的角部重刮行间穴 30 次，由上至下，应一次到位，中间不宜停顿，至皮肤发红，皮下紫色痧斑、痧痕形成为止。

拔罐方法

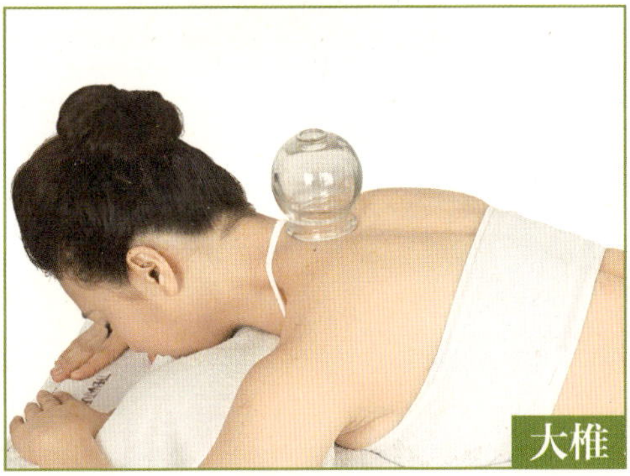
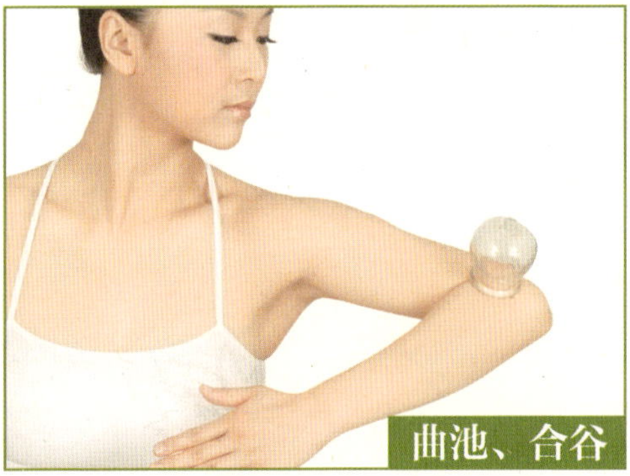

拔罐颈部大椎：点燃棉球后，伸入罐内旋转一圈马上抽出，将火罐扣在大椎穴上，留罐 10 分钟，以局部皮肤潮红、充血为度。

拔罐上肢部曲池、合谷：点燃棉球后，伸入罐内旋转一圈马上抽出，将火罐扣在曲池穴、合谷穴上，每穴留罐 10 分钟后取下，以局部皮肤潮红为度。

痤疮——健脾化湿清血热

小医生断症：痤疮好发于面部及上胸背部，表现为开放性和闭合性粉刺。闭合性粉刺（又称白头）的典型皮损是约 1 毫米大小的肤色丘疹，无明显毛囊开口。开放性粉刺（又称黑头）表现为圆顶状丘疹伴显著扩张的毛囊开口。

小叮咛：痤疮患者应坚持每日一到两次温水洗脸，清洁皮肤，忌用手挤压或搔抓皮损。

所需穴位一览

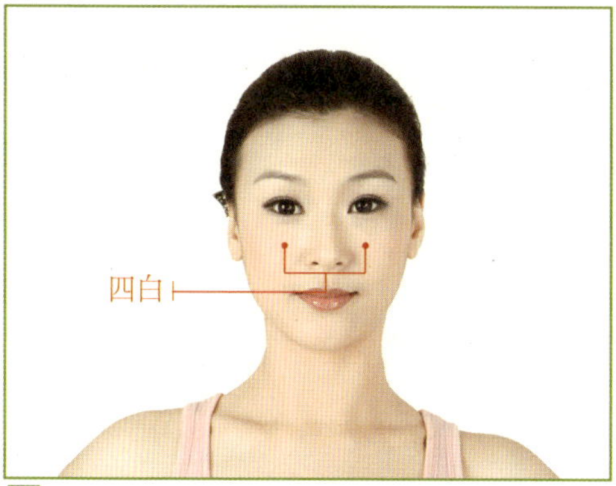

四白具有祛风明目、通经活络的作用，善治面部疾患，可防治痤疮。

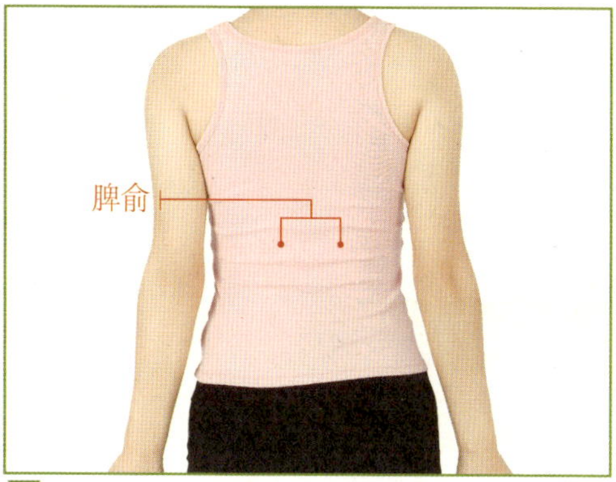

脾俞具有健脾和胃、利湿升清的作用，能除湿热，切断痤疮的源头。

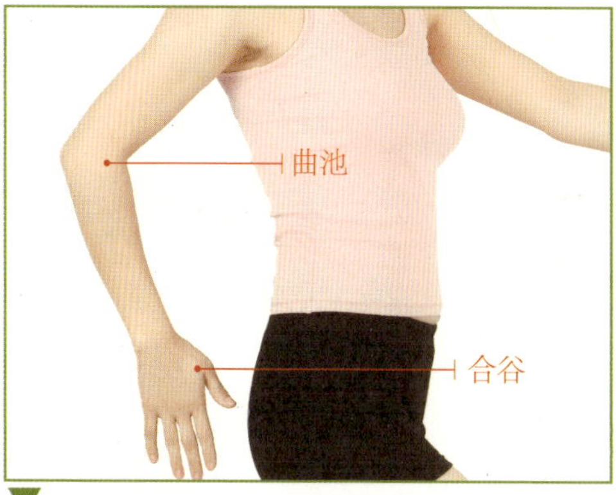

曲池具有清邪热、调气血、祛风湿的作用；合谷具有清热解表、通调肠胃的作用。

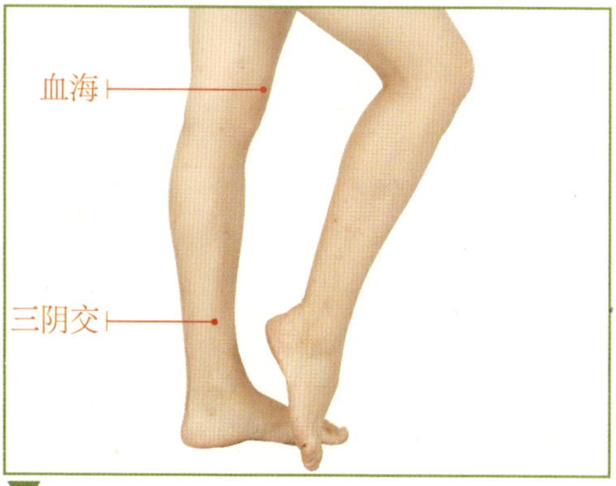

血海具有调经统血、健脾化湿的作用；三阴交具有健脾理血、益肾平肝的作用。

刮痧方法

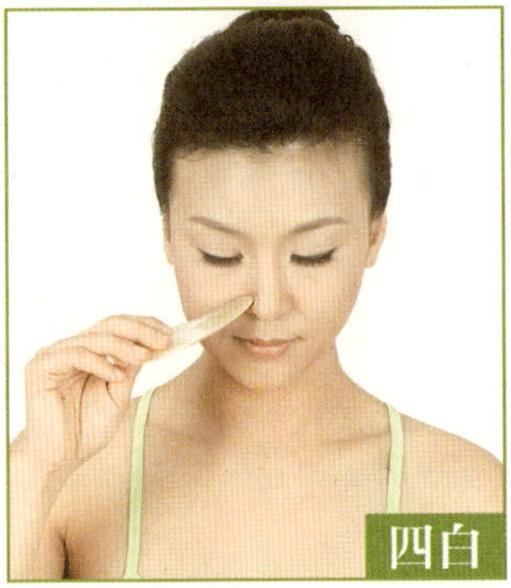

四白

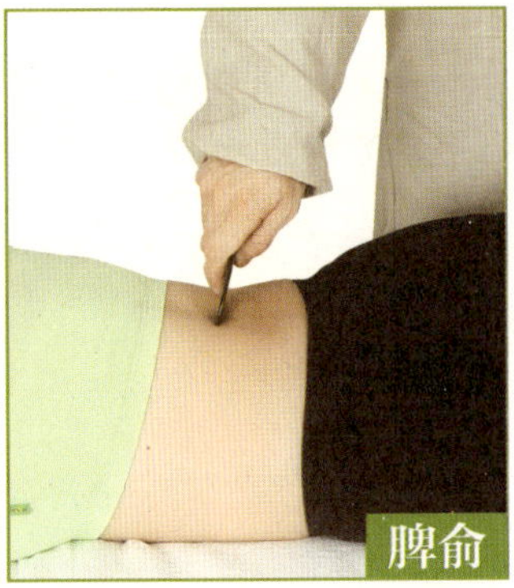

脾俞

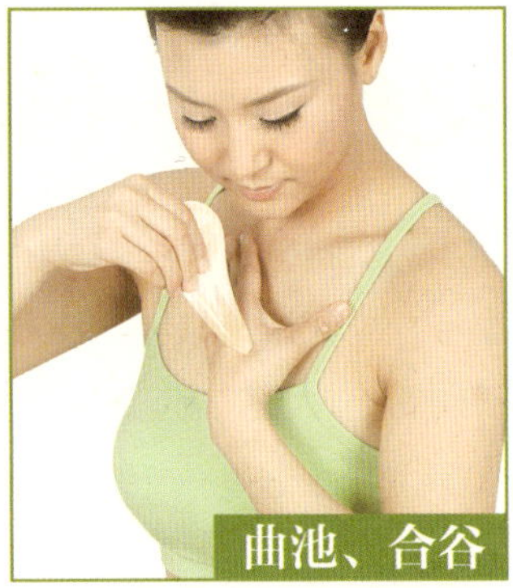

曲池、合谷

刮拭头面部四白：用刮痧板的角部从内往外刮拭四白穴 10 ～ 15 次，力度适中，以潮红为度。

刮拭背部脾俞：用面刮法自上往下刮拭脾俞穴 10 ～ 15 次，力度适中，以出痧为度。

刮拭上肢部曲池、合谷：用刮痧板的棱角为着力点，从曲池穴刮至合谷穴，操作 10 ～ 15 次，力度适中，以出痧为度。

拔罐方法

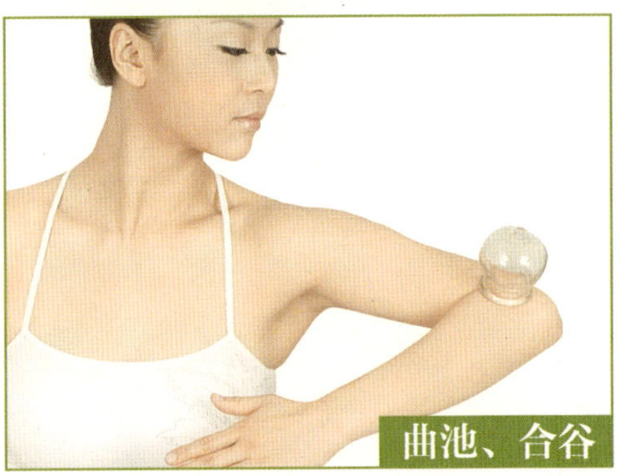

曲池、合谷

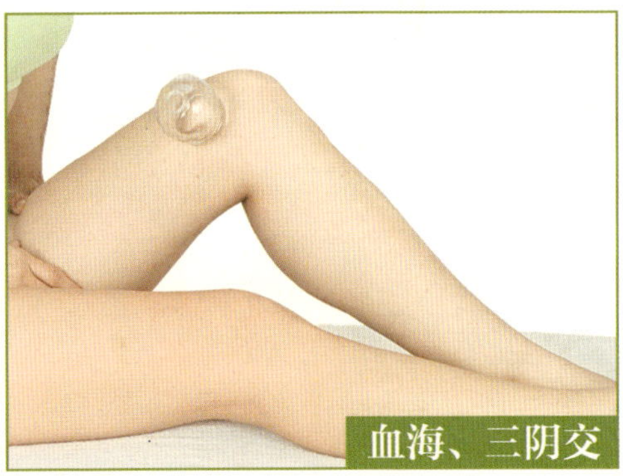

血海、三阴交

拔罐上肢部曲池、合谷：点燃棉球后，伸入罐内旋转一圈马上抽出，将火罐扣在曲池穴、合谷穴上，每穴留罐 10 分钟后取下。

拔罐下肢部血海、三阴交：点燃棉球后，伸入罐内旋转一圈马上抽出，将火罐扣在血海穴、三阴交穴上，每穴留罐 10 分钟后取下，以局部皮肤潮红为度。

湿疹——清热利湿调气血

小医生断症：湿疹初为多数密集的粟粒大小的丘疹、丘疱疹或小水疱，基底潮红，逐渐融合成片，由于搔抓，丘疹、丘疱疹或水疱顶端抓破后呈明显的点状渗出及小糜烂面，边缘不清，自觉剧烈瘙痒，好发于头面、耳后、四肢远端、阴囊、肛周等，多对称发布。

小叮咛：湿疹者应避免各种外界刺激，如热水烫洗，过度搔抓、清洗及接触可能敏感的物质。

所需穴位一览

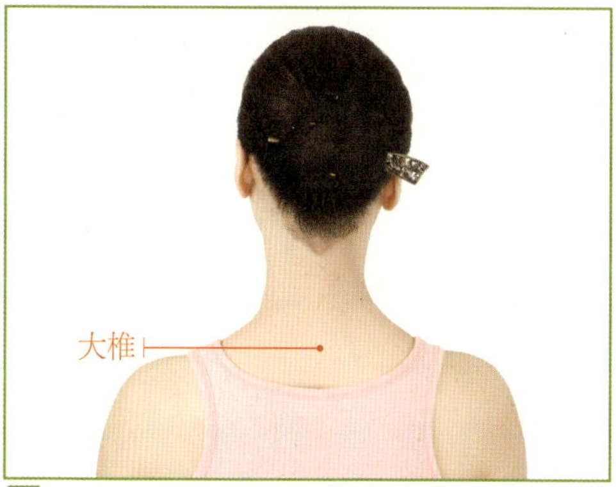

大椎具有解表通阳、补虚宁神的作用，能振奋一身阳气，祛除湿热之邪。

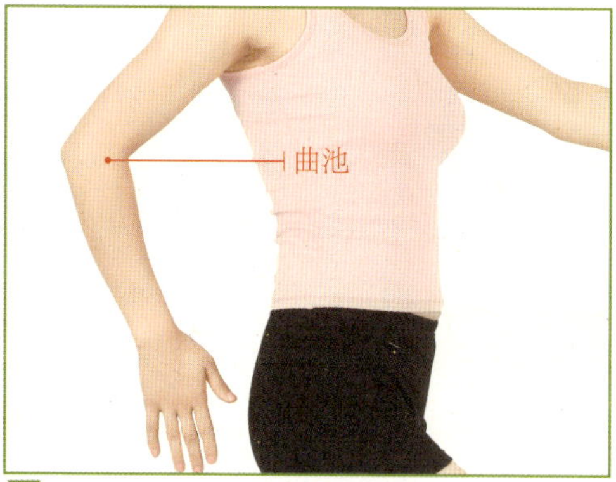

曲池具有清邪热、调气血、祛风湿、利关节的作用。

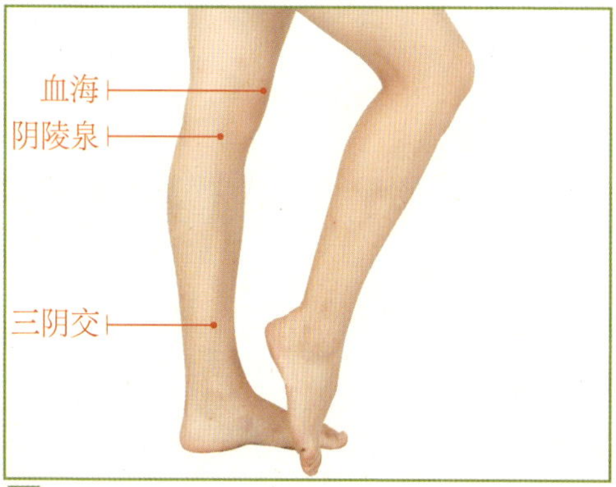

血海可调经统血、健脾化湿；阴陵泉可清利湿热、益肾调经；三阴交可健脾理血。

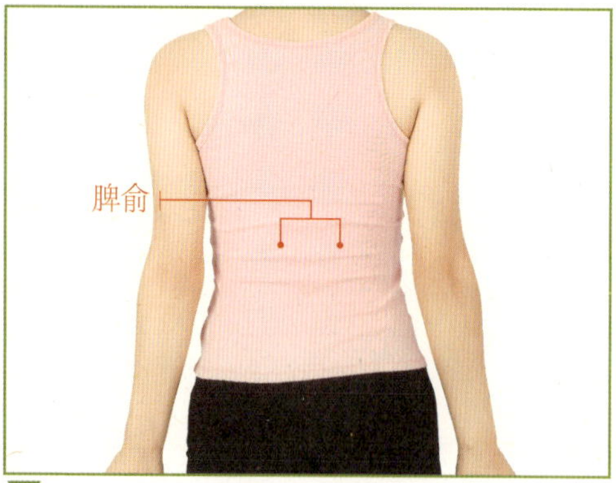

脾俞具有健脾和胃、利湿升清的作用，能祛除湿邪，防治湿疹。

刮痧方法

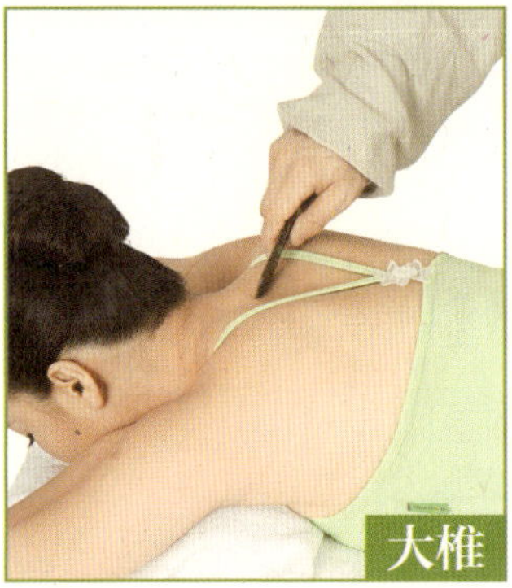
大椎

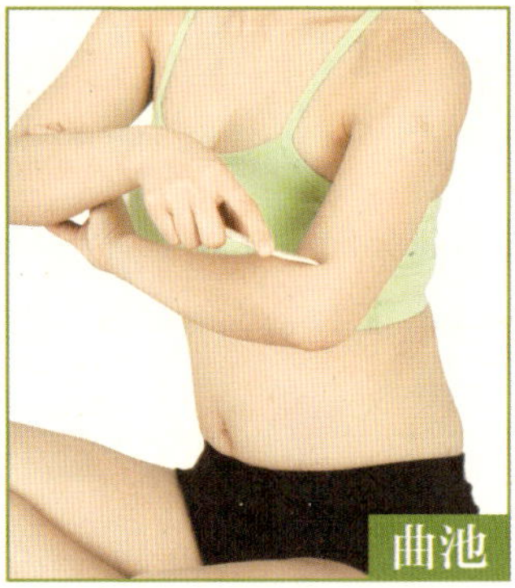
曲池

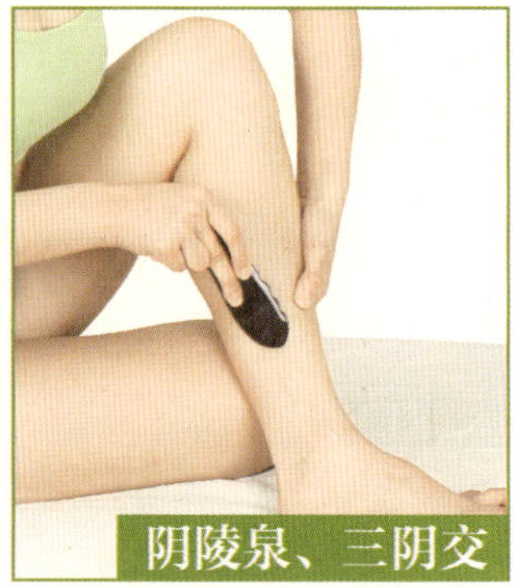
阴陵泉、三阴交

刮拭颈部大椎：用角刮法自上往下刮拭大椎穴 30 次，力度适中，以潮红、出痧为度。

刮拭上肢部曲池：用刮痧板的角部刮拭曲池穴 1 ~ 3 分钟，力度适中，以潮红、出痧为度。

刮拭下肢部阴陵泉、三阴交：用刮痧板的厚边棱角为着力点，刮拭阴陵泉穴、三阴交穴 1 ~ 3 分钟，从上至下，力度适中，以出痧为度。

拔罐方法

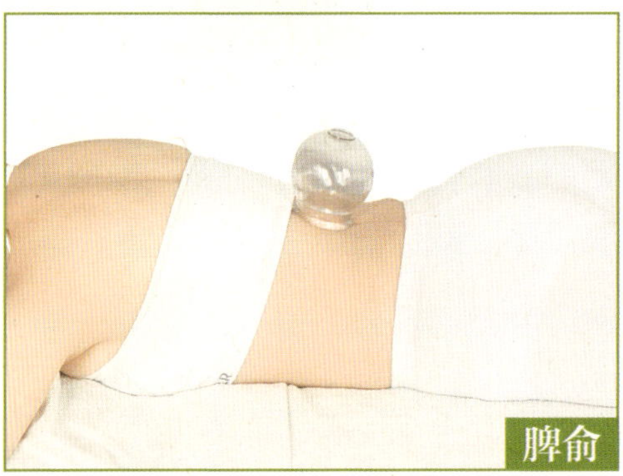
脾俞

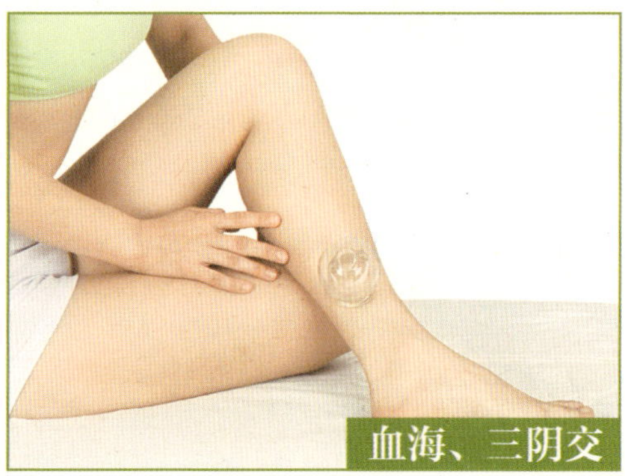
血海、三阴交

拔罐背部脾俞：点燃棉球后，伸入罐内旋转一圈马上抽出，将火罐扣在脾俞穴上，留罐 15 分钟后取下，以局部皮肤潮红、充血为度。

拔罐下肢部血海、三阴交：点燃棉球后，伸入罐内旋转一圈马上抽出，将火罐扣在血海穴、三阴交穴上，留罐 15 分钟后取下，以局部皮肤潮红为度。

荨麻疹——疏风清热醒神窍

小医生断症：荨麻疹常先有皮肤瘙痒，随即出现风团，呈鲜红色或苍白色、皮肤色，少数患者有水肿性红斑。风团的大小和形态不一，发作时间不定，逐渐蔓延，融合成片，部分患者可伴有恶心、呕吐、头痛、头胀、腹痛、腹泻。

小叮咛：如果是感染引起者，应积极治疗感染病灶；药物引起者应停用过敏药物。

所需穴位一览

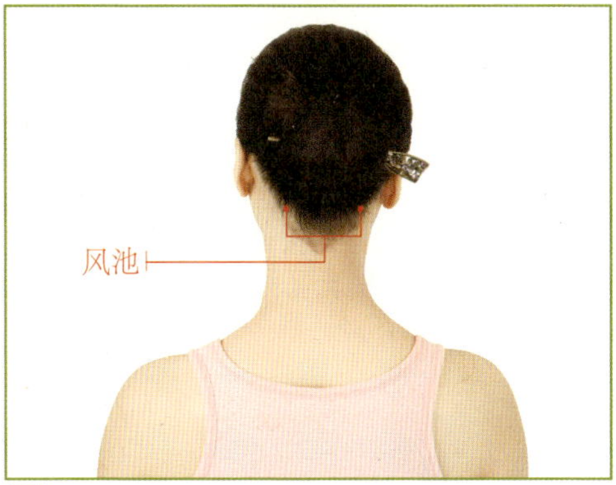

风池具有醒脑开窍、疏风清热的作用，能疏散引起荨麻疹的外邪。

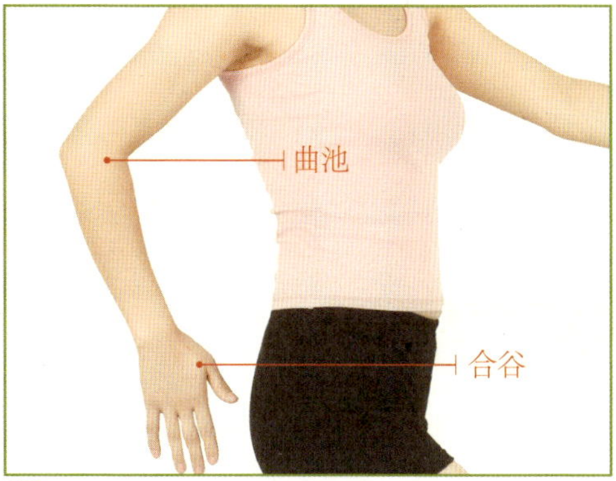

曲池具有清邪热、调气血、祛风湿、利关节的作用；合谷具有通经活经、清热解表的作用。

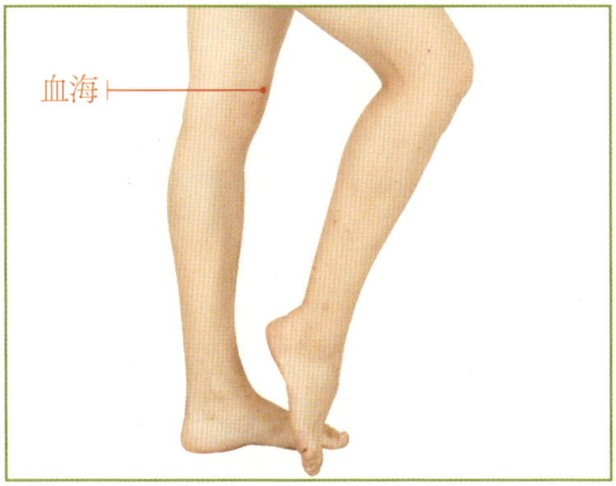

血海具有调经统血、健脾化湿的作用，能清除血热、止痒。

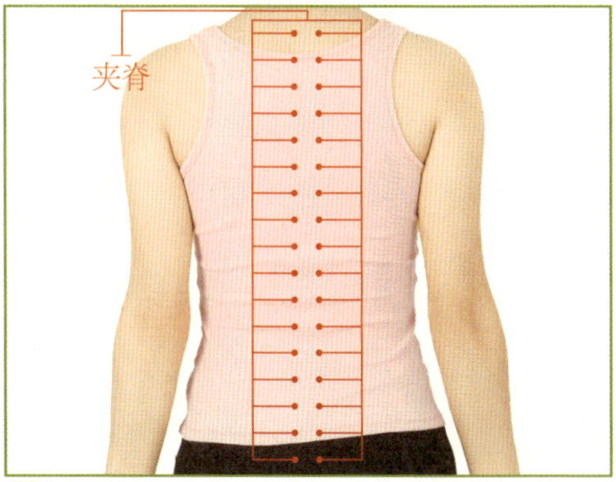

夹脊具有调和脏腑、补虚扶正的作用，能增强人体抵御外邪的能力。

刮痧方法

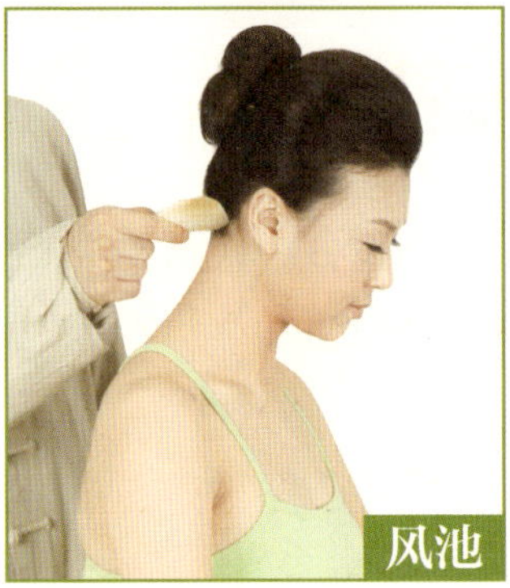
风池

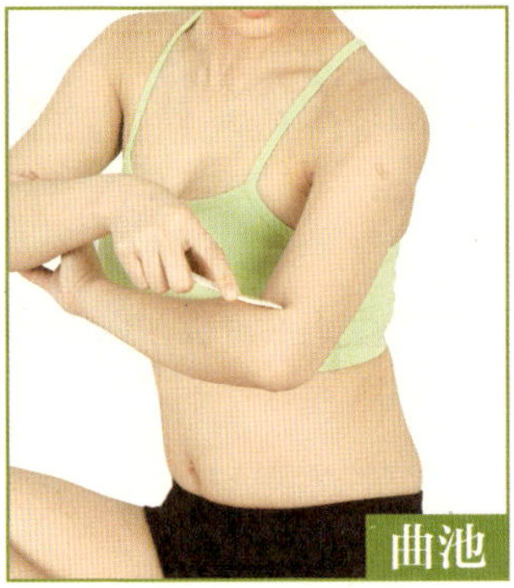
曲池

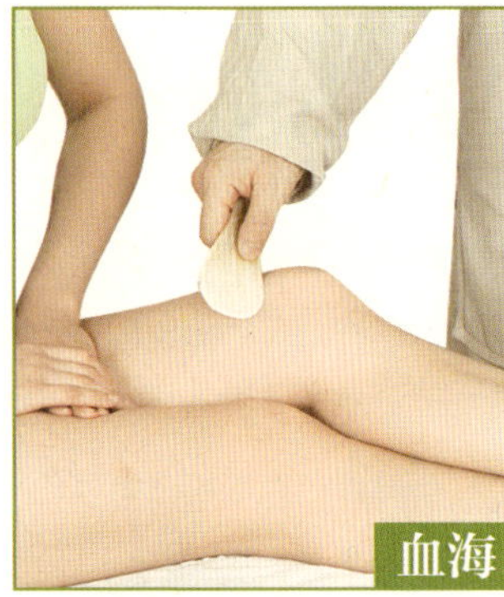
血海

刮拭头部风池：用角刮法由上到下刮拭风池穴 30 次，力道稍重，以出现红色或紫色痧点为度。

刮拭上肢部曲池：用角刮法刮拭曲池穴 30 次，力道略重，以出现红色点痧为度。

刮拭下肢部血海：用面刮法从上往下刮拭血海穴 20 ~ 30 次，力度适中，刮至皮肤发红且不再出现新痧为止。

拔罐方法

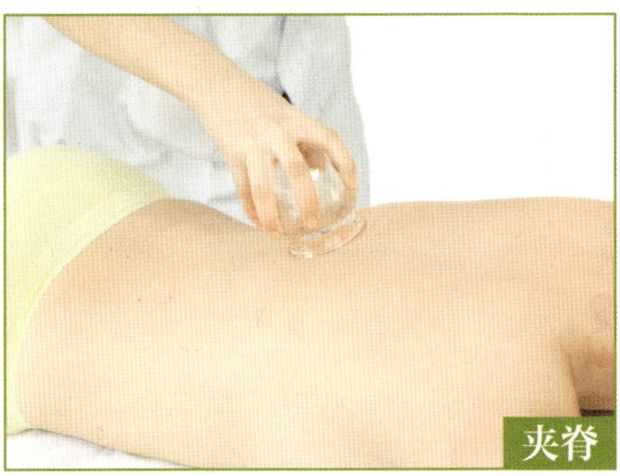
夹脊

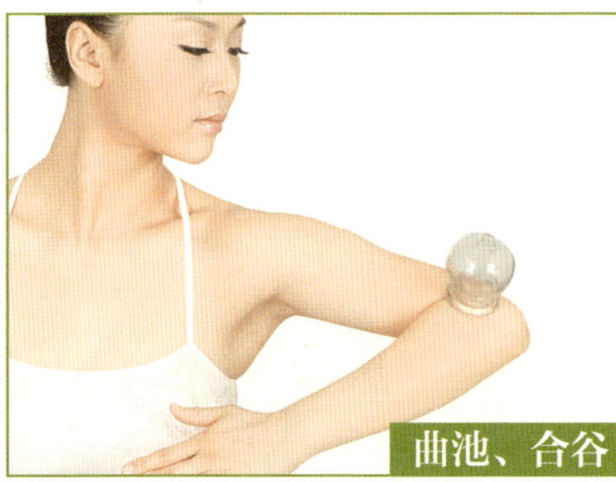
曲池、合谷

拔罐腰背部夹脊：点燃棉球后，伸入罐内旋转一圈马上抽出，将火罐扣在大椎上，沿着华佗夹脊穴来回走罐，操作 1 分钟，以皮肤潮红为度。

拔罐上肢部曲池、合谷：点燃棉球后，伸入罐内旋转一圈马上抽出，将火罐扣在曲池穴、合谷穴上，每穴留罐 10 分钟，以局部皮肤潮红、充血为度。

带状疱疹——调经理血祛湿热

小医生断症：发疹前可有轻度乏力、低热、纳差等全身症状，患处皮肤自觉灼热感或者神经痛，触之有明显的痛觉敏感，持续 1 ~ 3 天，亦可无前驱症状即发疹，常首先出现潮红斑，很快出现粟粒至黄豆大小的丘疹，簇状分布而不融合，继之迅速变为水疱，神经痛为本病特征之一。

小叮咛：患者应预防各种疾病的感染，尤其是在春秋季节，寒暖交替，要适时增减衣服。

所需穴位一览

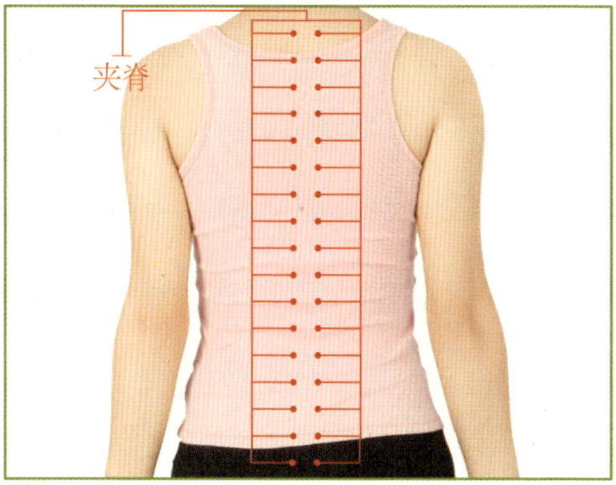

夹脊具有调和脏腑、补虚扶正的作用，能增强人体抵御病邪的能力。

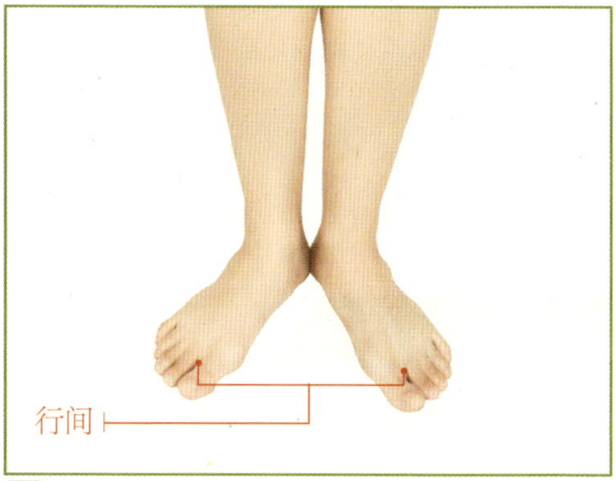

行间具有清肝泻热、凉血安神、熄风活络的作用。

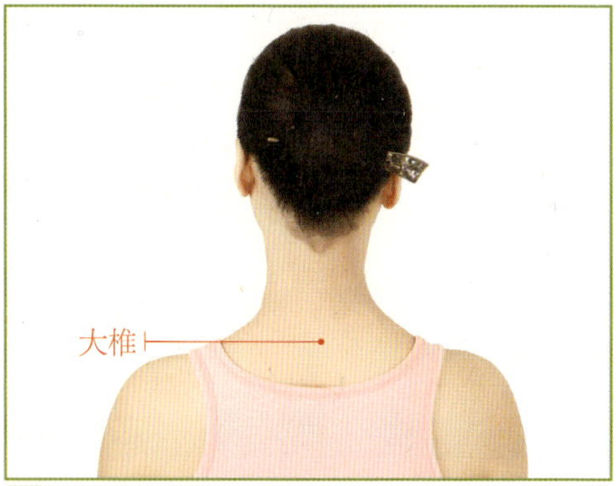

大椎具有解表通阳、补虚宁神的作用，能辅助祛除外部感染源。

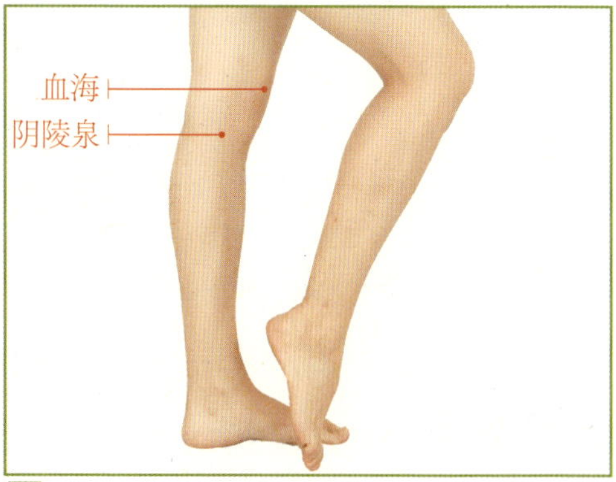

血海具有调经统血、健脾化湿的作用；阴陵泉具有清利湿热、益肾调经、通经活络的作用。

刮痧方法

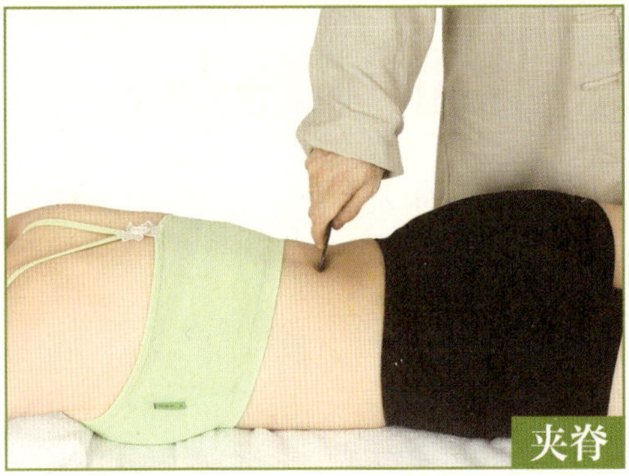

夹脊

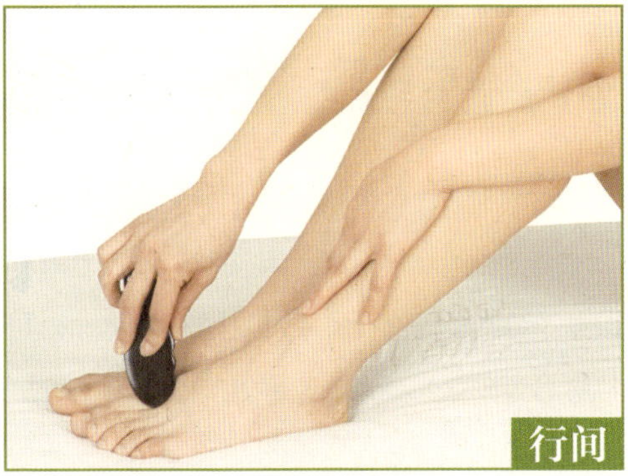

行间

刮拭腰背部夹脊：用角刮法自上而下刮拭夹脊穴 10 ~ 15 次，力度适中，以局部皮肤潮红，出现痧点为度。

刮拭下肢部行间：用角刮法从上往下刮拭行间穴，手法连贯，重复 20 ~ 30 次，刮到没有出现新痧为止。

拔罐方法

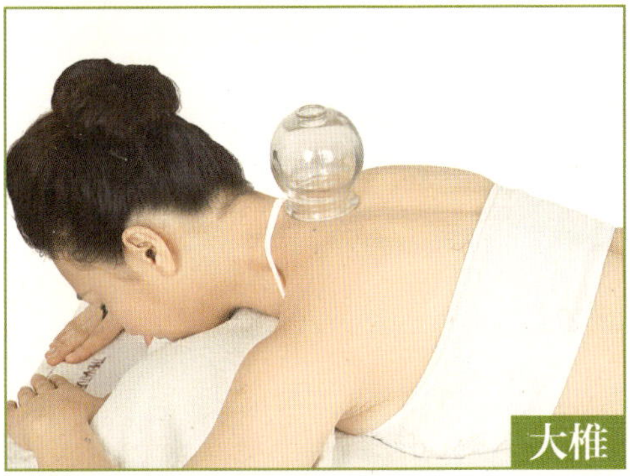

大椎

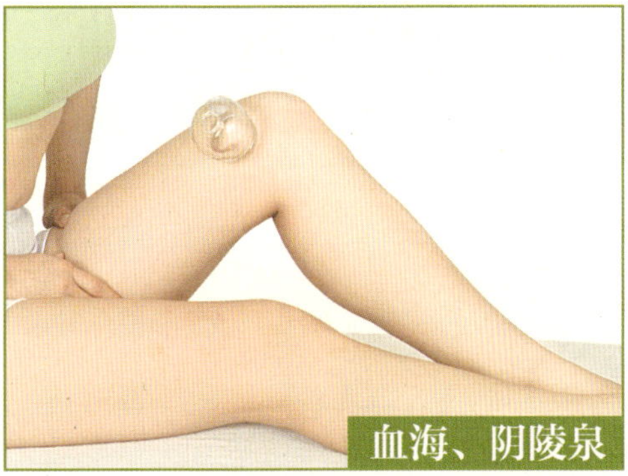

血海、阴陵泉

拔罐颈部大椎：点燃棉球后，伸入罐内旋转一圈马上抽出，将火罐扣在大椎穴上，留罐 15 分钟后取下，以局部皮肤充血为度。

拔罐下肢部血海、阴陵泉：点燃棉球后，伸入罐内旋转一圈马上抽出，将火罐扣在血海穴、阴陵泉穴上，留罐 10 分钟后取下，以局部皮肤潮红为度。

神经性皮炎——清热凉血通血脉

小医生断症：本病初发时仅有瘙痒感，而无原发皮损，由于搔抓及摩擦，皮肤逐渐出现粟粒至绿豆大小的扁平丘疹，圆形或多角形，坚硬而有光泽，呈淡红色或正常皮色，散在分布。

小叮咛：神经性皮炎反复迁延不愈、皮肤局部增厚粗糙的最重要原因是剧痒诱发的搔抓，所以患者要树立信心，避免用力搔抓、摩擦及热水烫洗等方法来止痒。

所需穴位一览

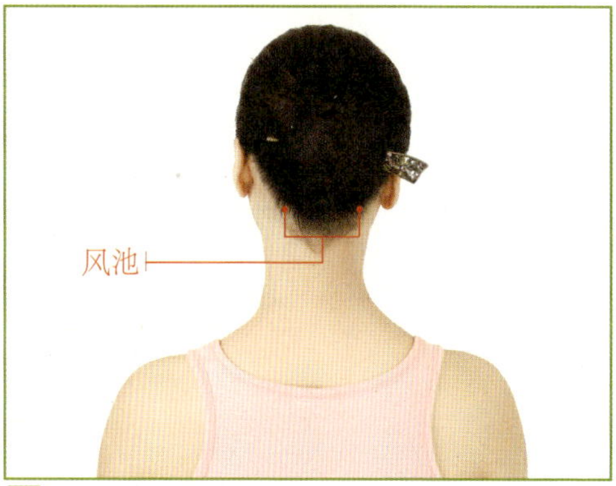

风池具有醒脑开窍、疏风清热的作用，能疏散引起瘙痒的外部风邪。

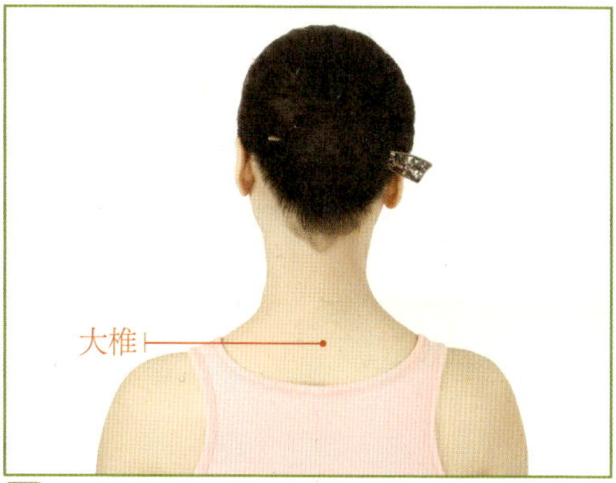

大椎具有解表通阳、补虚宁神的作用，能疏散外邪，还能缓解瘙痒引起的心神不宁。

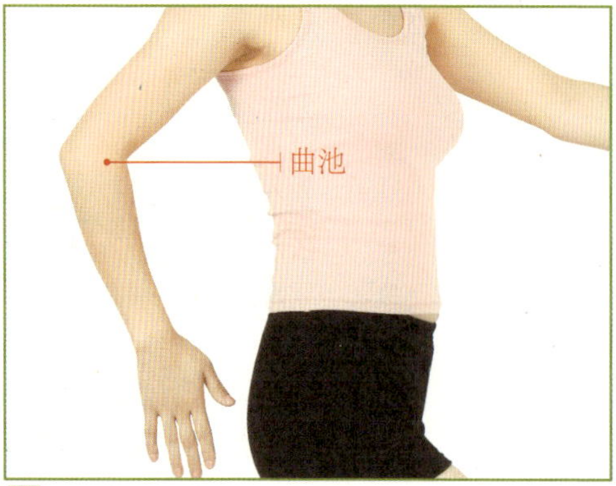

曲池具有清邪热、调气血、祛风湿、利关节的作用。

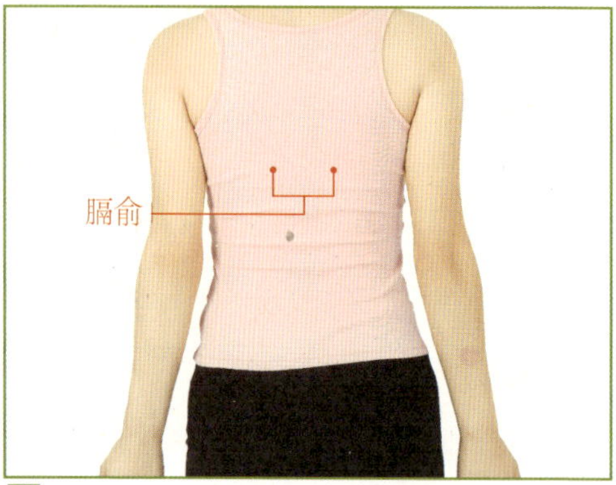

膈俞具有理气宽胸、活血通脉的作用，能清除引起瘙痒的血热。

刮痧方法

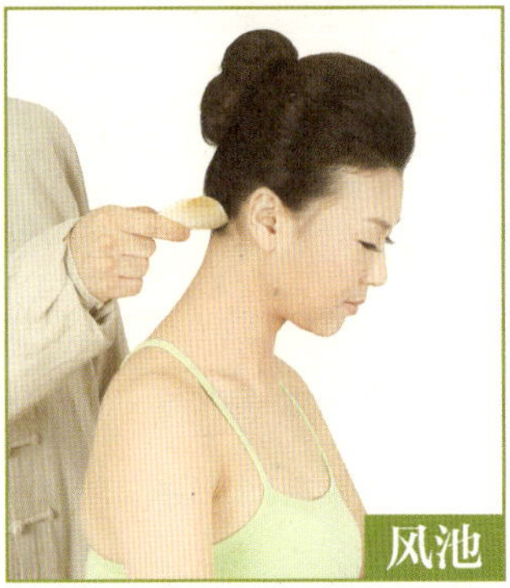
风池

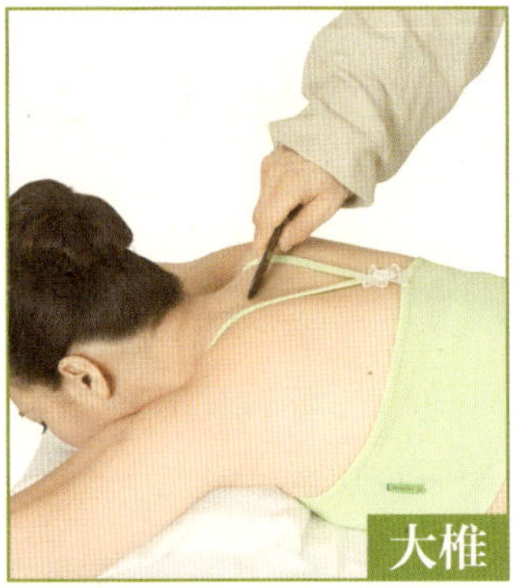
大椎

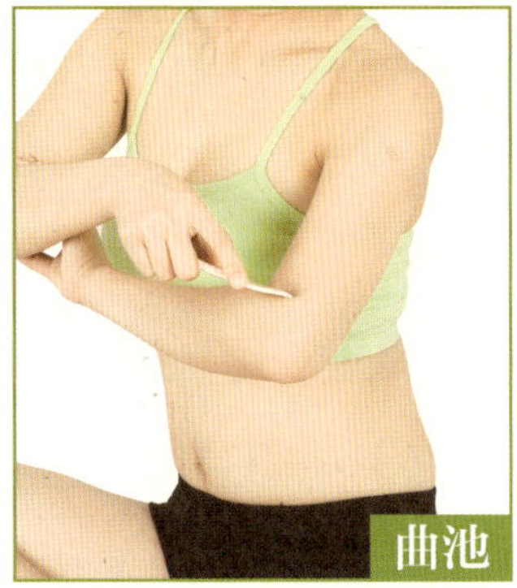
曲池

刮拭头部风池：用刮痧板的角部刮拭风池穴 1 ～ 2 分钟，自上而下，力度轻柔，不必出痧。

刮拭颈部大椎：用角刮法从上往下刮拭大椎穴 1 ～ 2 分钟，力度适中，至皮下出现紫色痧斑、痧痕为止。

刮拭上肢部曲池：用角刮法自上往下刮拭曲池穴 1 ～ 3 分钟，力度适中，以潮红、出痧为度。

拔罐方法

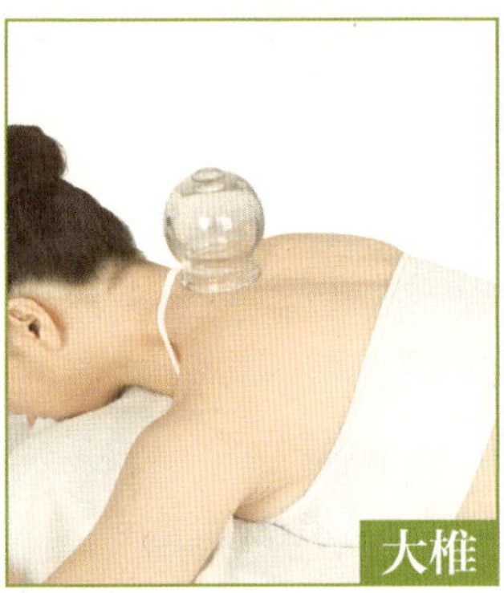
大椎

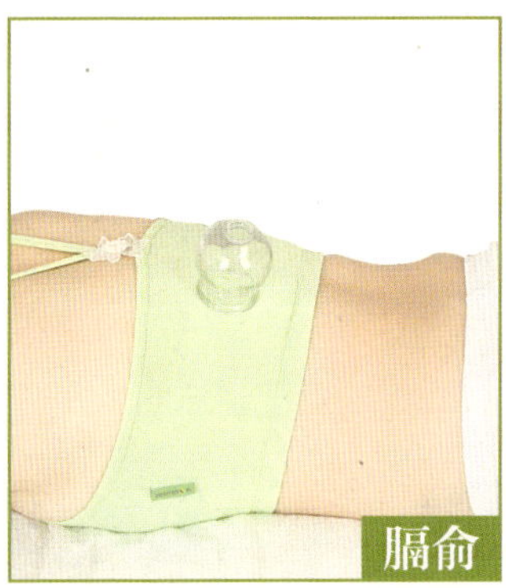
膈俞

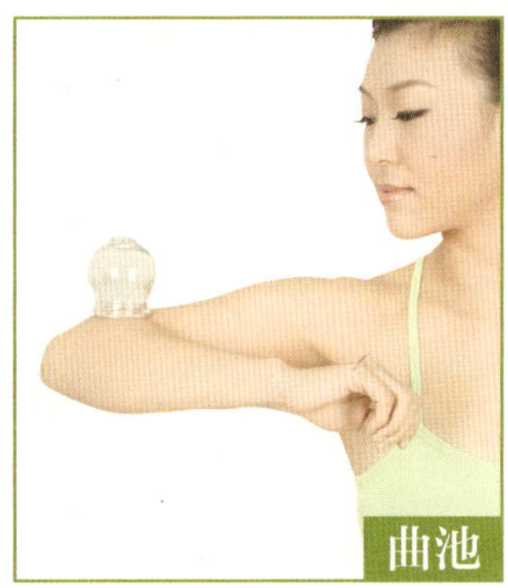
曲池

拔罐颈部大椎：将火罐迅速扣在大椎穴上，留罐 15 分钟后取下，以局部皮肤充血为度。

拔罐背部膈俞：将火罐扣在膈俞穴上，留罐 15 分钟后取下，以局部皮肤充血、温热为度。

拔罐上肢部曲池：点燃棉球后，伸入罐内旋转一圈马上抽出，将火罐扣在曲池穴上，留罐 15 分钟后取下。

预防和护理

持久性搔抓摩擦腿或上背部可引起淀粉物质沉积于真皮，进而分别发展为斑状和苔藓性淀粉样病。所以，控制搔抓、摩擦为防止本病发病的最重要的手段，还能防治其引起的并发症；皮炎的患者饮食应清淡，忌食辛辣、大补气血之品。

民间偏方

绿豆冬瓜海带汤

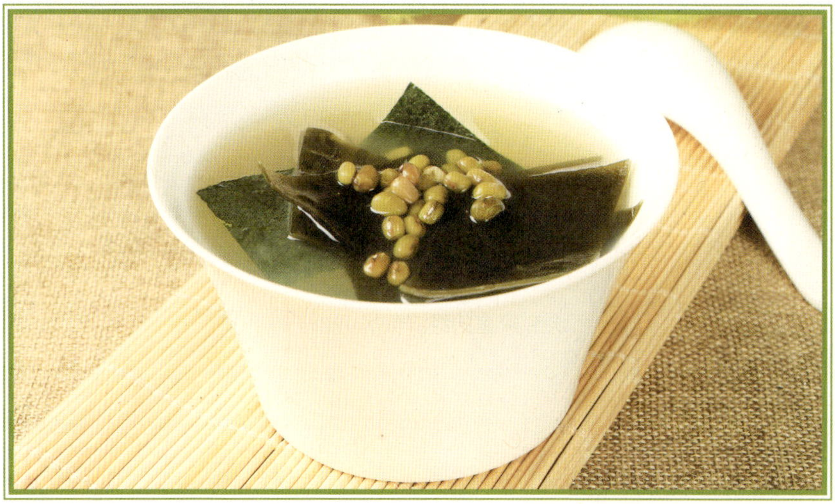

材料：冬瓜 250 克，绿豆 50 克，海带 100 克，盐适量

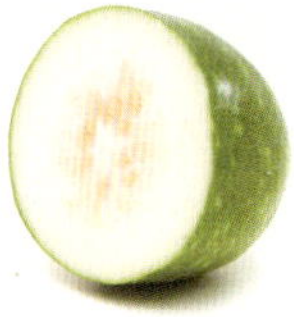

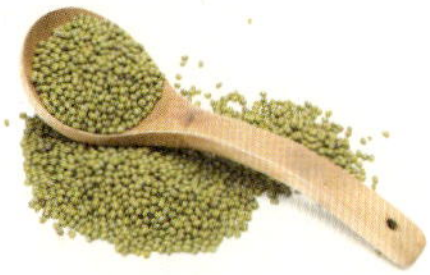

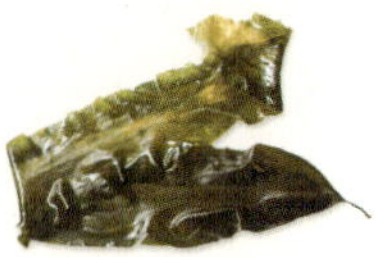

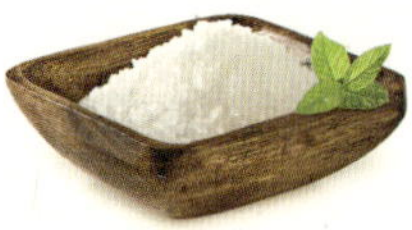

做法：将冬瓜洗净切成块，绿豆清洗干净，海带洗净切成细片状。以上材料一起置锅内，加水煮汤，汤成放盐调味即可。

主治：清热凉血。用于神经性皮炎伴便秘、皮肤瘙痒者。

用法：每日一次。

第六章

科学刮痧、拔罐

——调理迁延慢性病

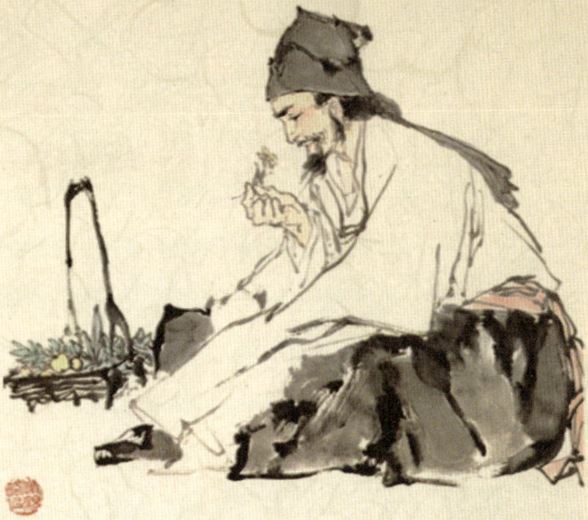

慢性病是指不构成传染、具有长期积累形成疾病形态损害的疾病的总称。慢性病会导致巨大危害，主要是造成心、脑、肾等重要脏器的损害，易造成伤残，影响劳动能力和生活质量，且医疗费用极其昂贵，增加了社会和家庭的经济负担。

而刮痧、拔罐疗法以其在民间悠久的历史、简便易学的操作、良好的功效、低经济投入受到广泛的欢迎，是调理迁延不愈慢性病的好方法。

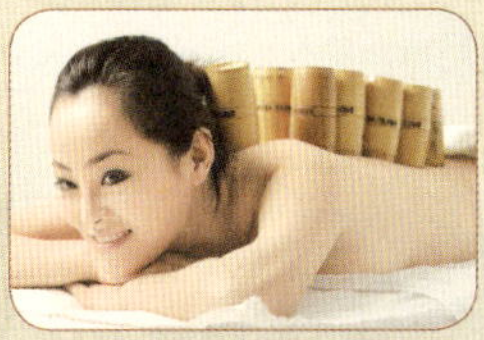

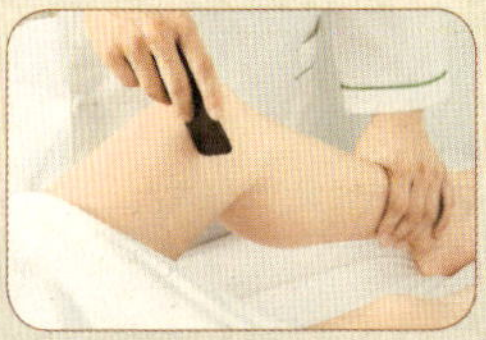

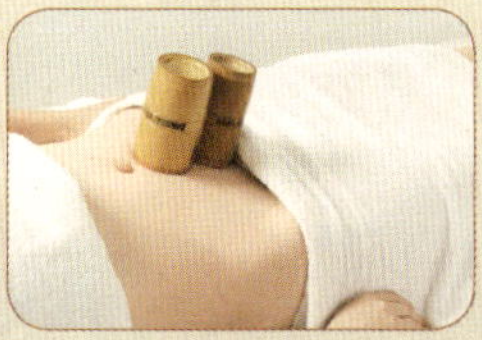

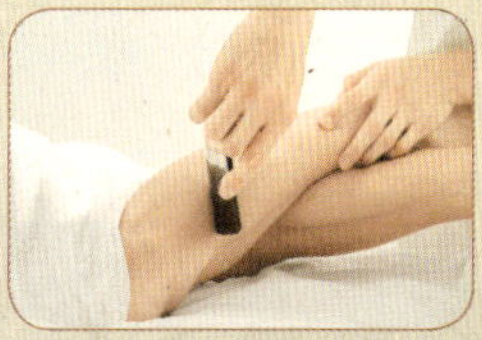

高血压——益肾平肝理气血

小医生断症： 高血压的症状因人而异。早期可能无症状或症状不明显，常见的是头晕、头痛、颈项板紧、疲劳、心悸等，仅仅会在劳累、精神紧张、情绪波动后发生血压升高，并在休息后恢复正常，随着病程延长，血压明显的持续升高，逐渐会出现各种症状，如头痛、呕吐、心悸。

小叮咛： 高血压是一种可防可控的疾病，肥胖、长期高盐饮食、过量饮酒者应进行重点干预。

所需穴位一览

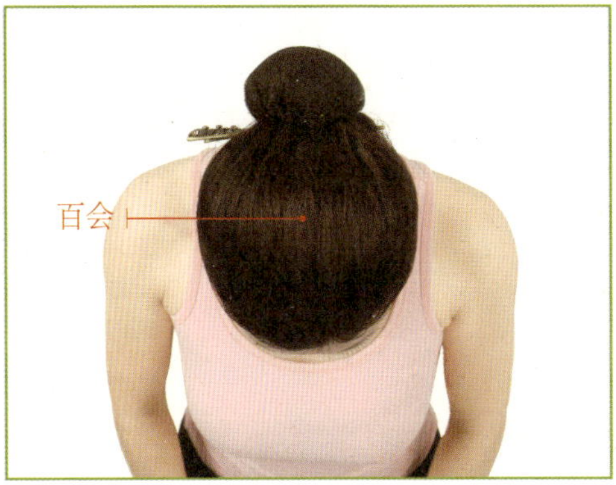

百会具有熄风醒脑、升阳固脱的作用，能改善高血压患者的头痛、头晕。

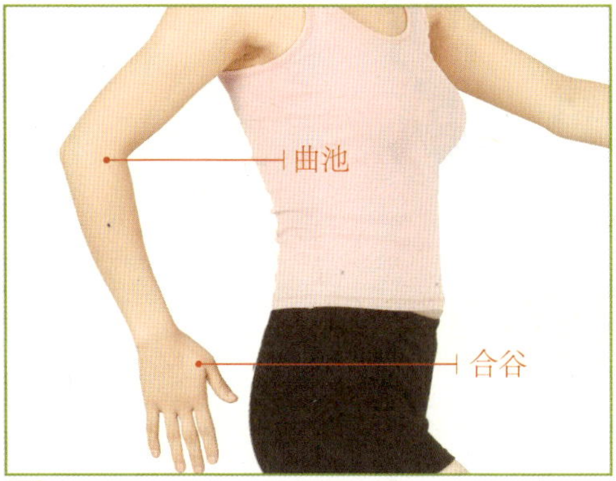

曲池具有清邪热、调气血、祛风湿、利关节的作用；合谷具有通经活经、清热解表的作用。

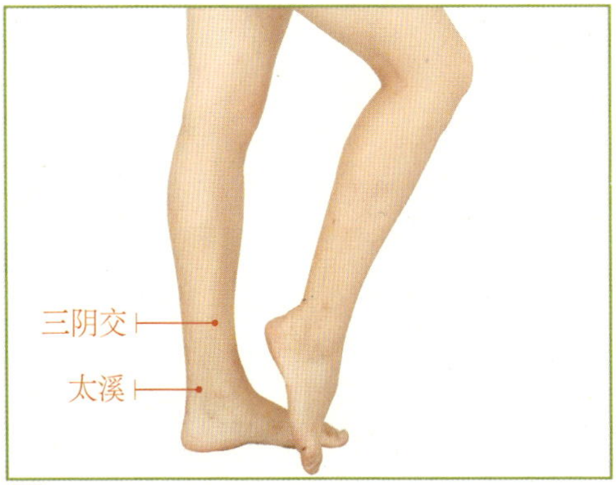

三阴交具有健脾理血、益肾平肝的作用；太溪具有滋阴益肾、壮阳强腰的作用。

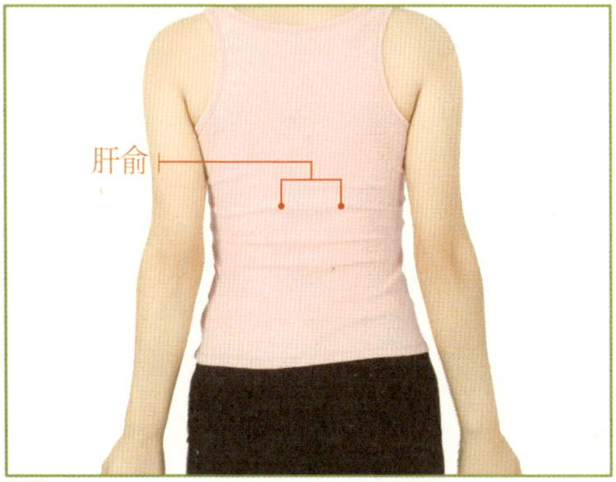

肝俞具有疏肝利胆、理气明目的作用，能防治肝阳上亢型高血压。

刮痧方法

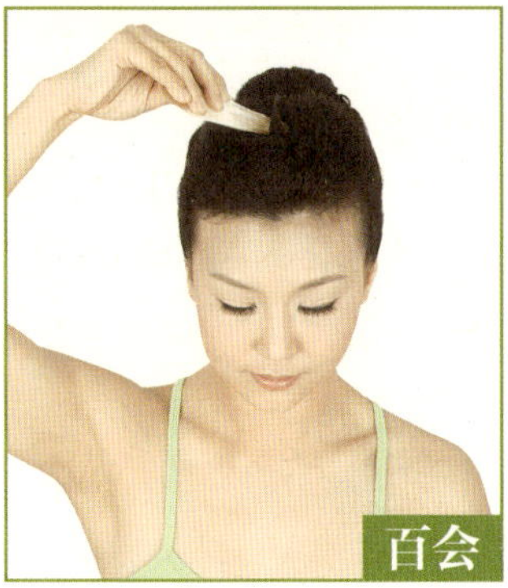
百会

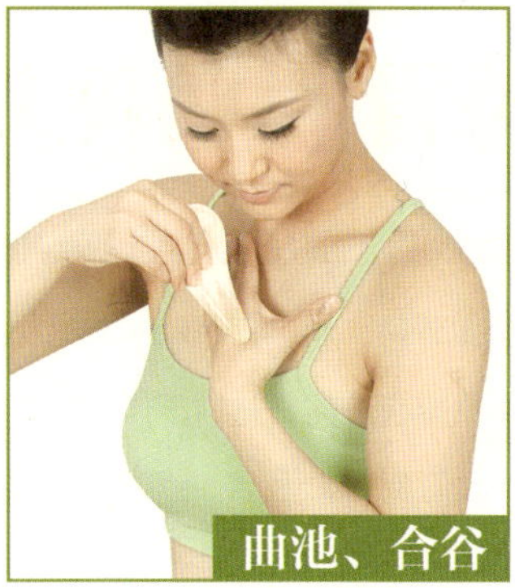
曲池、合谷

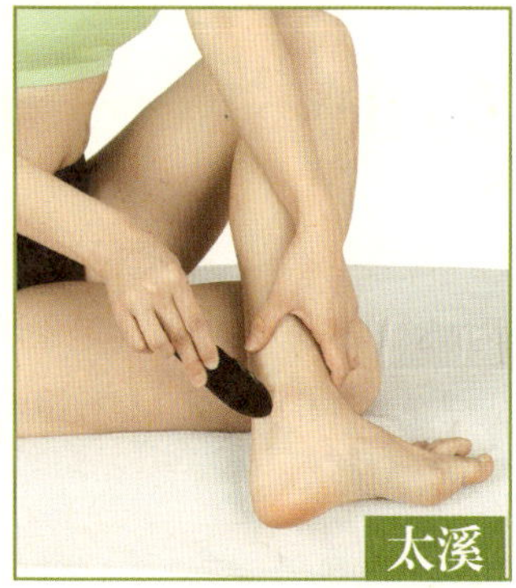
太溪

刮拭头部百会：用刮痧板的厚边棱角刮拭百会穴 1 ~ 3 分钟，力度适中，以发热为度。

刮拭上肢部曲池、合谷：用刮痧板的厚边棱角刮拭曲池穴、合谷穴 30 次，力度微重，以出痧为度。

刮拭下肢部太溪：用角刮法刮拭太溪穴 30 次，自上而下来回刮，力度适中，直至皮肤发红，皮下出现紫色痧斑、痧痕形成为止。

拔罐方法

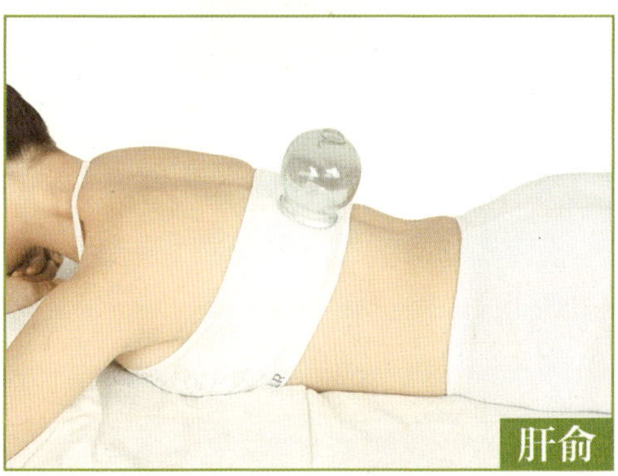
肝俞

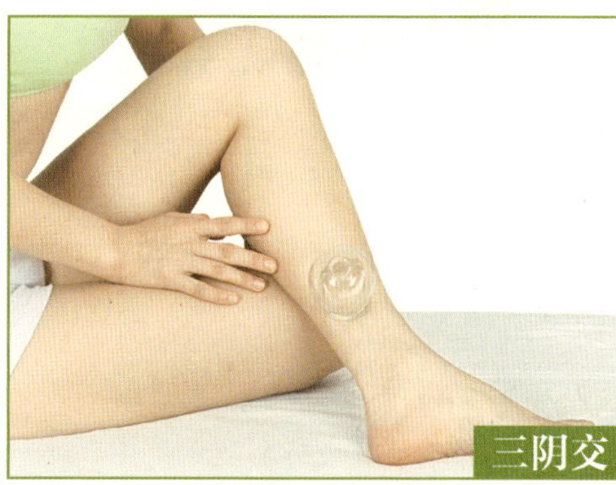
三阴交

拔罐背部肝俞：点燃棉球后，伸入罐内旋转一圈马上抽出，将火罐扣在肝俞穴上，每穴留罐 10 分钟，然后将罐取下，以局部皮肤潮红为度。

拔罐下肢部三阴交：点燃棉球后，伸入罐内旋转一圈马上抽出，将火罐扣在三阴交穴上，留罐 10 ~ 15 分钟后将罐取下。

高血脂——疏肝利胆化痰湿

小医生断症： 高脂血症的临床表现主要是脂质在真皮内沉积所引起的黄色瘤和脂质在血管内皮沉积所引起的动脉硬化。因此在通常情况下，多数患者并无明显症状和异常体征，不少人是由于其他原因进行血液生化检验时才发现有血浆脂蛋白水平升高。

小叮咛： 肥胖人群的平均血浆胆固醇和三酰甘油水平显著高于同龄的非肥胖者。

所需穴位一览

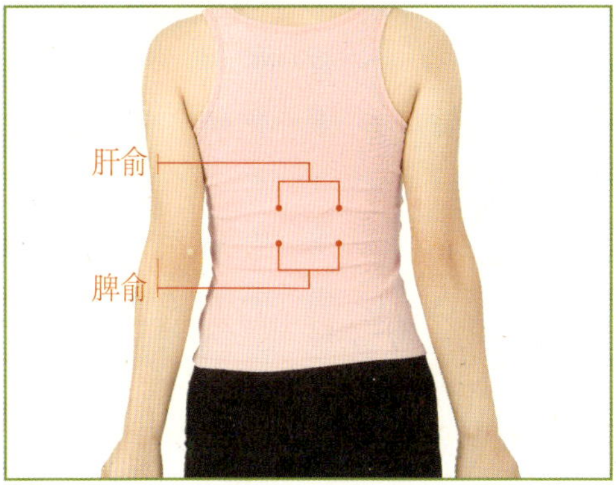

肝俞具有疏肝利胆、理气明目的作用；脾俞具有健脾和胃、利湿升清的作用。

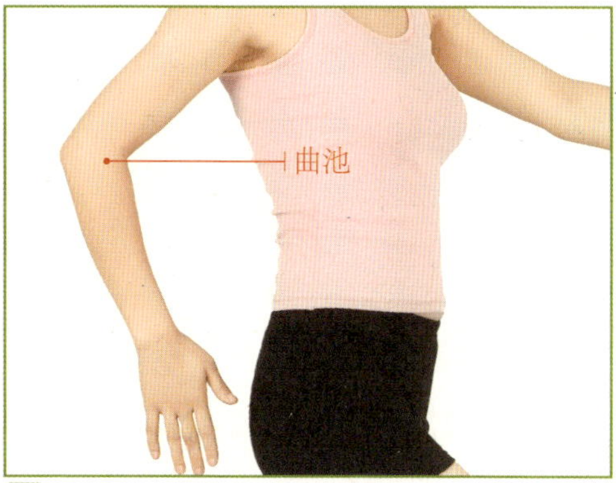

曲池具有清邪热、调气血、祛风湿、利关节的作用。

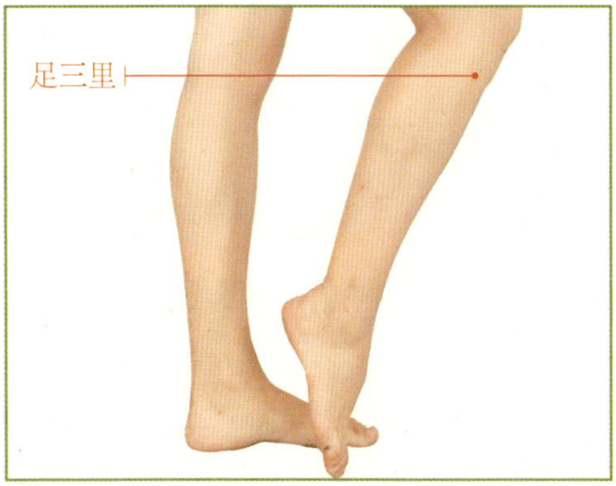

足三里具有健脾和胃、扶正培元、通经活络的作用。

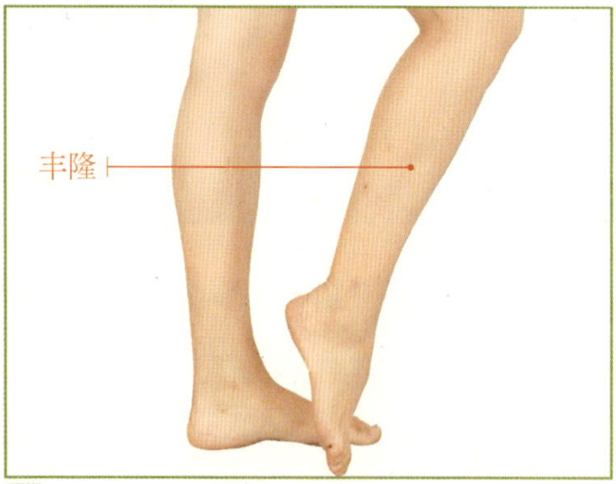

丰隆具有健脾化痰、和胃降逆的作用，能改善高血脂患者的恶心欲吐症状。

刮痧方法

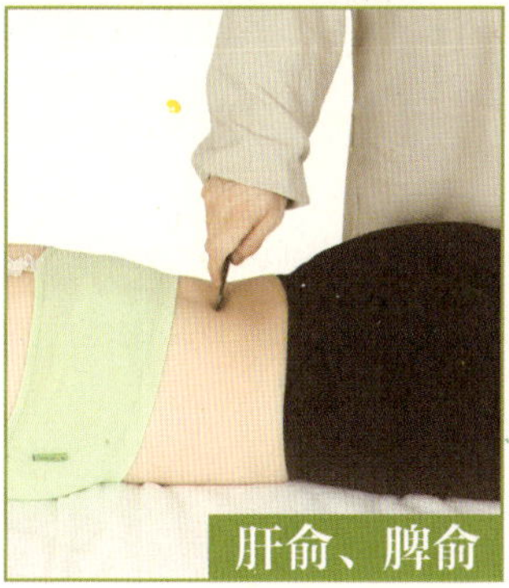
肝俞、脾俞

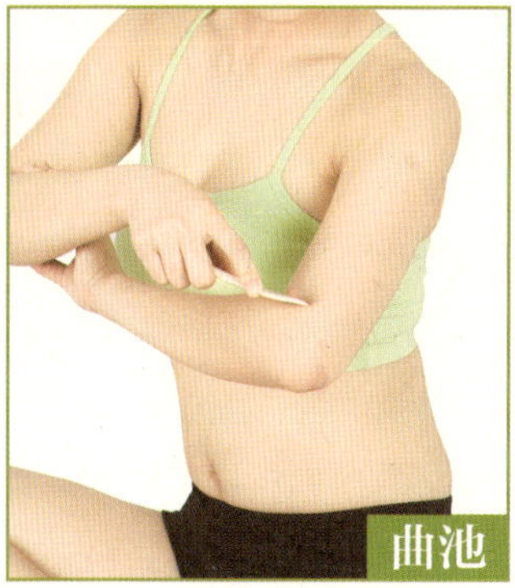
曲池

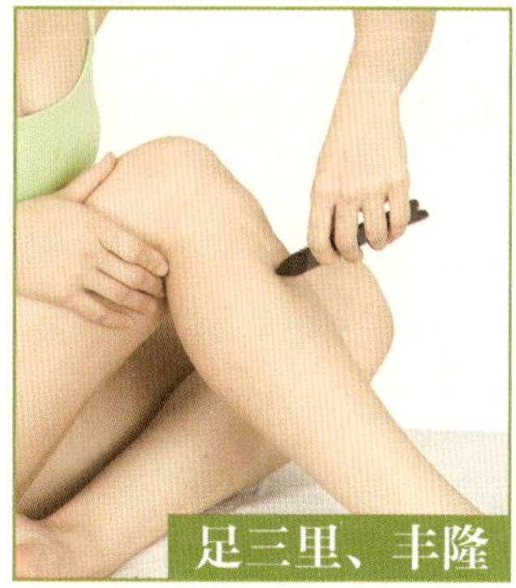
足三里、丰隆

刮拭背部肝俞、脾俞：用角刮法从肝俞穴刮至脾俞穴 30 次，自上而下刮至出痧为止。

刮拭上肢部曲池：用角刮法从上往下刮拭曲池穴 30 次，力度适中，至出现红色或紫色点状痧痕为止。

刮拭下肢部足三里、丰隆：用角刮法刮拭足三里穴至丰隆穴 30 次，至出现红色或紫色点状痧痕为止。

拔罐方法

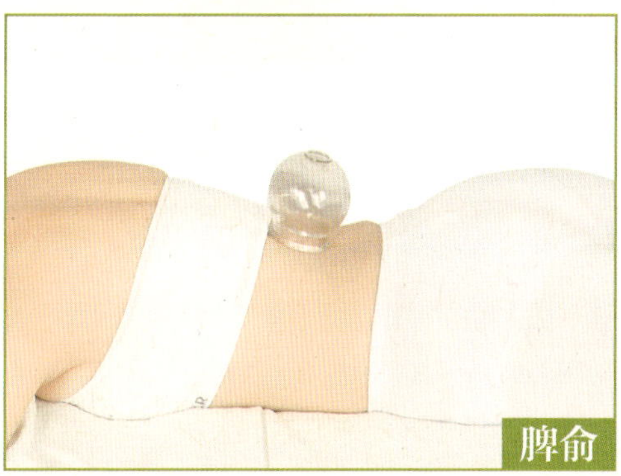
脾俞

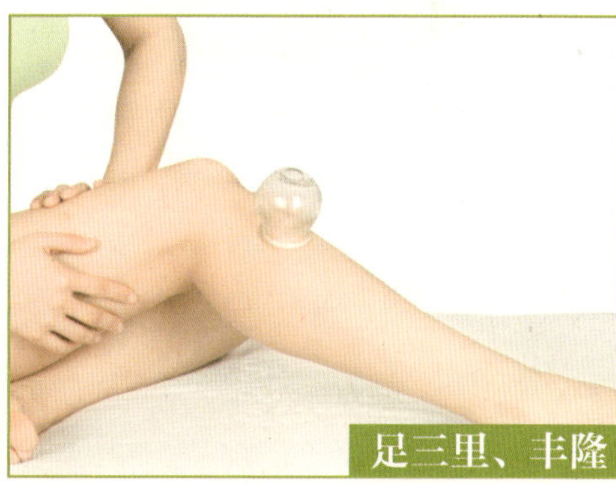
足三里、丰隆

拔罐背部脾俞：点燃棉球后，伸入罐内旋转一圈马上抽出，然后迅速将火罐扣在脾俞穴上，留罐 15 分钟后，将罐取下。

拔罐下肢部足三里、丰隆：点燃棉球后，伸入罐内旋转一圈马上抽出，然后迅速将火罐扣在足三里穴、丰隆穴上，15 分钟后，将罐取下。

糖尿病——滋阴降糖调脾胃

小医生断症： 严重高血糖时可出现典型的“三多一少”的症状，即多饮、多尿、多食和消瘦，多见于1型糖尿病。发生酮症或酮症酸中毒时“三多一少”症状更为明显。2型糖尿病发病前常有肥胖，若得不到及时诊断，体重会逐渐下降。

小叮咛： 除了控制饮食外，糖尿病患者增加体力活动可改善机体对胰岛素的敏感性。

所需穴位一览

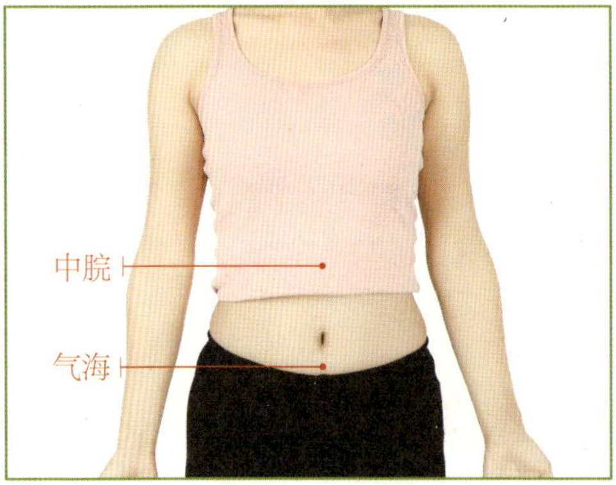

中脘具有和胃健脾、降逆利水的作用；气海具有补气理气、固精调经的作用。

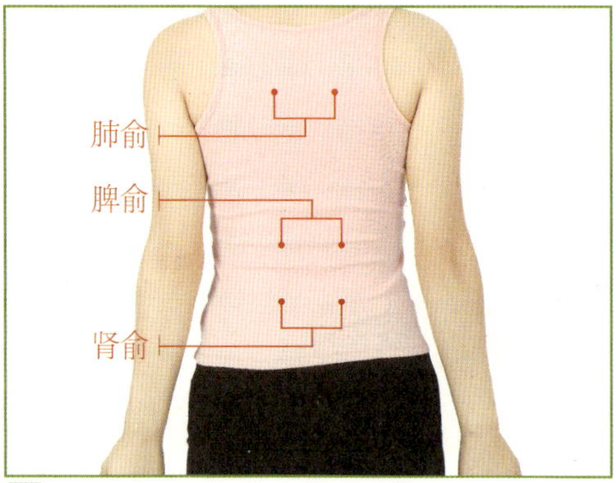

肺俞有解表宣肺、清热理气的作用；脾俞可健脾和胃、利湿升清；肾俞可益肾助阳。

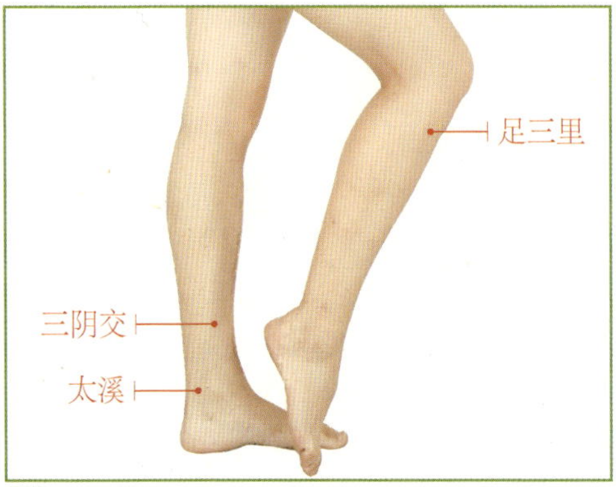

足三里可健脾和胃、扶正培元；三阴交可健脾理血、益肾平肝；太溪可滋阴益肾。

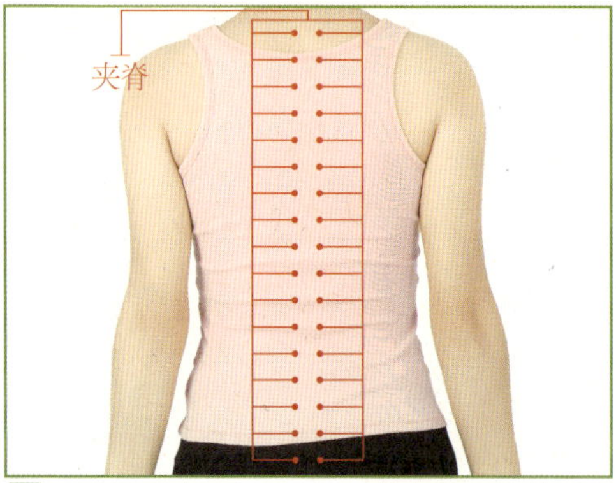

夹脊具有调和脏腑、补虚扶正的作用，能调节脏腑功能，增强控糖能力。

刮痧方法

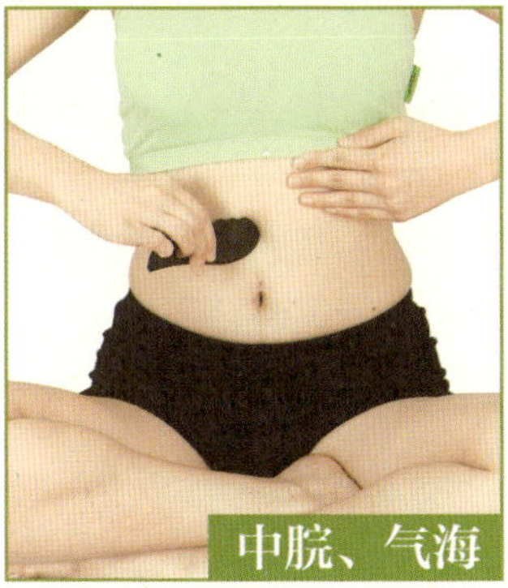
中脘、气海

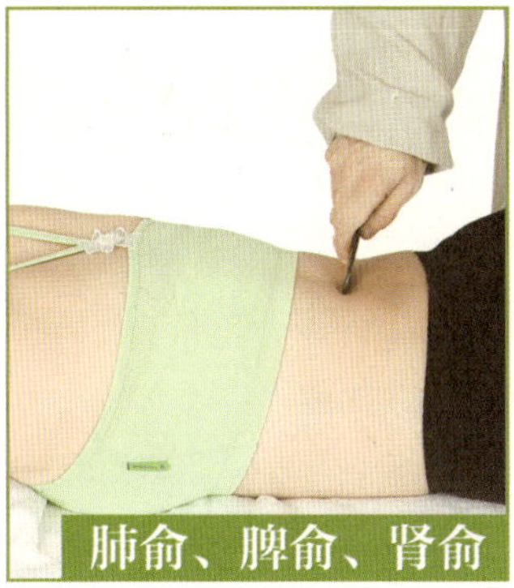
肺俞、脾俞、肾俞

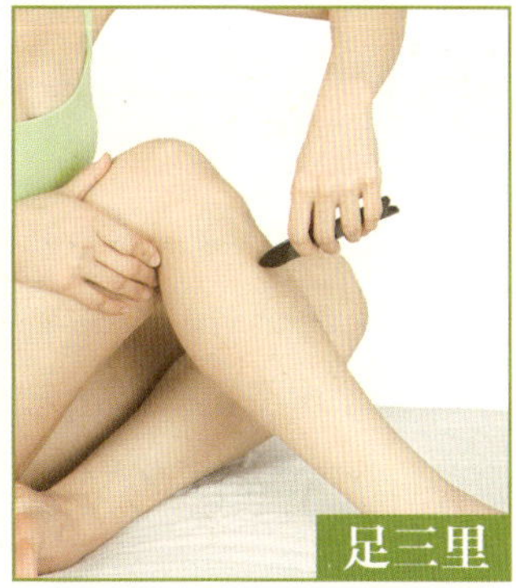
足三里

刮拭腹部中脘、气海：用角刮法分别从上到下刮拭中脘穴、气海穴 30 次，力道略轻，可不出痧。

刮拭背部肺俞、脾俞、肾俞:用角刮法从上向下刮拭肺俞穴、脾俞穴、肾俞穴30次，以局部皮肤潮红、出痧为度。

刮拭下肢部足三里：用角刮法刮拭足三里穴 30 次，至潮红、发热为止。

拔罐方法

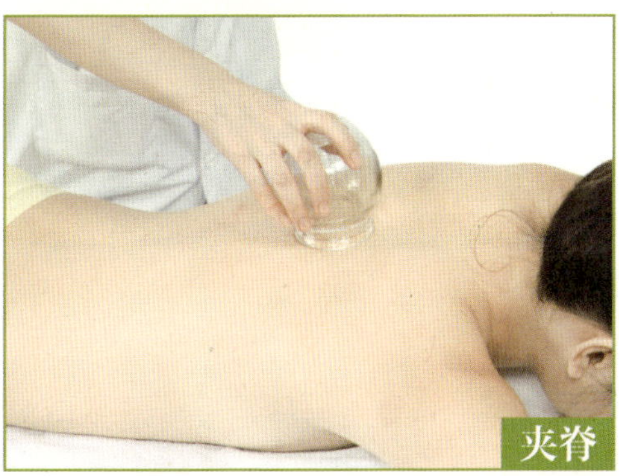
夹脊

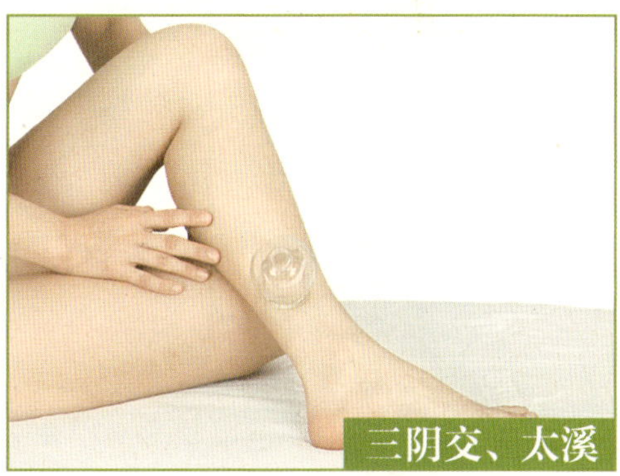
三阴交、太溪

拔罐腰背部夹脊：点燃棉球后，伸入罐内旋转一圈马上抽出，然后迅速将火罐扣在大椎穴上，沿着夹脊来回走罐，操作 2 分钟，以皮肤潮红为度。

拔罐下肢部三阴交、太溪：用拔罐点燃棉球后，伸入罐内旋转一圈马上抽出，然后迅速将火罐扣在三阴交穴、太溪穴上，留罐 10 分钟后取下。

中风后遗症——通经活络益肝肾

小医生断症：偏瘫是最常见的中风后遗症，一侧肢体肌力减退、活动不利或完全不能活动。常伴有同侧肢体的感觉障碍如冷热不知、疼痛不觉等。有时还可伴有同侧的视野缺损、失语、头疼、眩晕、恶心、失眠、多梦、注意力不集中、耳鸣、眼花、多汗、心悸等。

小叮咛：中风后遗症患者应注意生活护理，如冬天保暖、预防便秘，平时可试着活动患肢。

所需穴位一览

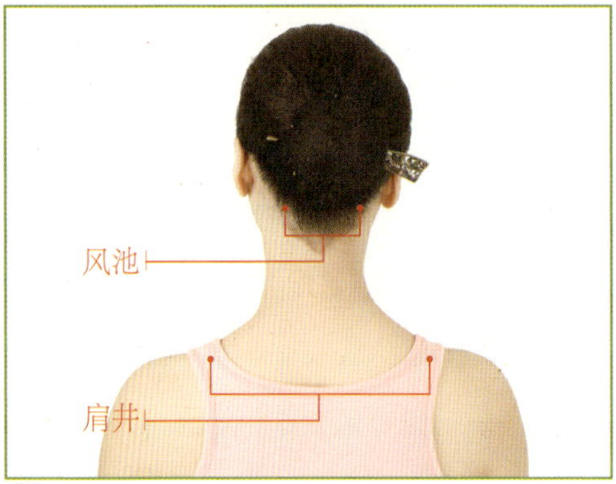

风池具有醒脑开窍、疏风清热的作用；肩井具有祛风清热、活络消肿的作用。

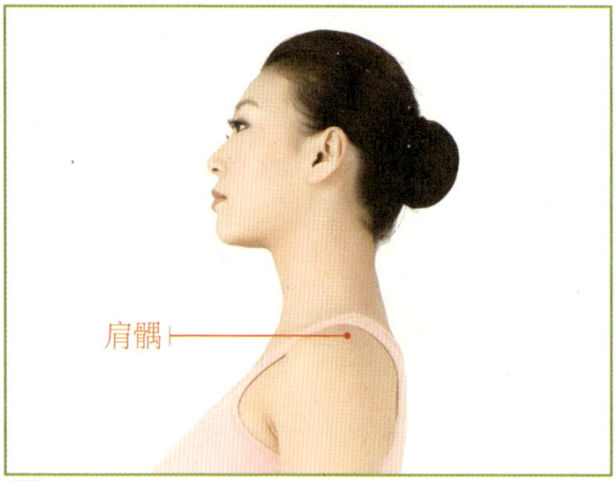

肩髃具有活血散风、通利关节的作用，能改善中风后遗症患者的偏瘫。

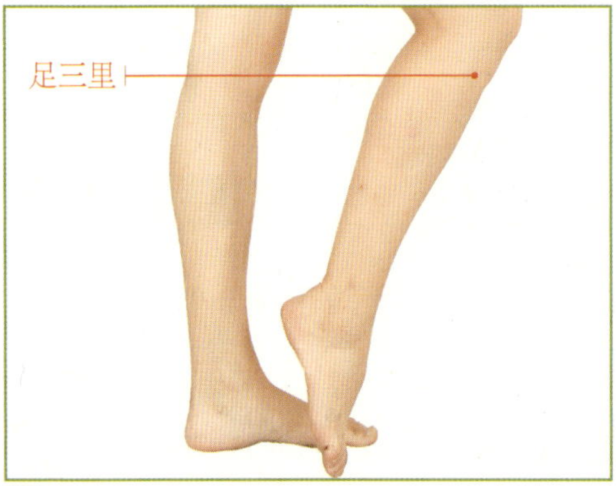

足三里具有健脾和胃、扶正培元、通经活络的作用。

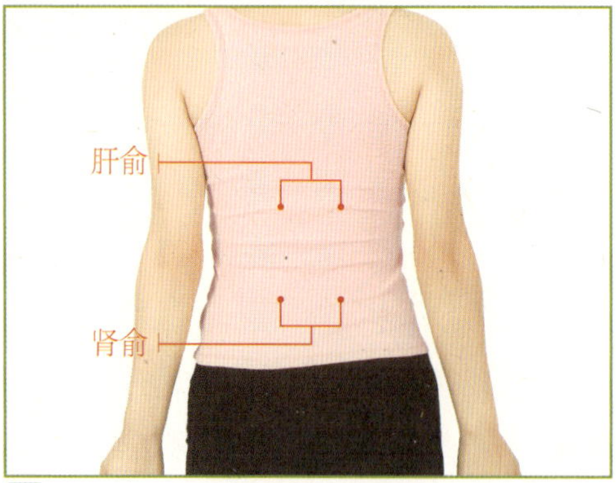

肝俞具有疏肝利胆、理气明目的作用；肾俞具有益肾助阳、强腰利水的作用。

刮痧方法

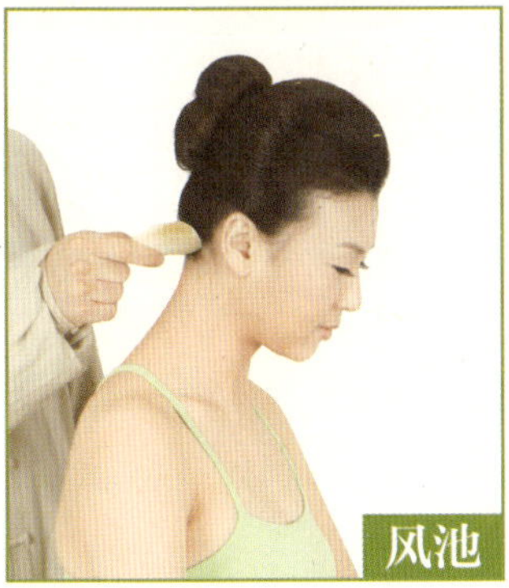
风池

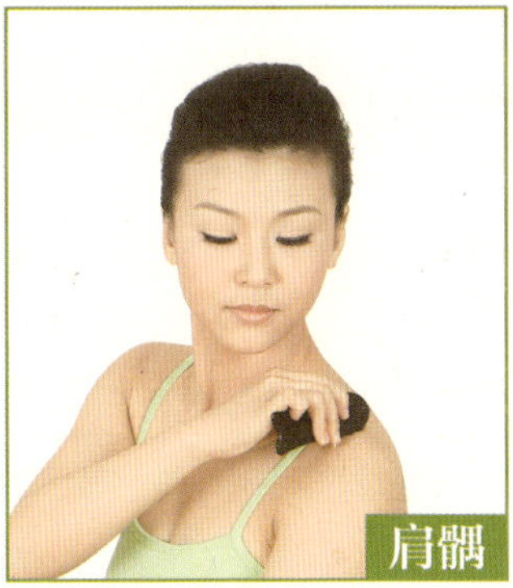
肩髃

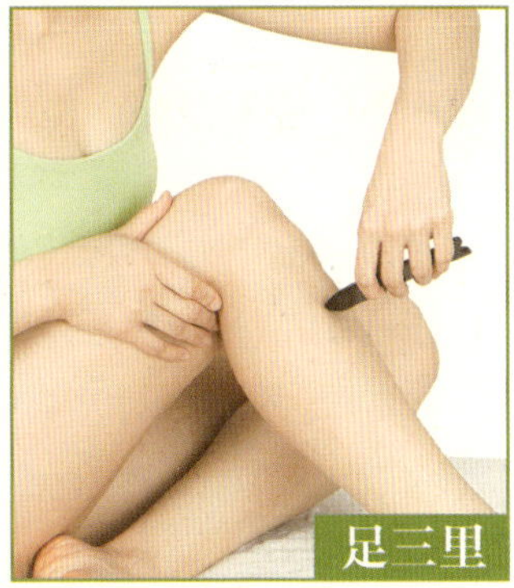
足三里

刮拭头部风池：用角刮法刮拭风池穴 30 次，力度适中，可不出痧。

刮拭肩部肩髃：以刮痧板的厚棱角面侧为着力点刮拭肩髃穴 30 次，力度微重，以出痧为度。

刮拭下肢部足三里：以刮痧板的厚边棱角刮拭足三里穴 30 次，由上到下，力度适中，以局部皮肤出痧为度。

拔罐方法

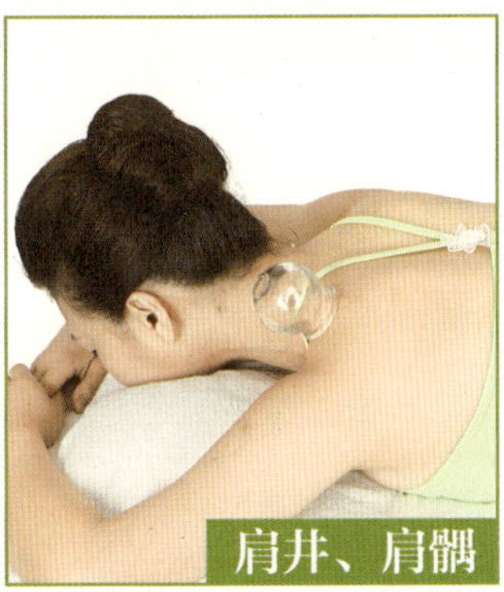
肩井、肩髃

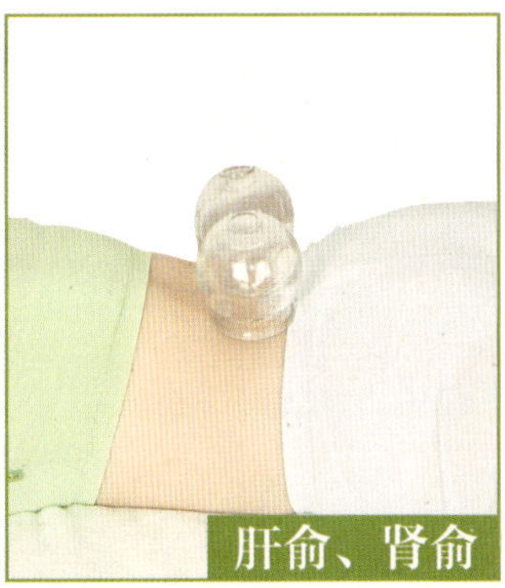
肝俞、肾俞

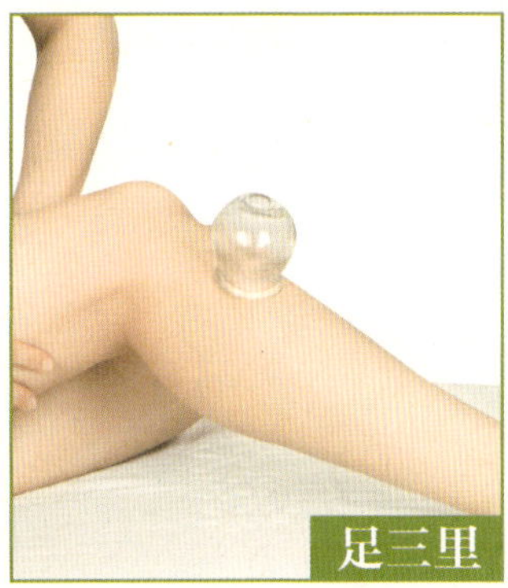
足三里

拔罐肩部肩井、肩髃：点燃棉球后，伸入罐内旋转一圈马上抽出，然后迅速将火罐扣在肩井穴、肩髃穴上，每穴留罐 15 ~ 20 分钟，然后将罐依次取下。

拔罐背部肝俞、肾俞：将火罐扣在肝俞穴、肾俞穴上，留罐 5 ~ 10 分钟，然后将罐依次取下。

拔罐下肢部足三里：将火罐扣在足三里穴上，15 分钟后，将罐取下。

慢性咽炎——清热利咽消痰咳

小医生断症：慢性咽炎患者可有咽部不适感、异物感、咽部分泌物不易咯出、咽部痒感、烧灼感、干燥感或刺激感，还可有微痛感，常在晨起时出现刺激性咳嗽及恶心。

小叮咛：慢性咽炎患者应戒烟酒，进行适当体育锻炼、正常作息、清淡饮食、保持良好的心理状态以通过增强自身整体免疫功能状态来提高咽部黏膜局部功能状态。

所需穴位一览

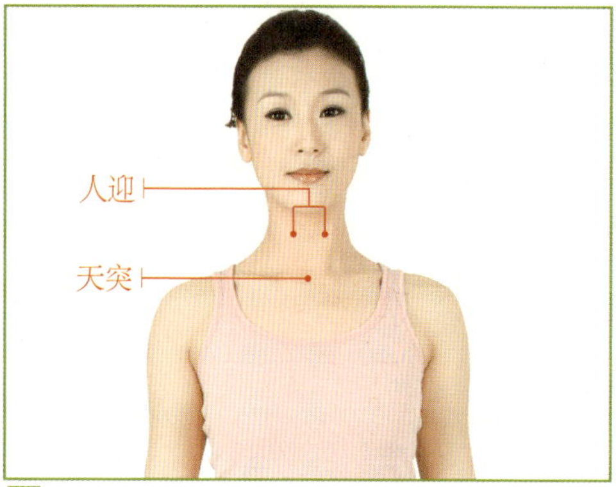

天突具有宣通肺气、消痰止咳的作用；人迎具有利咽散结、理气降逆的作用。

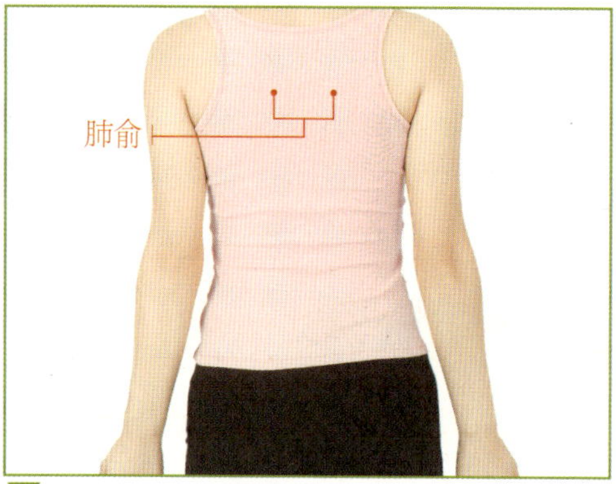

肺俞具有解表宣肺、清热理气的作用，能维护呼吸道健康。

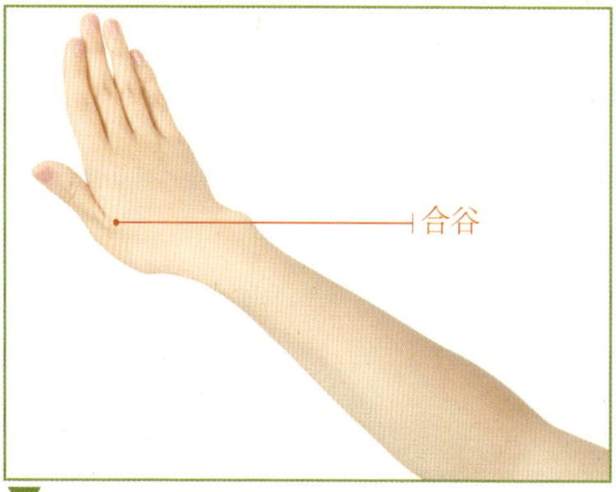

合谷具有通经活经、清热解表、通调肠胃的作用，能改善上火引起的咽炎。

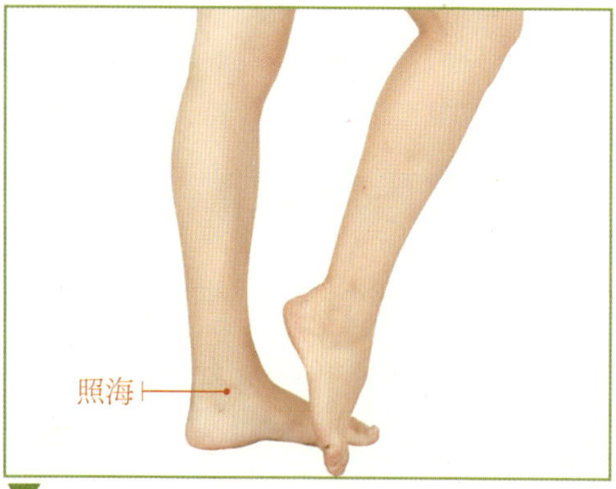

照海具有滋阴清热、调经止痛的作用，能清除内部虚热，改善咽喉红肿。

刮痧方法

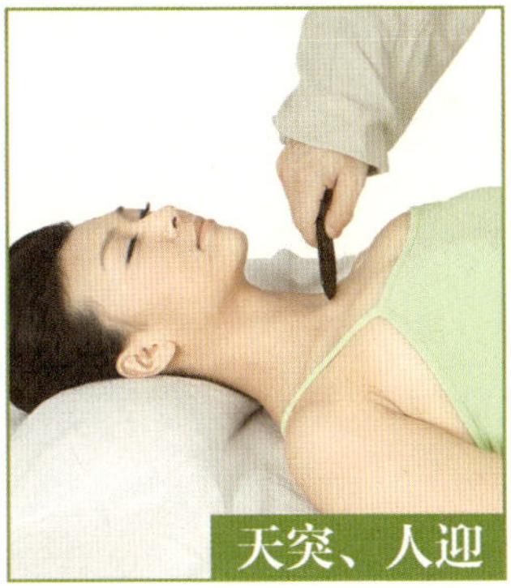
天突、人迎

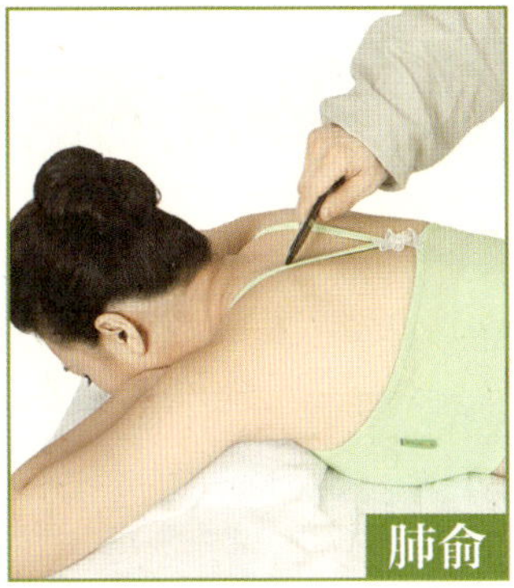
肺俞

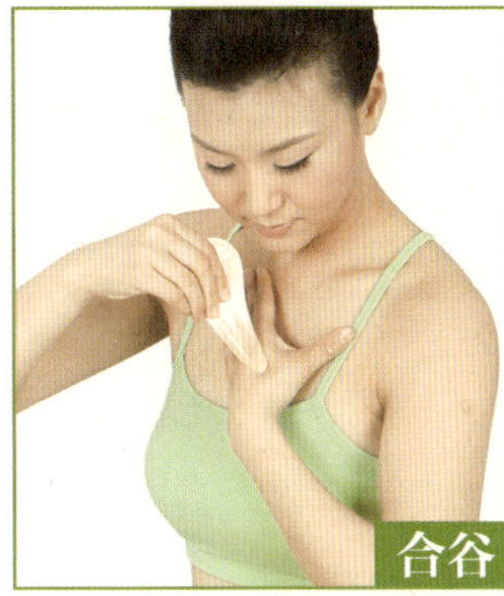
合谷

刮拭颈部天突、人迎：先用面刮法自上往下刮拭人迎穴 1 ~ 3 分钟，再用角刮法刮拭天突穴 1 ~ 3 分钟，力度适中，以潮红为度。

刮拭背部肺俞：用角刮法刮拭肺俞穴 30 次，力度微重，速度适中，以出痧为度。

刮拭上肢部合谷：用角刮法刮拭合谷穴 30 次，力度由轻到重，刮至皮肤出现痧痕为止。

拔罐方法

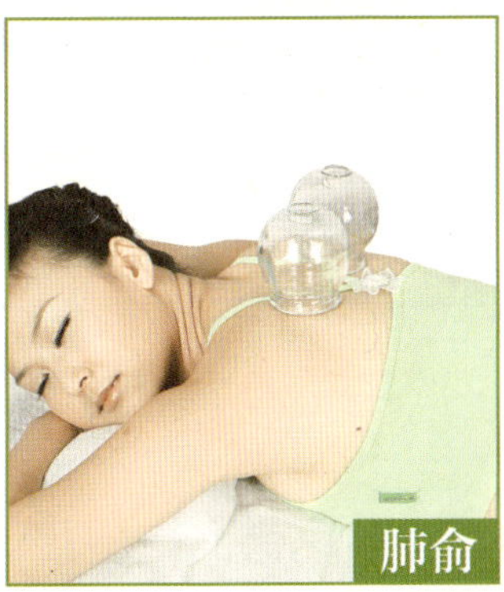
肺俞

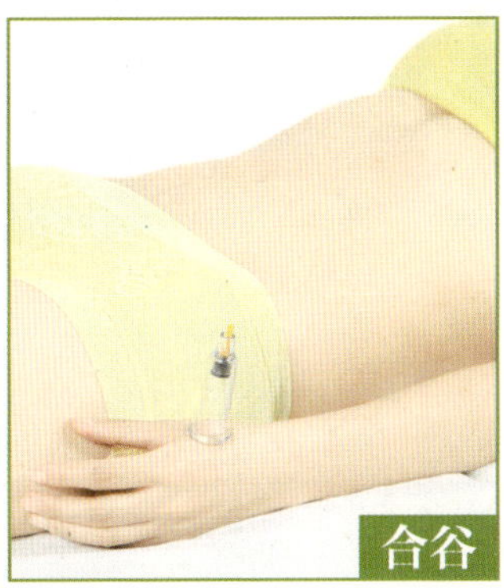
合谷

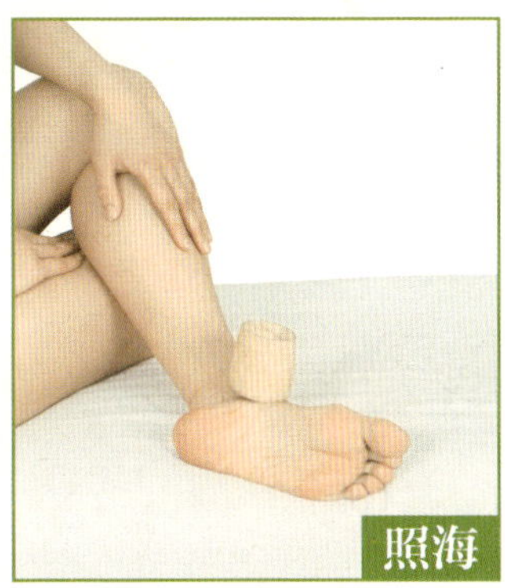
照海

拔罐背部肺俞：将火罐扣在肺俞穴上，留罐 10 分钟后将罐取下，以局部皮肤充血为度。

拔罐上肢部合谷：用拔罐器将气罐拔取在合谷穴上，留罐 10 分钟后取下，以局部皮肤潮红为度。

拔罐下肢部照海：点燃棉球后，伸入罐内旋转一圈马上抽出，然后迅速将竹罐扣在照海穴上，留罐 10 分钟后取下。

哮喘——理气宽胸平咳喘

小医生断症：哮喘表现为发作性咳嗽、胸闷及呼吸困难。部分患者咳痰，多于发作趋于缓解时痰多，如无合并感染，常为白黏痰。发作时轻者仅有胸部紧迫感，持续数分钟，重者极度呼吸困难，持续数周或更长时间。经治疗后可在较短时间内缓解，部分自然缓解。

小叮咛：寒冷季节或天气突然变化、气压降低，都可激发哮喘发作，应注意避风保暖。

所需穴位一览

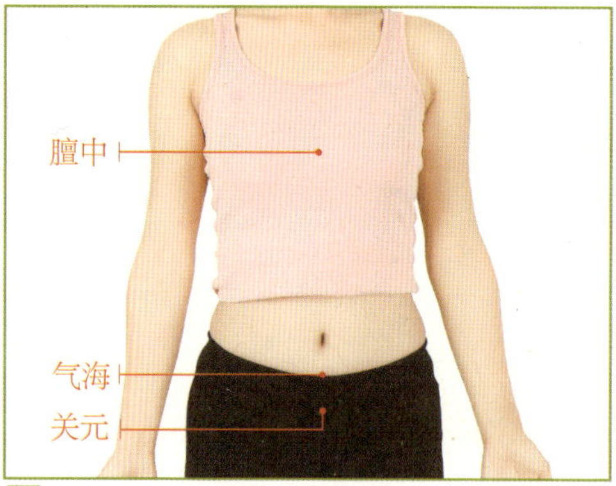

膻中可理气宽胸、清肺化痰；气海可补气理气、固精调经；关元可培肾固本、补气回阳。

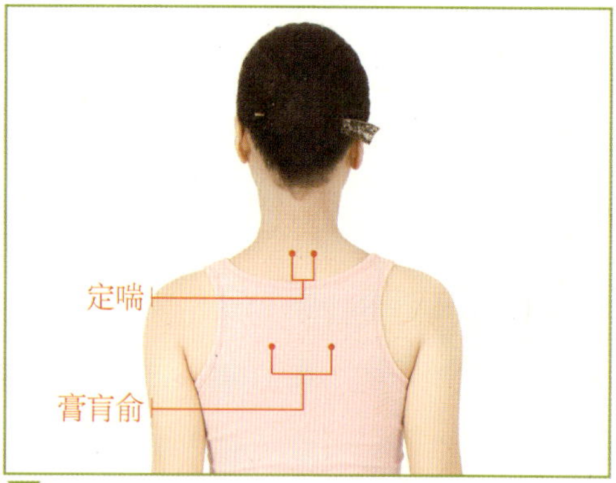

定喘具有止咳平喘、通宣理肺的作用；膏肓俞具有补虚益损、调理肺气的作用。

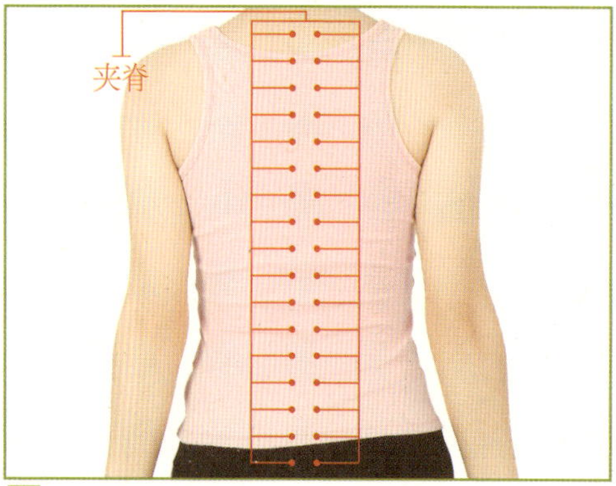

夹脊具有调和脏腑、补虚扶正的作用，能增强人体免疫力，治疗虚型哮喘。

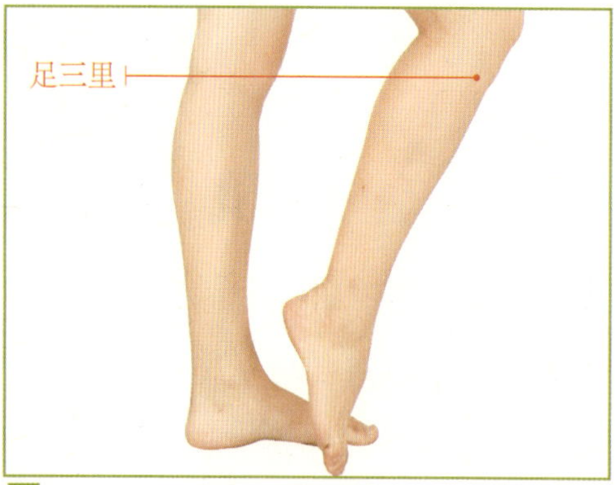

足三里具有健脾和胃、扶正培元、通经活络的作用，对哮喘日久者有良效。

刮痧方法

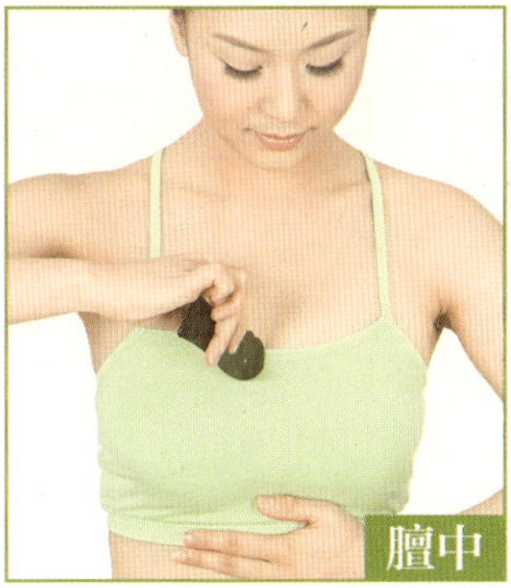

膻中

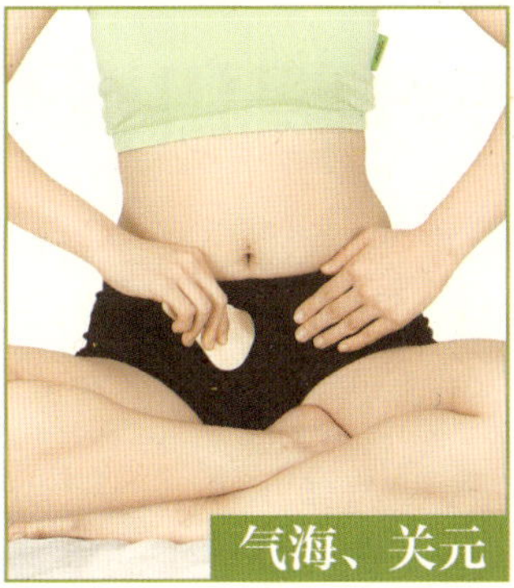

气海、关元

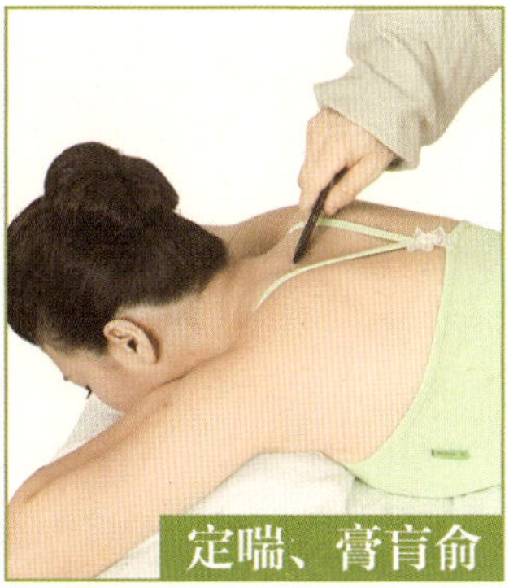

定喘、膏肓俞

刮拭胸部膻中：用角刮法刮拭膻中穴30次，力度轻柔，可不出痧。

刮拭腹部气海、关元：用角刮法自上而下刮拭气海穴至关元穴30次，力度适中，以潮红、出痧为度。

刮拭背部定喘、膏肓俞：用刮痧板的厚边棱角刮拭定喘穴至膏肓俞穴30次，从上往下，手法连贯，以出痧为度。

拔罐方法

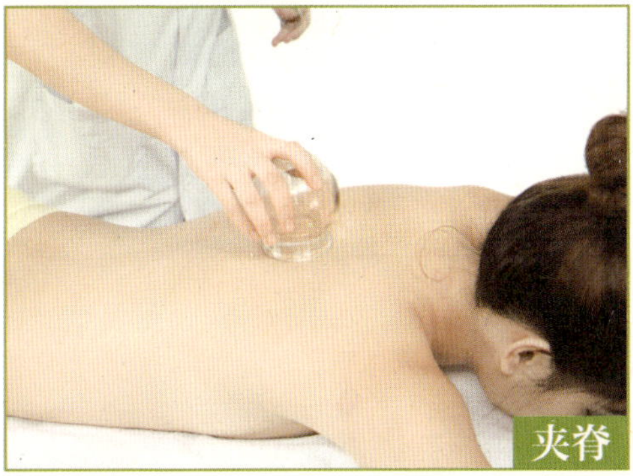

夹脊

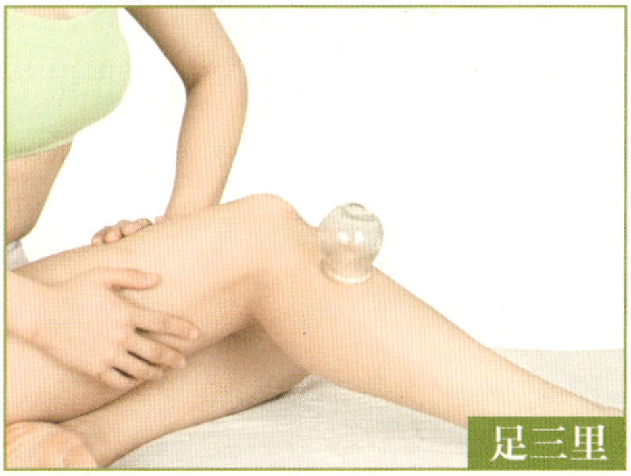

足三里

拔罐背部夹脊：点燃棉球后，伸入罐内旋转一圈马上抽出，然后迅速将火罐扣在大椎穴上，沿着夹脊穴来回走罐10次，以皮肤潮红为度。

拔罐下肢部足三里：点燃棉球后，伸入罐内旋转一圈马上抽出，然后迅速将火罐扣在足三里穴上，留罐10分钟后取下，以局部潮红为度。

慢性胃炎——健脾和胃促消化

小医生断症：大多数慢性胃炎病人常无症状或有程度不同的消化不良症状如上腹隐痛、食欲减退、餐后饱胀、反酸等，个别病人伴黏膜糜烂者上腹痛较明显，并可有出血，如呕血、黑便，症状常常反复发作。

小叮咛：过酸、过辣等刺激性食物及生冷不易消化的食物应尽量避免，饮食时要细嚼慢咽。

所需穴位一览

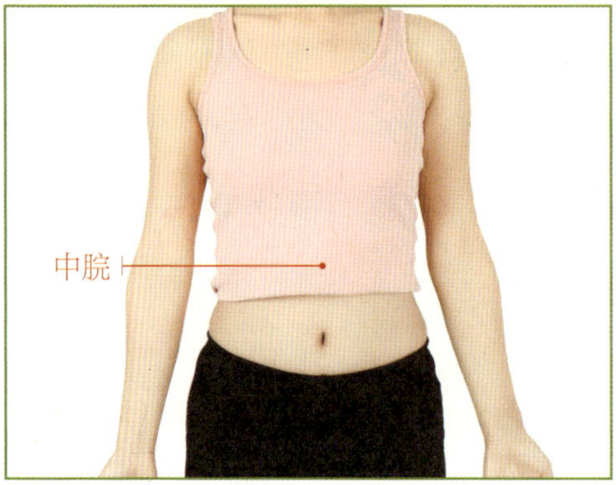

中脘具有和胃健脾、降逆利水的作用，能维护消化系统功能。

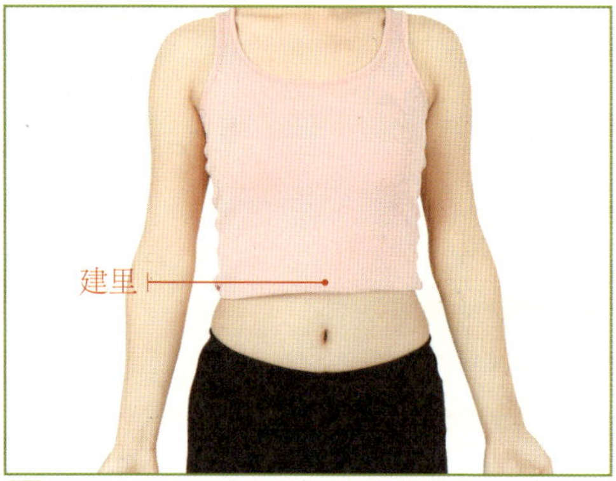

建里具有健脾理气、和胃消积的作用，能增强胃肠动力。

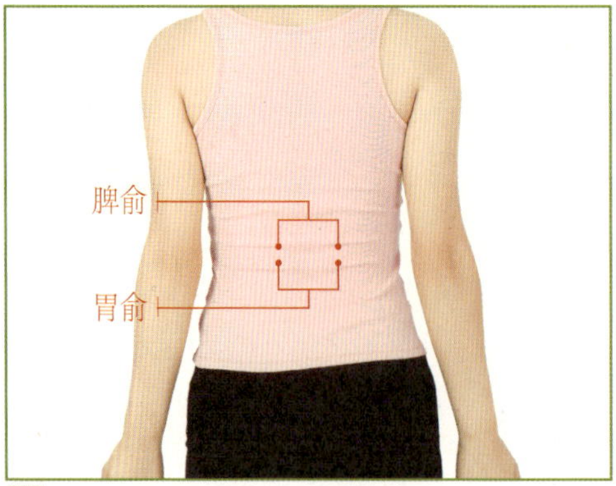

脾俞具有健脾和胃、利湿升清的作用；胃俞具有和胃调中、祛湿消积的作用。

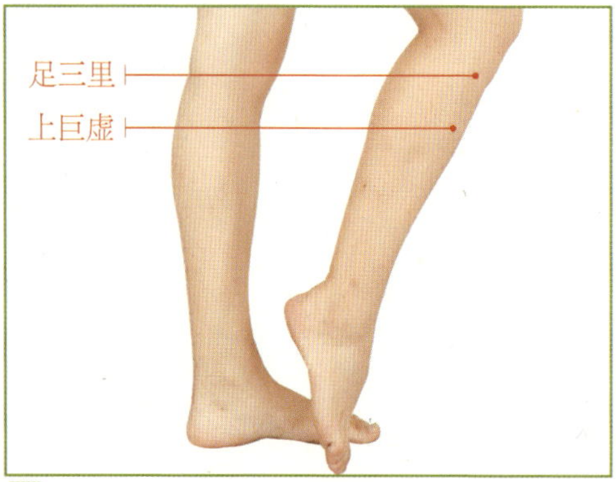

足三里具有健脾和胃、扶正培元的作用；上巨虚具有理脾和胃、通经活络的作用。

刮痧方法

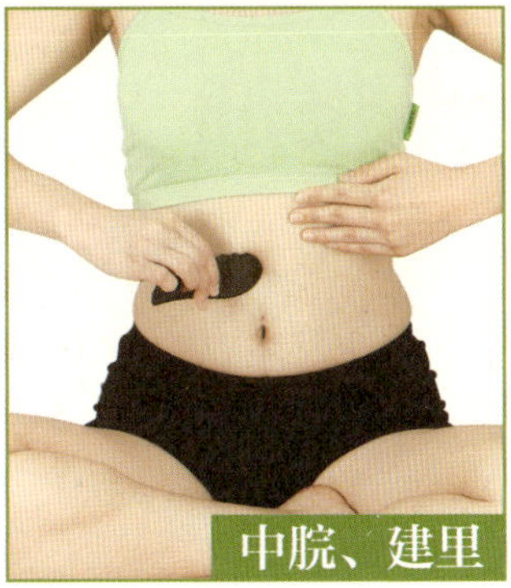

中脘、建里

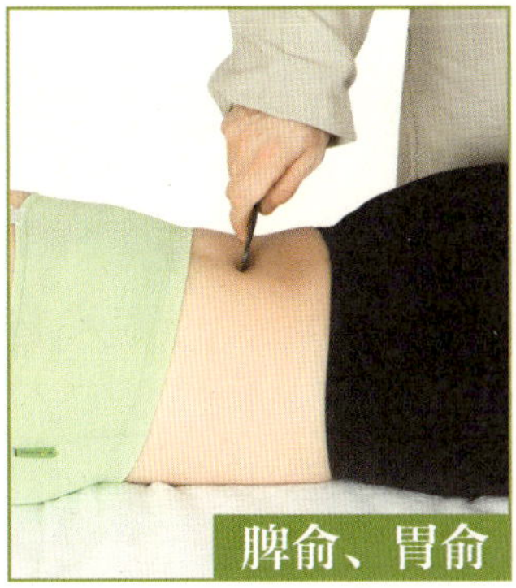

脾俞、胃俞

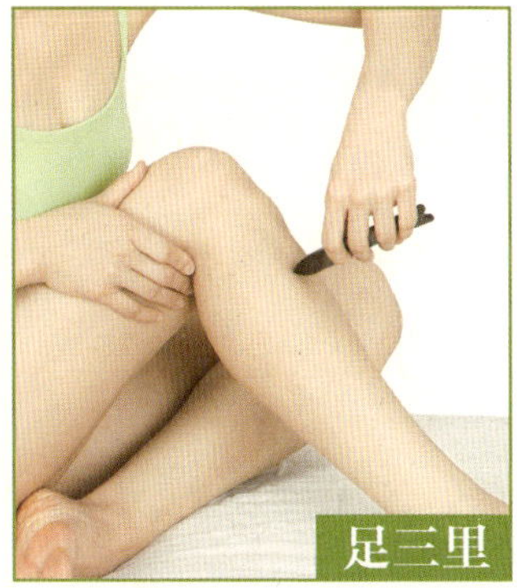

足三里

刮拭腹部中脘、建里：用角刮法由上至下刮拭中脘穴至建里穴 3 ~ 5 分钟，力度适中，速度均匀，以出痧为度。

刮拭背部脾俞、胃俞：用角刮法刮拭脾俞穴至胃俞穴 30 次，手法宜轻，以出痧为度。

刮拭下肢部足三里：用角刮法由上至下刮拭足三里穴 3 ~ 5 分钟，力度微重，以出痧为度。

拔罐方法

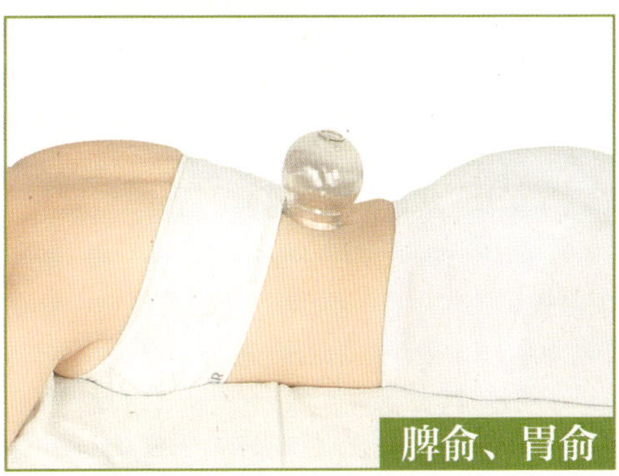

脾俞、胃俞

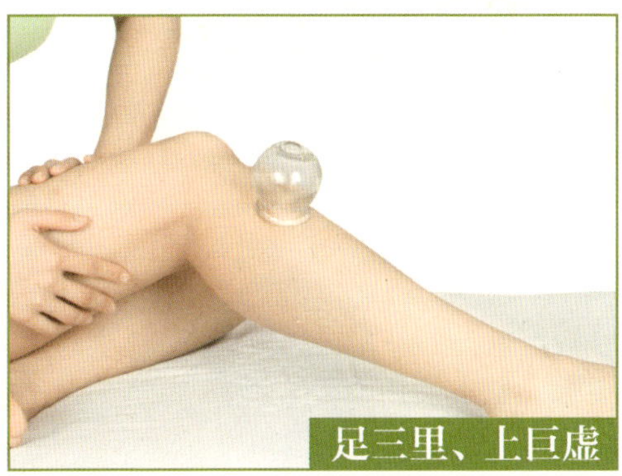

足三里、上巨虚

拔罐背部脾俞、胃俞：点燃棉球后，伸入罐内旋转一圈马上抽出，将火罐扣在脾俞穴、胃俞穴上，留罐 10 分钟后取下，以局部皮肤潮红为度。

拔罐下肢部足三里、上巨虚：点燃棉球后，伸入罐内旋转一圈马上抽出，将火罐扣在足三里穴、上巨虚穴上，留罐 10 分钟后取下，以局部皮肤充血为度。

三叉神经痛——通经活络止疼痛

小医生断症：在头面部三叉神经分布区域内，发病骤发、骤停，出现闪电样、刀割样、烧灼样、顽固性、难以忍受的剧烈性疼痛。说话、洗脸、刷牙或微风拂面，甚至走路时都会导致阵发性时的剧烈疼痛。疼痛历时数秒或数分钟，疼痛呈周期性发作，发作间歇期同正常人一样。

小叮咛：饮食要有规律，宜选择质软、易嚼食物，因咀嚼诱发疼痛的患者，则要进食流食。

所需穴位一览

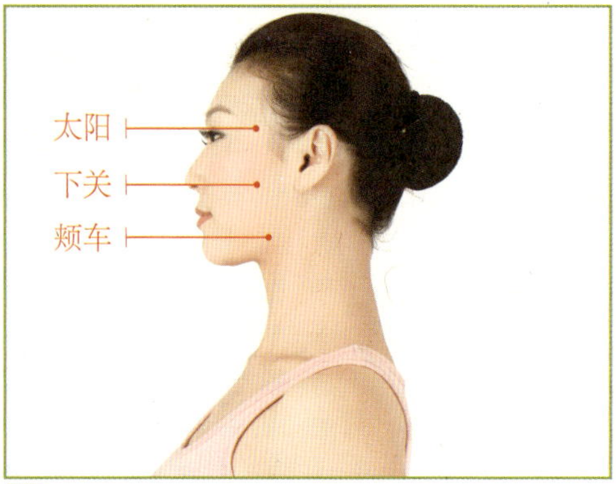

太阳可清肝明目、通络止痛；下关可消肿止痛、聪耳通络；颊车可祛风清热、开关通络。

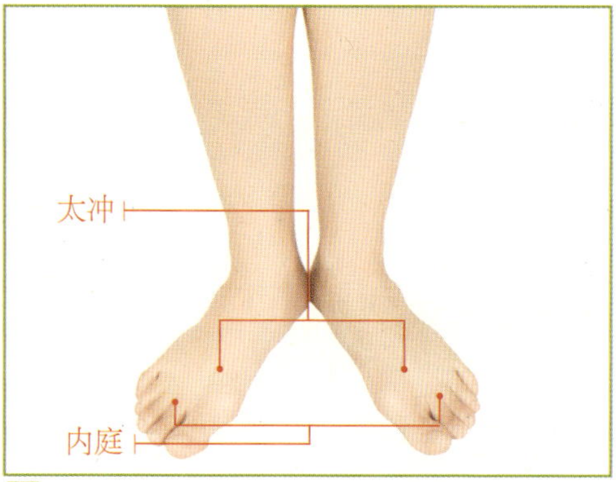

太冲具有平肝泄热、舒肝养血的作用；内庭具有清胃泻火、理气止痛的作用。

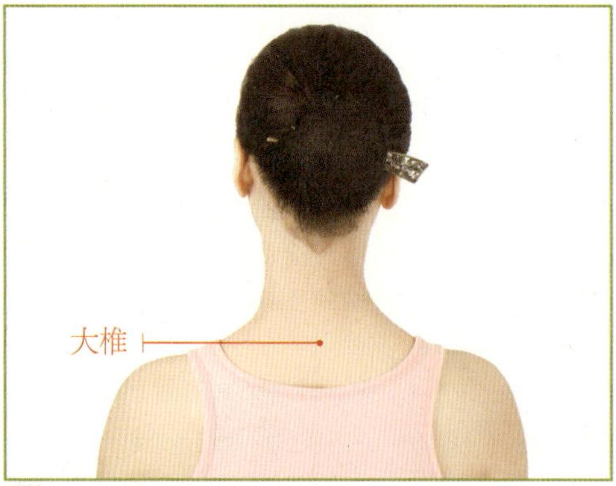

大椎具有解表通阳、补虚宁神的作用，能防治外邪加重病情。

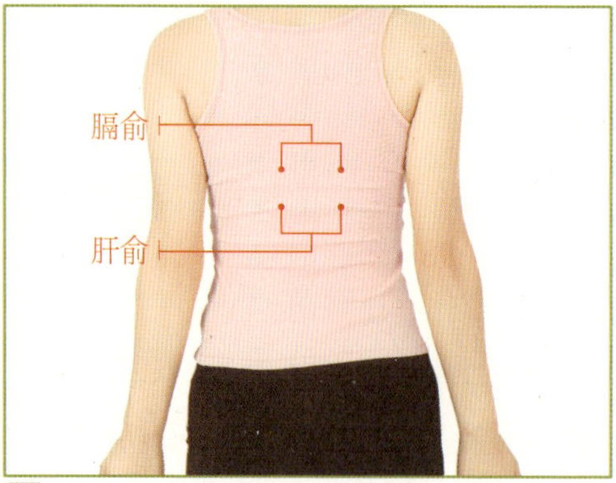

膈俞具有理气宽胸、活血通脉的作用；肝俞具有疏肝利胆、理气明目的作用。

刮痧方法

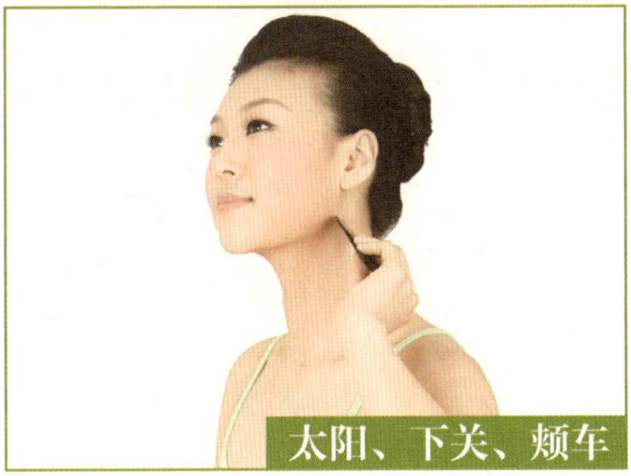
太阳、下关、颊车

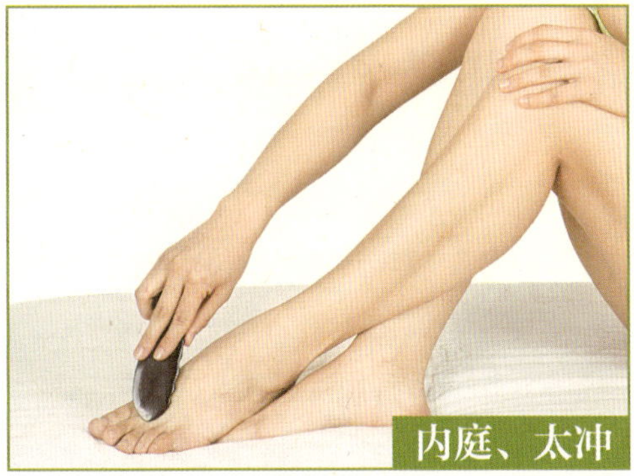
内庭、太冲

刮拭头面部太阳、下关、颊车：用刮痧板的厚棱角为着力点，依次着力于太阳穴、下关穴、颊车穴，并吸附在穴位表面不移动，但带动皮肤下面的组织搓揉活动，施以旋转回环的连续刮拭动作30次。

刮拭下肢部内庭、太冲：用刮痧板的角部刮拭内庭穴、太冲穴30次，力度稍重，以局部皮肤出痧为度。

拔罐方法

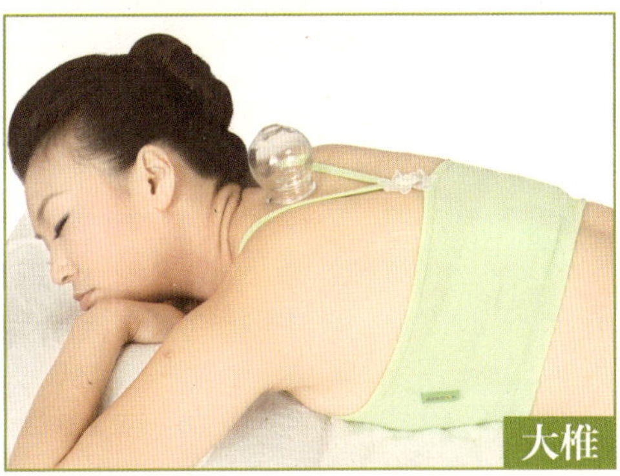
大椎

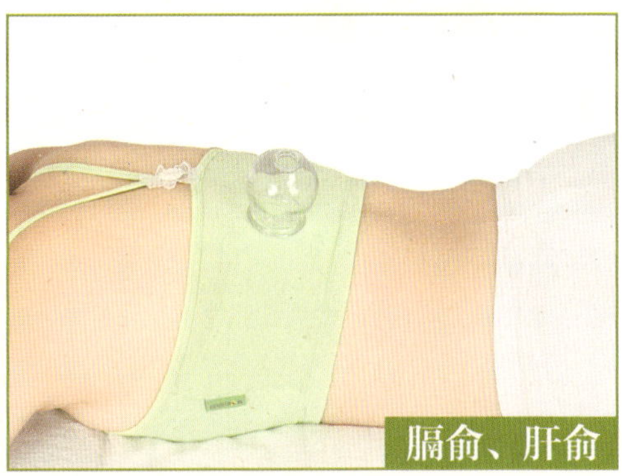
膈俞、肝俞

拔罐颈部大椎：点燃棉球后，伸入罐内旋转一圈马上抽出，然后迅速将火罐扣在大椎穴上，留罐10分钟，以局部皮肤潮红、充血为度。

拔罐背部膈俞、肝俞：点燃棉球后，伸入罐内旋转一圈马上抽出，然后迅速将火罐扣在膈俞穴、肝俞穴上，10分钟后将罐取下。

面神经麻痹——通络利窍疏肝胆

小医生断症：多表现为病侧面部表情肌瘫痪，前额皱纹消失、眼裂扩大、鼻唇沟平坦、口角下垂。在微笑或露齿动作时，口角下坠及面部歪斜更为明显。病侧不能做皱额、蹙眉、闭目、鼓气和噘嘴等动作。进食时，食物残渣常滞留于病侧的齿颊间隙内，并常有口水自该侧淌下。

小叮咛：可对患侧进行热敷，促进局部血液循环。面肌开始恢复时，需做面肌的肌力训练。

所需穴位一览

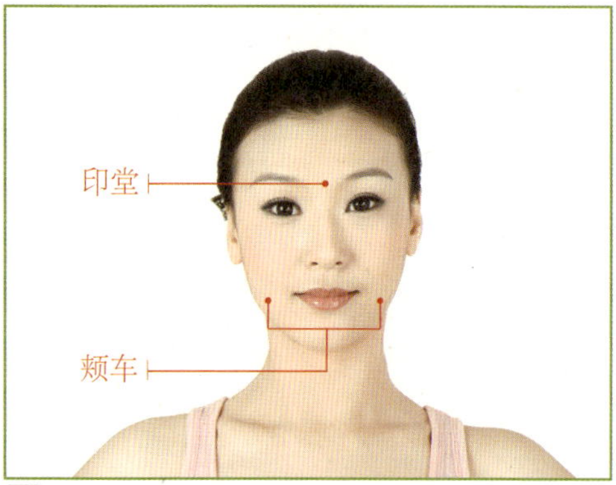

印堂具有清头明目、通鼻开窍的作用；颊车具有祛风清热、开关通络的作用。

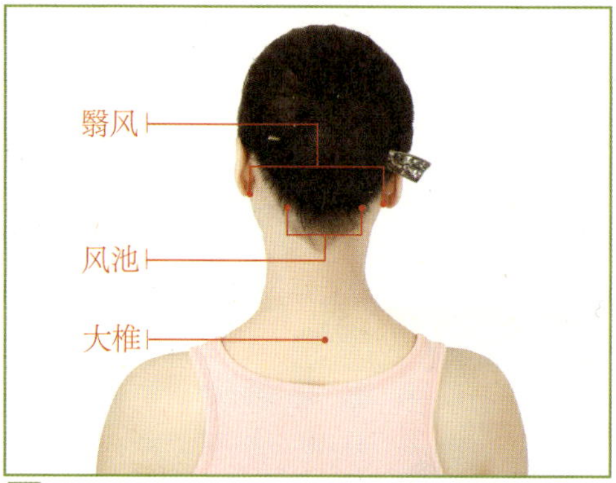

翳风可聪耳明目、疏风通络；风池可醒脑开窍、疏风清热；大椎可解表通阳、补虚宁神。

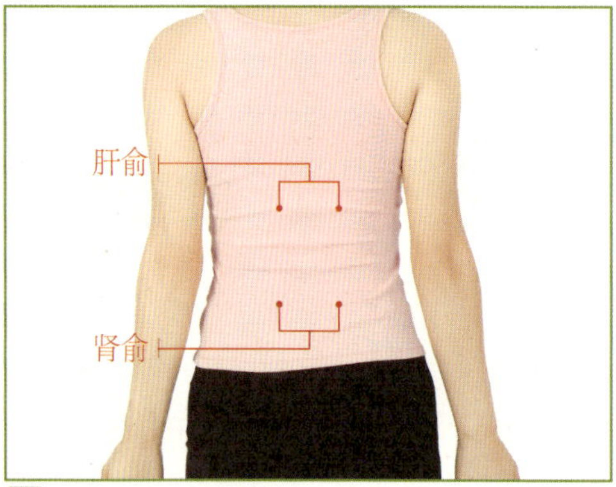

肝俞具有疏肝利胆、理气明目的作用；肾俞具有益肾助阳、强腰利水的作用。

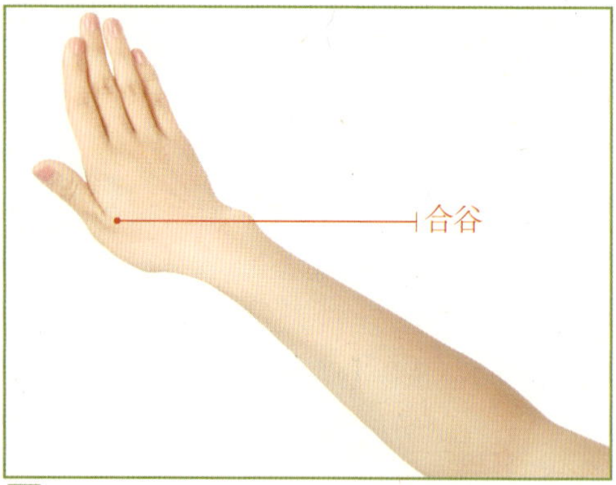

合谷具有通经活络、清热解表的作用，善治头面疾患。

刮痧方法

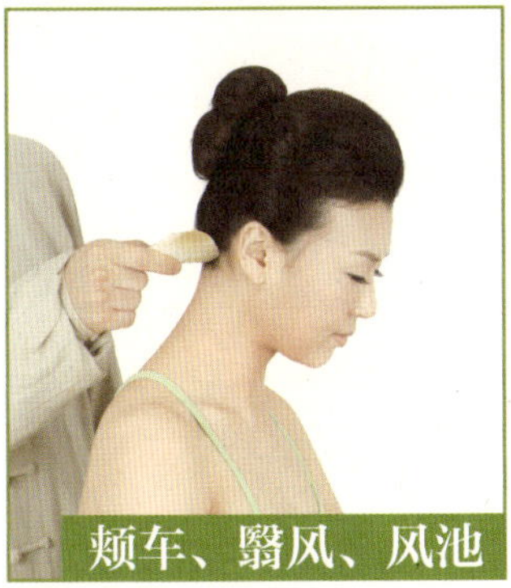
颊车、翳风、风池

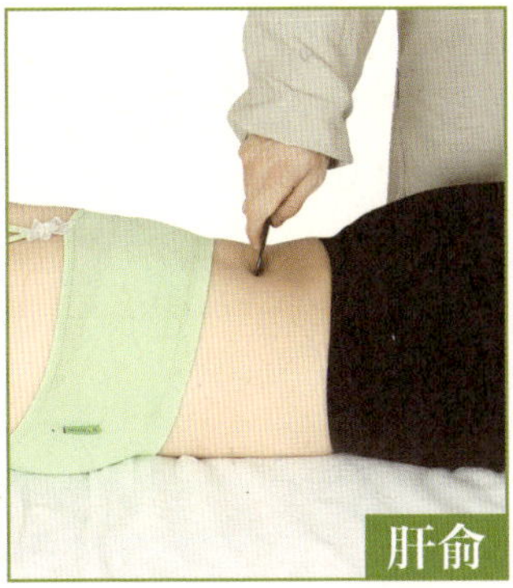
肝俞

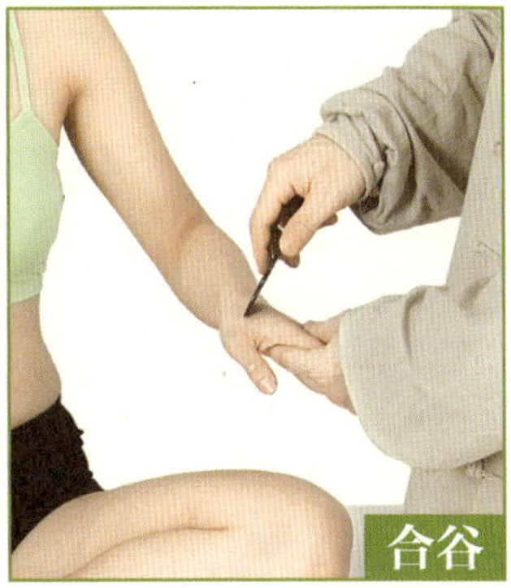
合谷

刮拭头面部颊车、翳风、风池：先用刮痧板的角部刮拭颊车穴 2 ~ 3 分钟，然后从翳风穴刮至风池穴 30 次，力度适中，稍出痧即可。

刮拭背部肝俞：用角刮法从上往下刮拭肝俞穴 30 次，力度适中，以出痧为度。

刮拭上肢部合谷：用刮痧板的角部刮拭合谷穴 30 次，力度重，以出痧为度。

拔罐方法

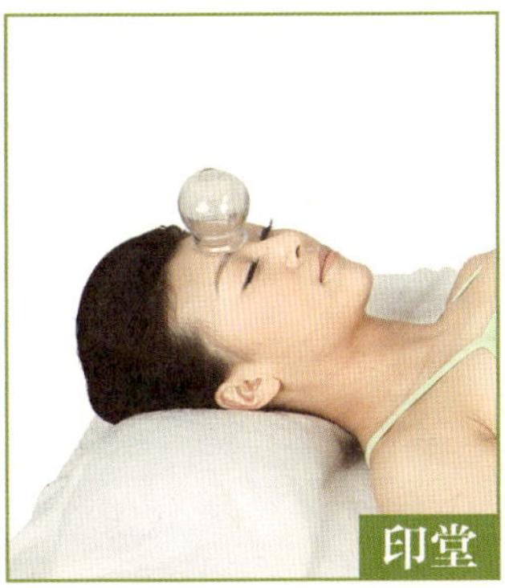
印堂

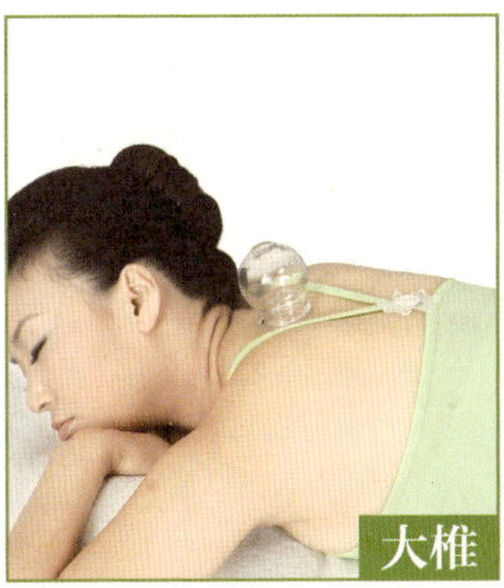
大椎

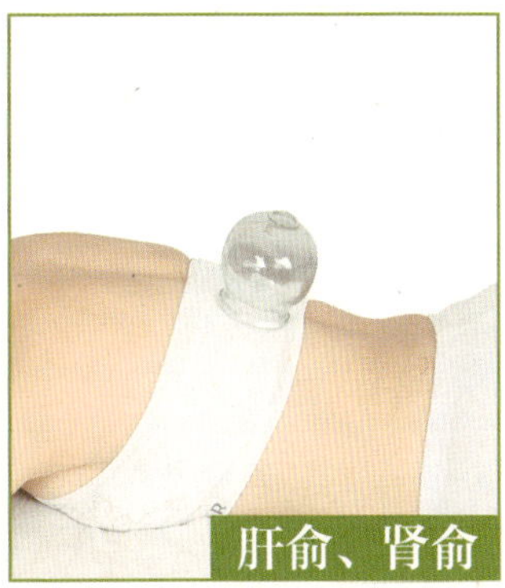
肝俞、肾俞

拔罐头面部印堂：将火罐扣在印堂穴上，留罐 10 分钟后取下，以局部皮肤潮红为度。

拔罐颈部大椎：将火罐扣在大椎穴上，留罐 10 分钟后取下，以穴位皮肤充血为度。

拔罐背部肝俞、肾俞：找到肝俞穴、肾俞穴，将火罐扣在穴位上，留罐 10 分钟后取下，以局部皮肤充血为度。

预防和护理

预防面神经麻痹要从细节做起，避免空调、电扇直吹身体，感到有点凉了就要调整风向或关掉电器。遇到大风和寒冷的天气，出门时要轻拍、轻按面部、耳后、颈部的一些重要穴位，增加自己的御寒能力。要以乐观平和的精神状态面对工作和生活，减轻心理压力，避免过度劳累。

民间偏方

三七生地瘦肉汤

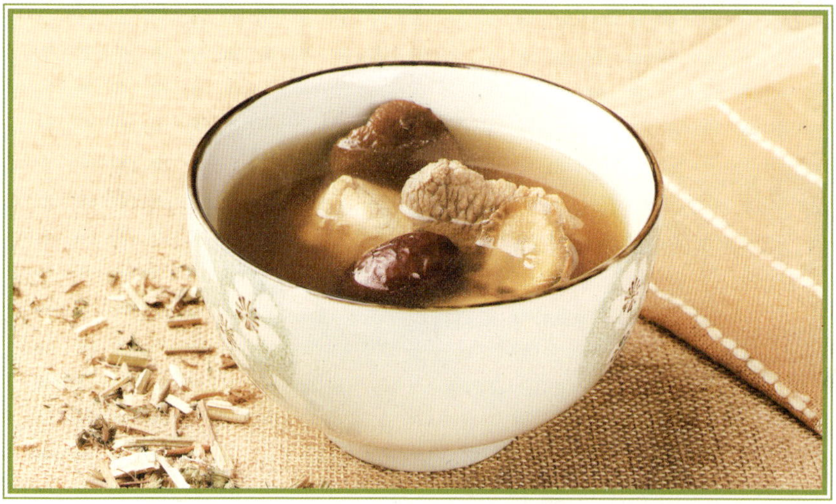

材料：三七 12 克，生地 30 克，红枣 4 个，瘦猪肉 300 克，盐适量

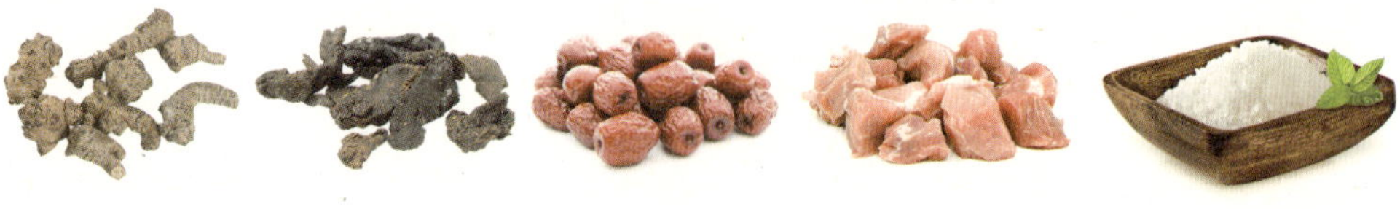

做法：将三七打碎，与生地、红枣、瘦猪肉一起放入砂锅中，加适量清水，用大火煮沸后改小火煮 1 小时至瘦肉熟烂，放适量盐调味即可。

主治：活血、化瘀、通络。用于瘀血阻滞经络引起的面神经麻痹。

用法：饮汤吃肉，隔天一次。

第七章 简单刮痧、拔罐——赶走尴尬两性病症

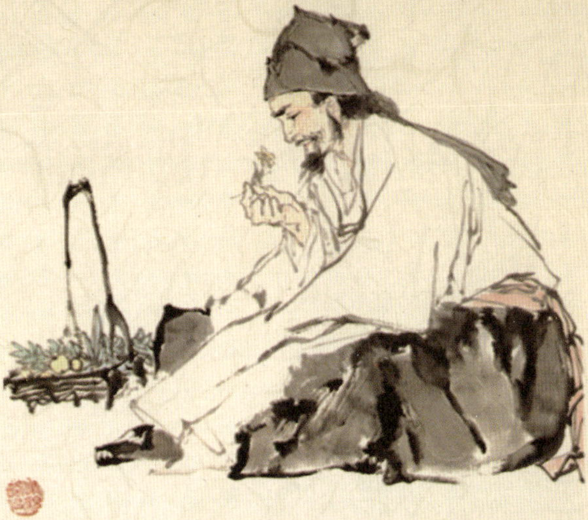

夫妻是家庭中的最主要成员。若男科疾病和妇科疾病在日常生活中肆意横行，夫妻生活必会受到影响和困扰。但是上医院治疗总觉得会暴露隐私，心中总是有各种烦恼。

在家自行改善病症，针刺的效果比较好，但它不适合老百姓在家自己施行，一是不安全，二是不好操作。而刮痧、拔罐则能很好地解决这种难题，夫妻相互为对方刮痧，既消除了忧虑，又加深了夫妻感情。

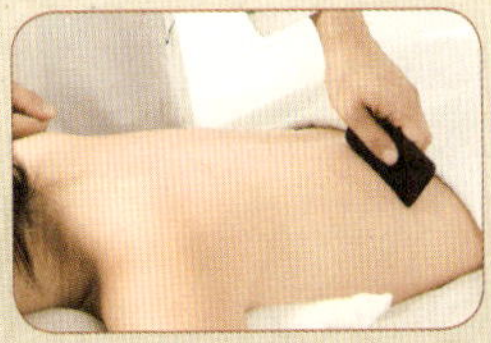

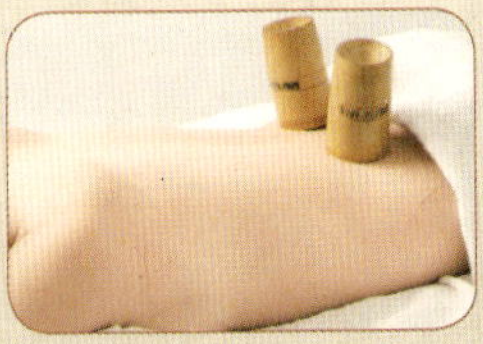

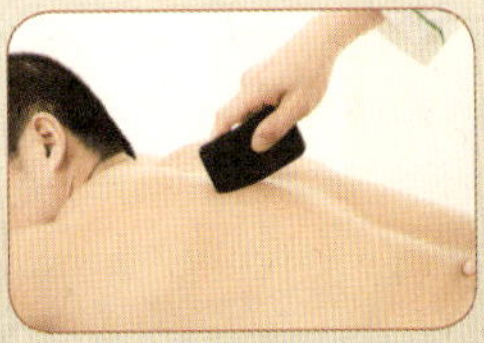

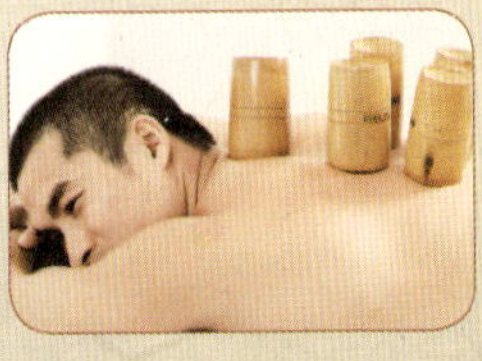

月经不调——健脾益气调经血

小医生断症：月经不调表现为月经周期或出血量的异常，或是月经前、经期时的腹痛及全身症状。包括月经过多或持续时间过长；月经过少，经量及经期均少；月经频发即月经间隔少于 25 天；月经周期延长即月经间隔长于 35 天。

小叮咛：经期应注意保暖，忌寒、凉、生、冷刺激，防止寒邪侵袭；注意休息，减少疲劳。

所需穴位一览

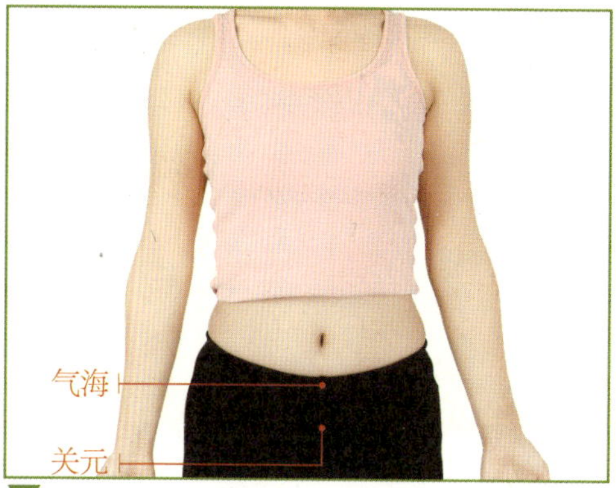

气海具有补气理气、固精调经的作用；关元具有培肾固本、补气回阳、清热利湿的作用。

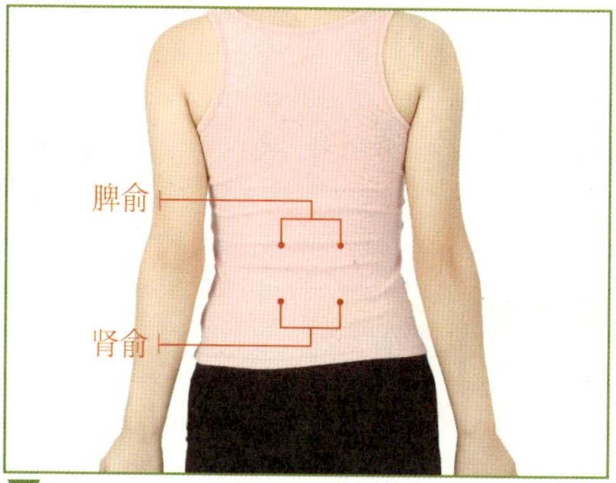

脾俞具有健脾和胃、利湿升清的作用；肾俞具有益肾助阳、强腰利水的作用。

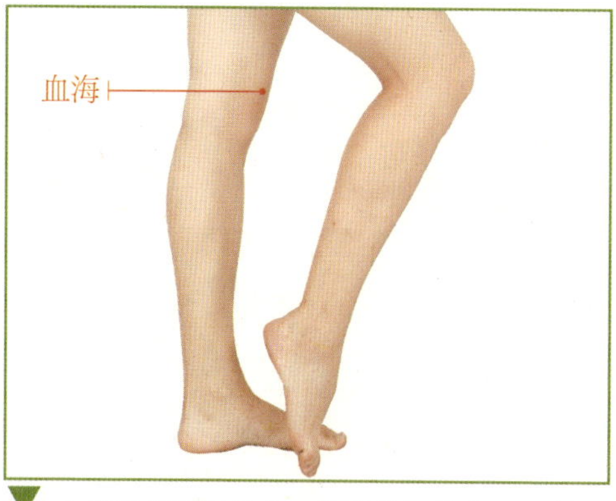

血海具有调经统血、健脾化湿的作用，能缓解月经不调。

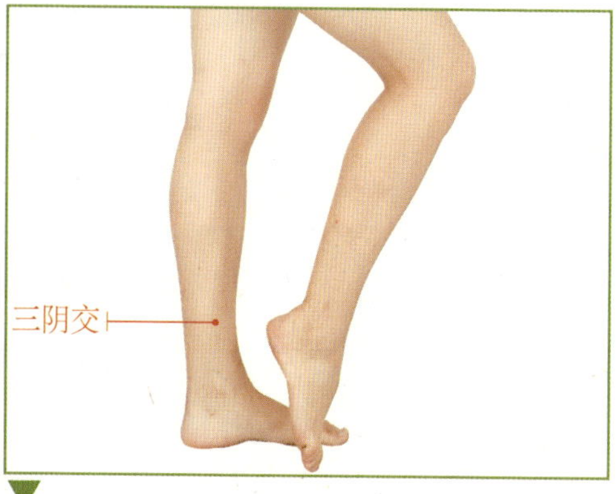

三阴交具有健脾理血、益肾平肝的作用，善治各类妇科疾患。

刮痧方法

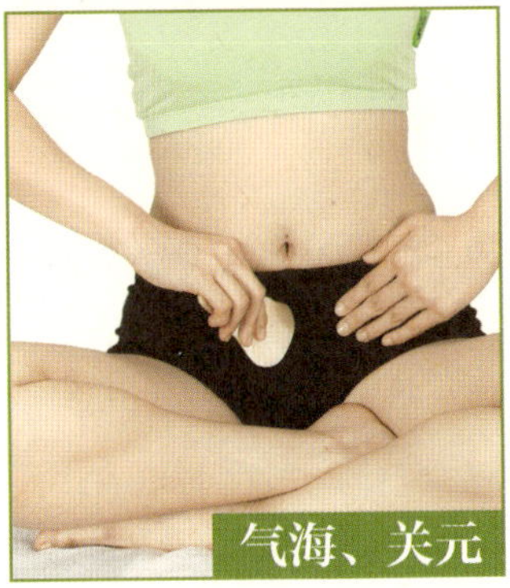

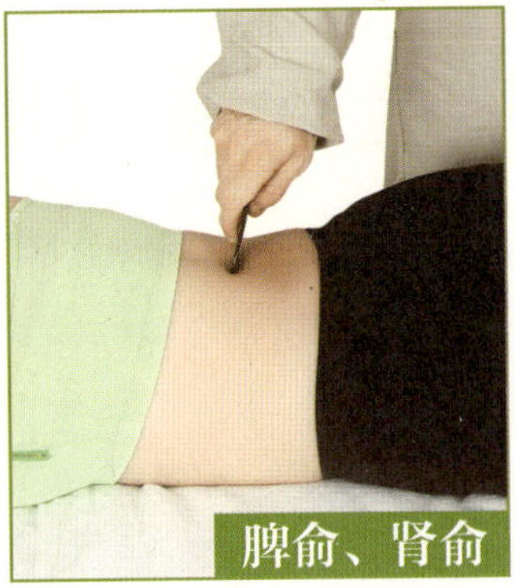

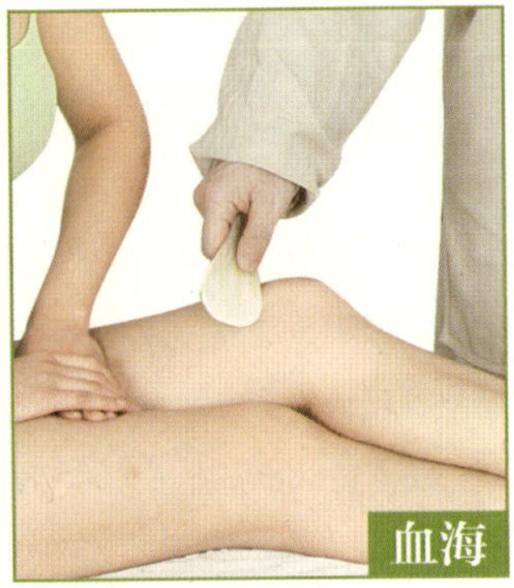

刮拭腹部气海、关元：用角刮法从气海穴开始刮至关元穴，力度由轻渐重，重复 20 ~ 30 次，刮至不再出现新痧为止。

刮拭腰背部脾俞、肾俞：用角刮法从脾俞穴刮至肾俞穴，重复 20 ~ 30 次，刮至不再出现新痧为止。

刮拭下肢部血海：用面刮法刮拭血海穴 20 ~ 30 次，刮至不再出现新痧为止。

拔罐方法

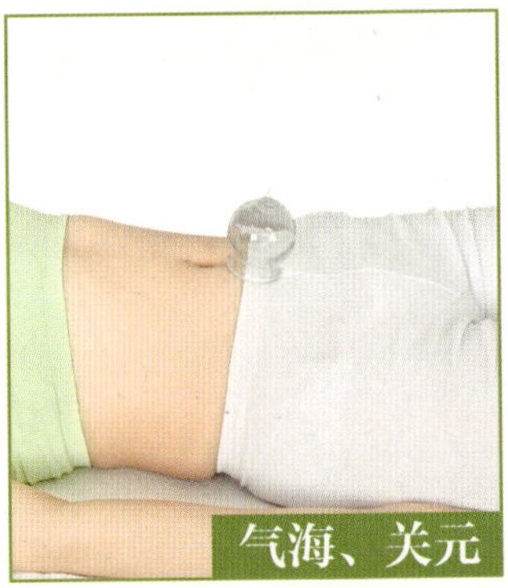

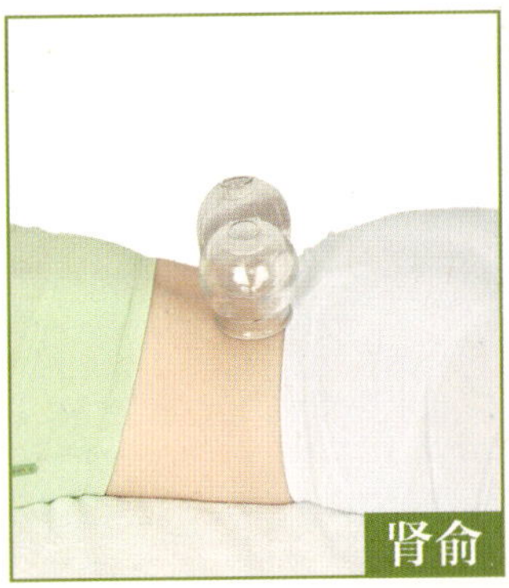

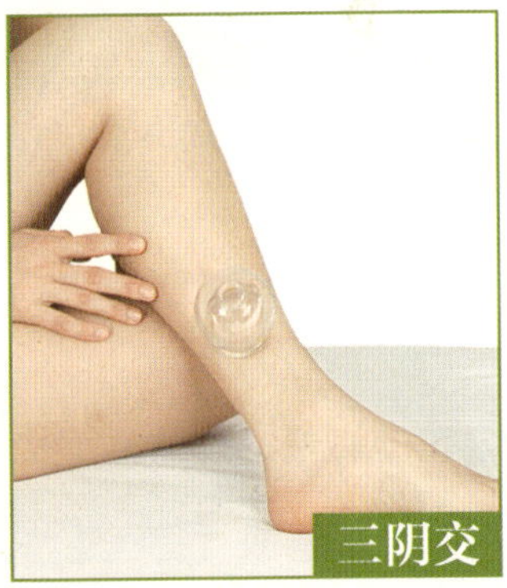

拔罐腹部气海、关元：点燃棉球后，伸入罐内旋转一圈马上抽出，然后迅速将火罐扣在气海穴、关元穴上，每穴留罐 10 分钟后取下，以局部皮肤潮红为度。

拔罐腰部肾俞：将火罐扣在肾俞穴上，留罐 10 分钟后取下，以局部充血为度。

拔罐下肢部三阴交：将火罐拔取在三阴交穴上，留罐 10 分钟后取下，以局部潮红为度。

痛经——固本培元理气血

小医生断症：痛经表现为妇女经期或行经前后，周期性发生下腹部胀痛、冷痛、灼痛、刺痛、隐痛、坠痛、绞痛、痉挛性疼痛、撕裂性疼痛，疼痛延至骶腰背部，甚至涉及大腿及足部，常伴有全身症状：乳房胀痛、肛门坠胀、胸闷烦躁、悲伤易怒、心惊失眠、头痛、头晕等。

小叮咛：痛经患者要注重自我保健，经期要防寒保暖，避免淋雨、下水，忌食生冷食品。

所需穴位一览

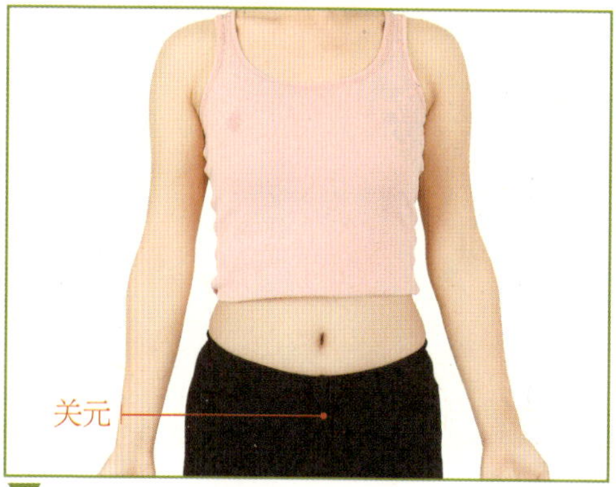

关元具有培肾固本、补气回阳、清热利湿的作用。

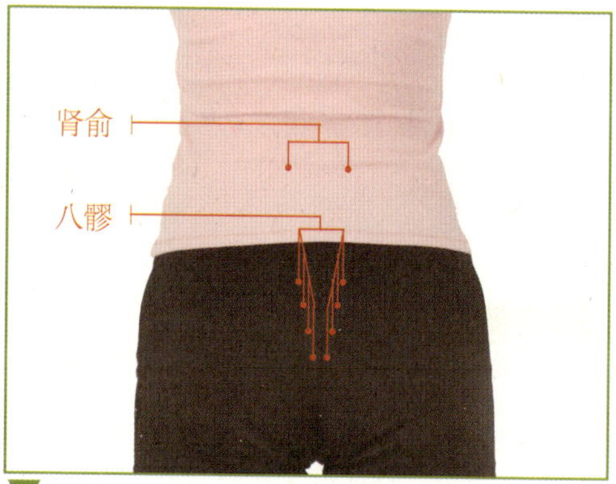

肾俞具有益肾助阳、强腰利水的作用；八髎具有调理下焦、通经活络的作用。

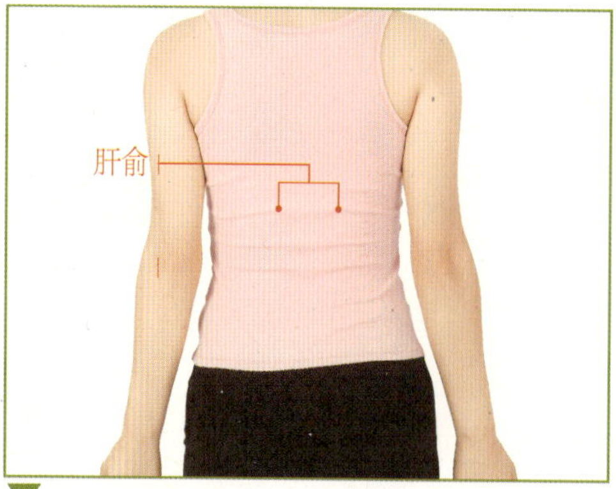

肝俞具有疏肝利胆、理气明目的作用，能加强肝藏血的功能。

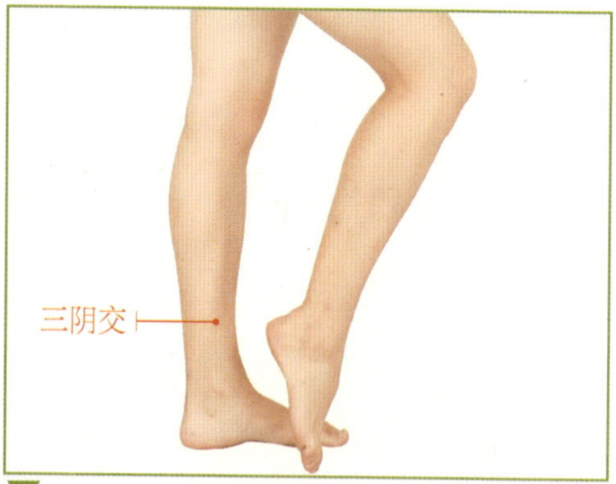

三阴交具有健脾理血、益肾平肝的作用，是女性保健的福穴。

刮痧方法

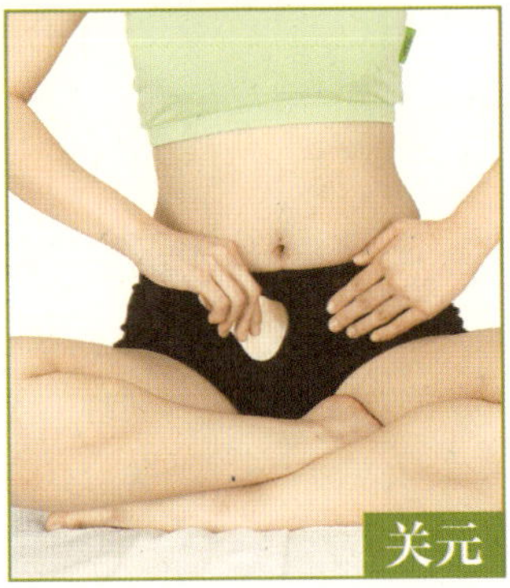

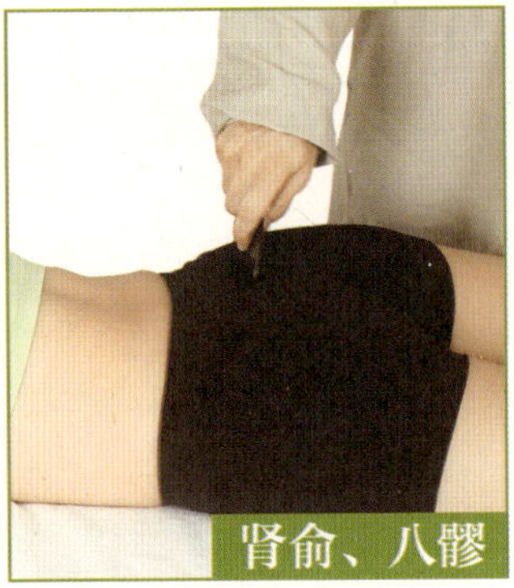

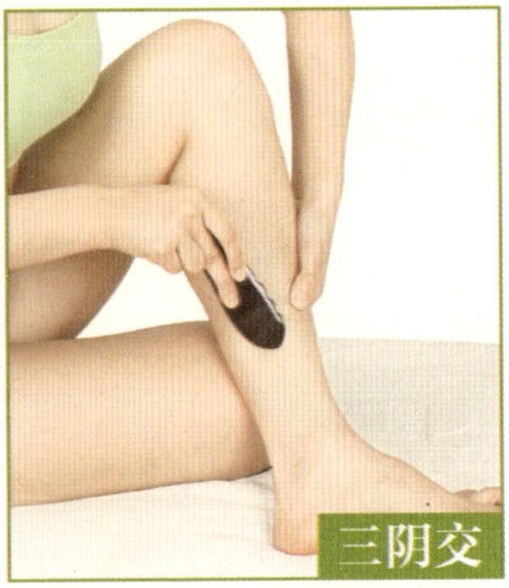

刮拭腹部关元：用角刮法自上而下刮拭关元穴 30 次，以出痧为度。

刮拭腰骶部肾俞、八髎：用刮痧板的角部由上至下刮拭肾俞穴至八髎穴 30 次，力度适中，以局部皮肤出痧为度。

刮拭下肢部三阴交：用角刮法刮拭三阴交穴 30 次，以皮肤潮红、出痧为度。

拔罐方法

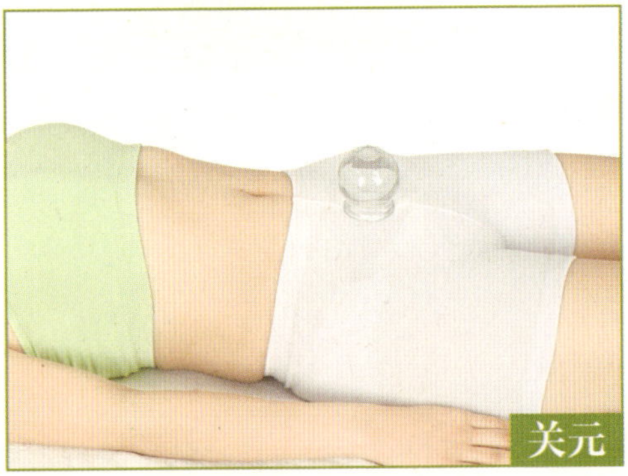

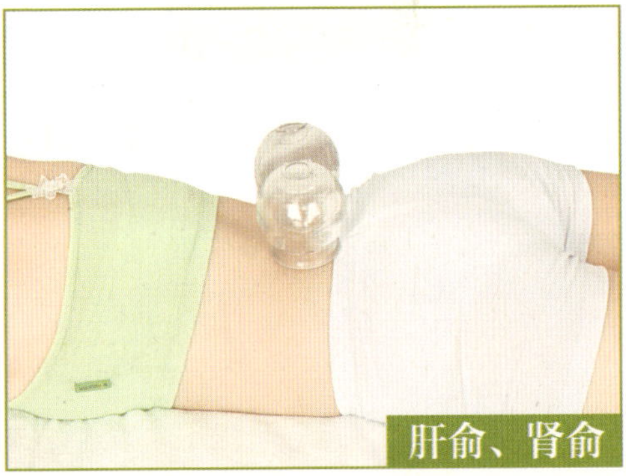

拔罐腹部关元：点燃棉球后，伸入罐内旋转一圈马上抽出，然后迅速将火罐扣在关元穴上，留罐 10 分钟后取下，以局部皮肤潮红为度。

拔罐腰背部肝俞、肾俞：将火罐迅速扣在肝俞穴、肾俞穴上，每穴留罐 10 分钟后取下，以局部皮肤充血为度。

闭经——益气助阳调经血

小医生断症: 女子年逾18周岁，月经尚未来潮，或月经来潮后又中断6个月以上者，称为“闭经”，前者称原发性闭经，后者称继发性闭经。

小叮咛: 对于非正常情况下出现的闭经情况，很多时候我们都是可以在日常生活中进行预防的。比如注意调整生活起居，注意饮食营养，保持适量的体育锻炼，注意调节不良的情绪。

所需穴位一览

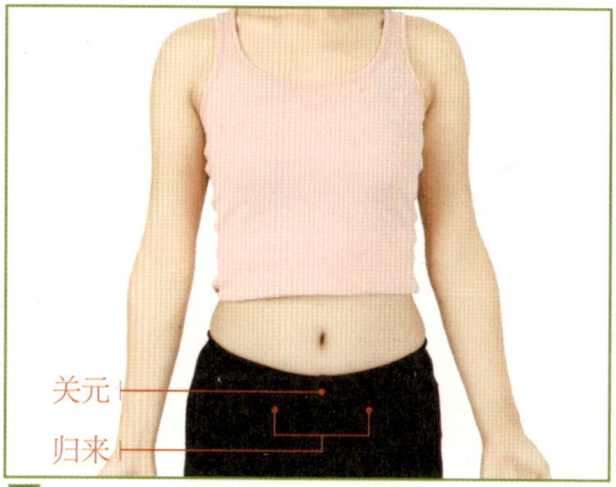

关元具有培肾固本、补气回阳、清热利湿的作用；归来具有活血化瘀、调经止痛的作用。

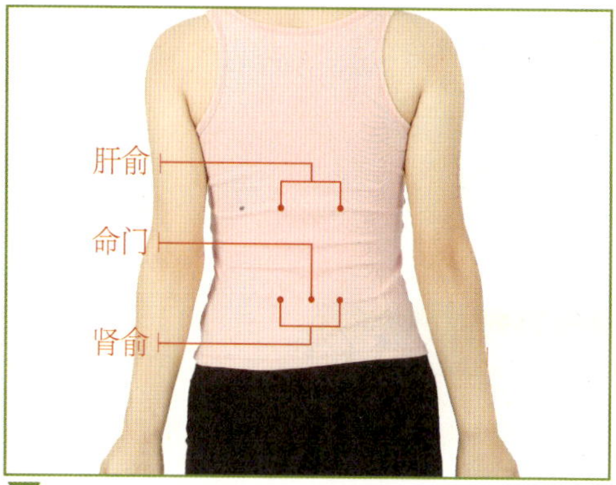

肝俞可疏肝利胆、理气明目；命门可培元补肾、强健腰脊；肾俞可益肾助阳、强腰利水。

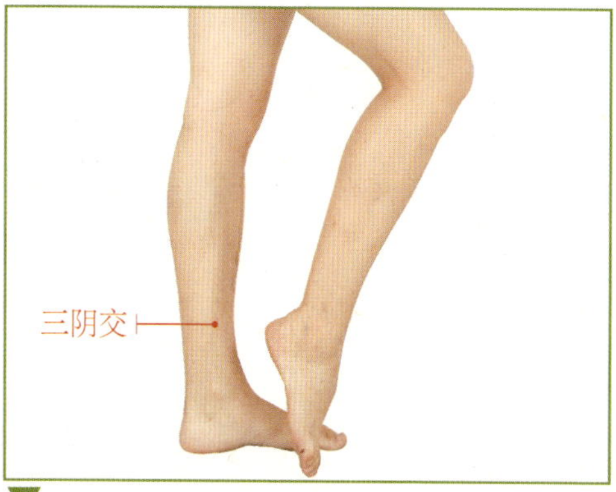

三阴交具有健脾理血、益肾平肝的作用，善治各类妇科疾患。

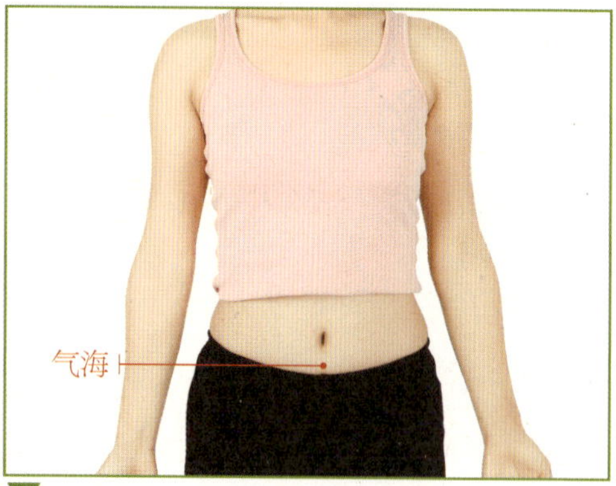

气海具有补气理气、固精调经的作用，能调月经、缓腹胀。

刮痧方法

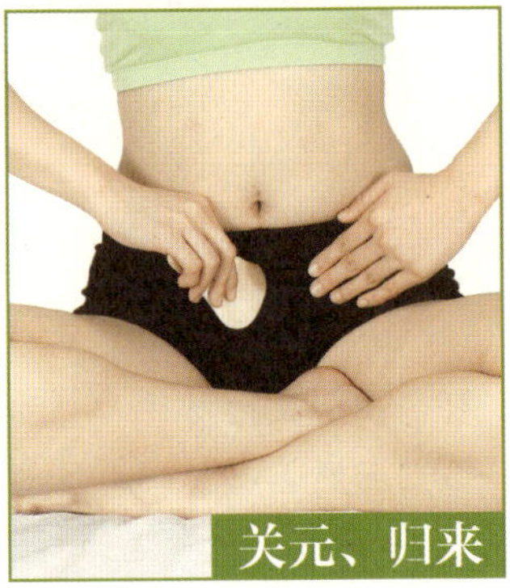
关元、归来

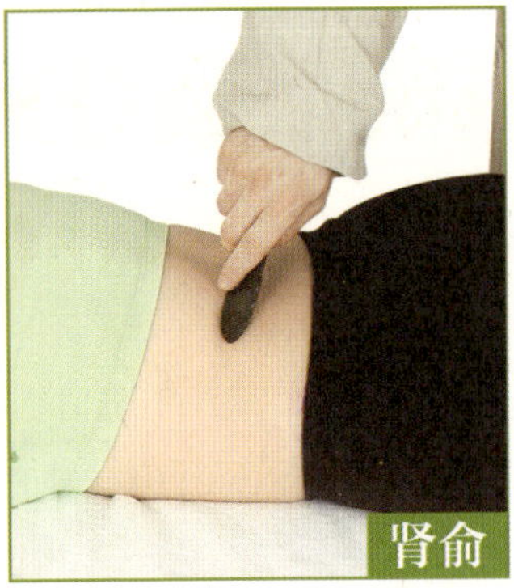
肾俞

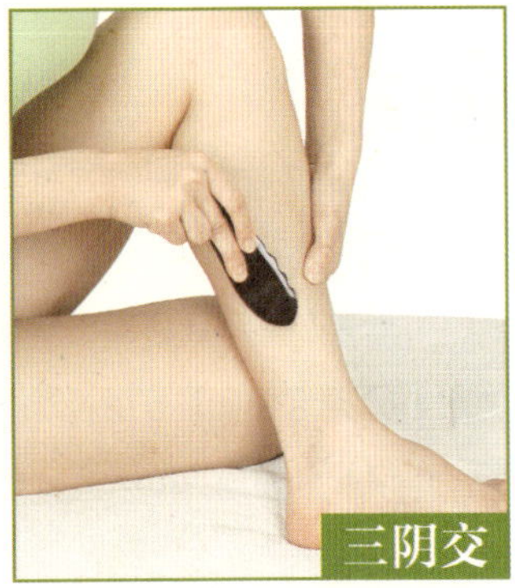
三阴交

刮拭腹部关元、归来：用角刮法从关元穴刮拭至归来穴 30 次，由上到下，可不出痧。

刮拭腰部肾俞：用角刮法从上往下刮拭肾俞穴 30 次，力度微重，速度适中，以皮下出现紫色痧斑、痧点为度。

刮拭下肢部三阴交：用刮痧板的角部重刮三阴交穴 30 次，以出痧为度。

拔罐方法

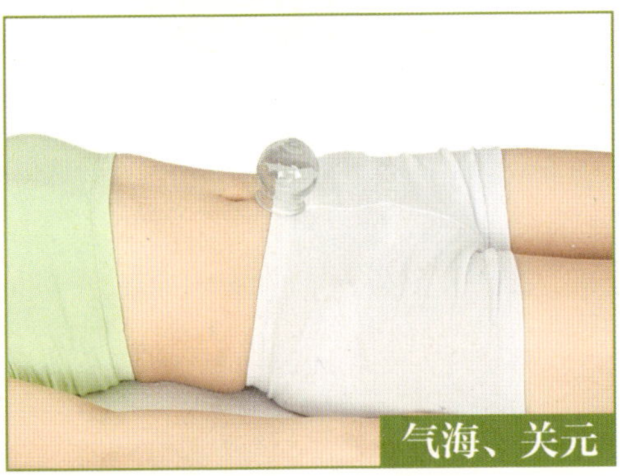
气海、关元

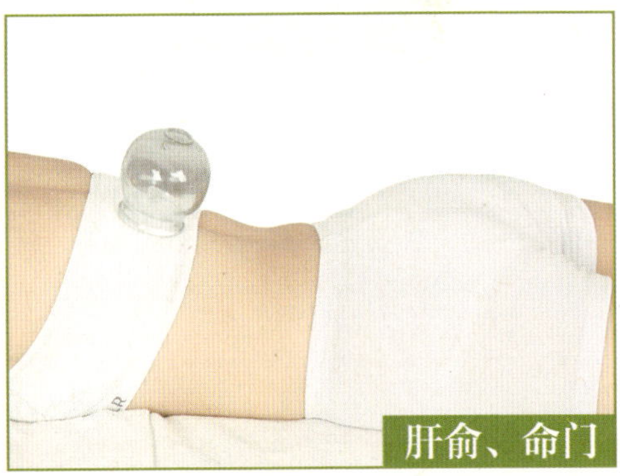
肝俞、命门

拔罐腹部气海、关元：点燃棉球后，伸入罐内旋转一圈马上抽出，将火罐扣在气海穴、关元穴上，留罐 10 分钟后取下。

拔罐腰背部肝俞、命门：点燃棉球后，伸入罐内旋转一圈马上抽出，将火罐扣在肝俞穴、命门穴上，留罐 10 分钟后取下。

崩漏——调经统血益肾阳

小医生断症：崩漏是妇女非行经期间阴道出血的总称。临床以阴道出血为其主要表现。来势急，出血量多的称崩；出血量少或淋漓不断的称漏。西医的功能性子宫出血，女性生殖器炎症，肿瘤等所出现的阴道出血，皆属崩漏范畴。

小叮咛：注意身体保健，要增加营养，多吃含蛋白质丰富的食物以及蔬菜和水果。

所需穴位一览

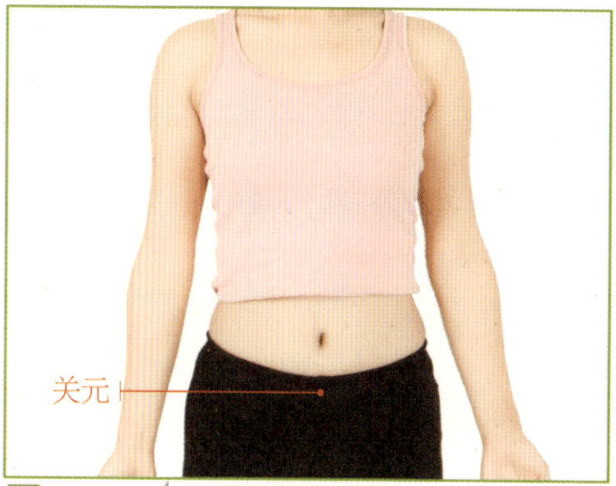

关元具有培肾固本、补气回阳、清热利湿的作用，能起到固摄血液的作用。

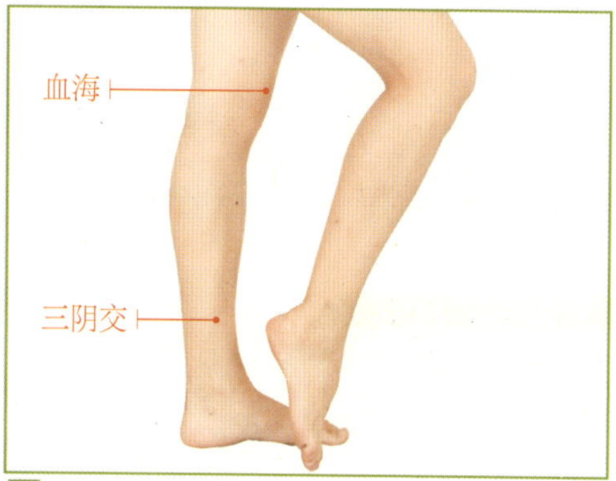

血海具有调经统血、健脾化湿的作用；三阴交具有健脾理血、益肾平肝的作用。

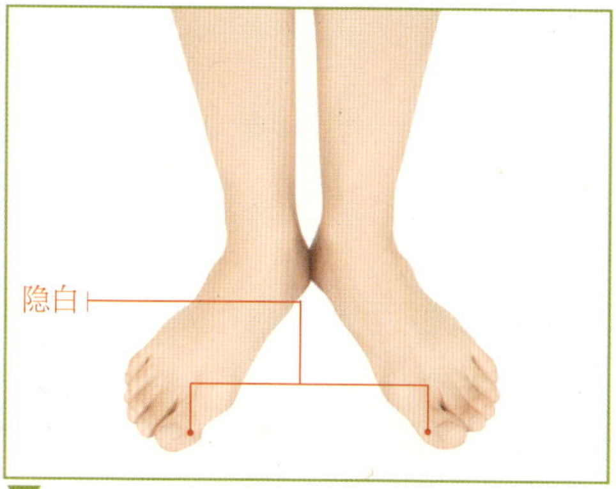

隐白具有调经统血、健脾回阳的作用，是止血的要穴。

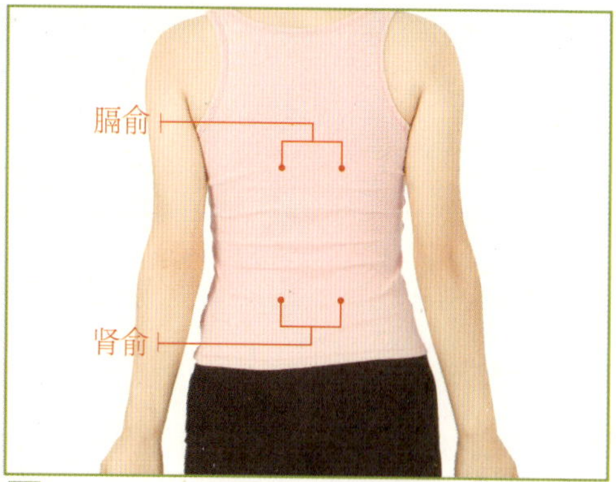

膈俞具有理气宽胸、活血通脉的作用；肾俞具有益肾助阳、强腰利水的作用。

刮痧方法

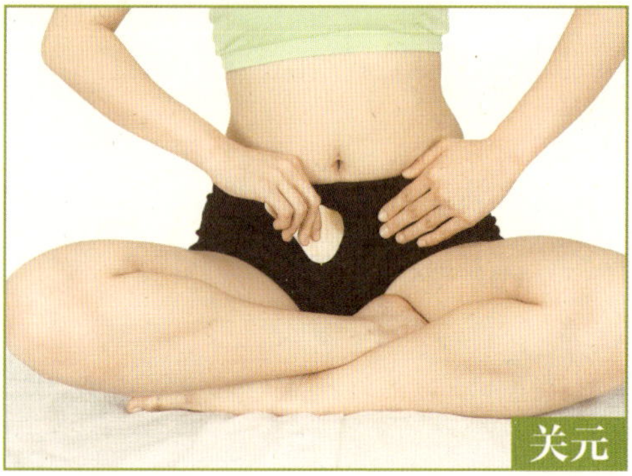

关元

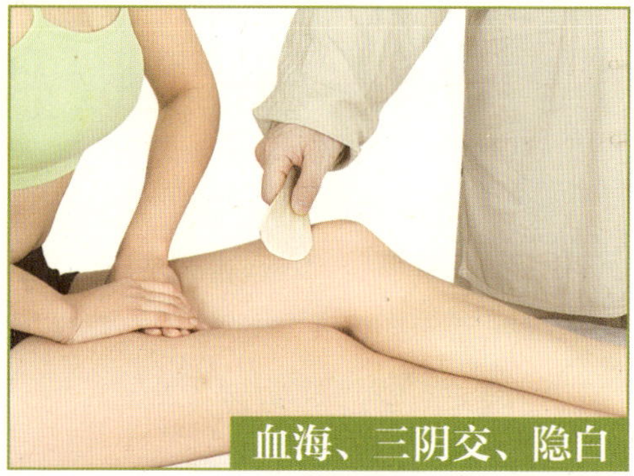

血海、三阴交、隐白

刮拭腹部关元： 用刮痧板的厚边棱角面侧刮拭关元穴 30 次，力度适中，以局部皮肤潮红、出痧为度。

刮拭下肢部血海、三阴交、隐白： 用刮痧板的角部刮拭血海穴、三阴交穴、隐白穴 30 次，从上往下刮拭，手法连贯，刮至潮红出痧为度。

拔罐方法

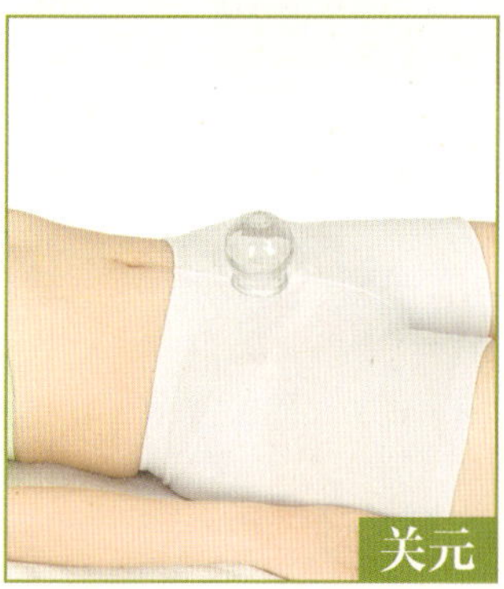

关元

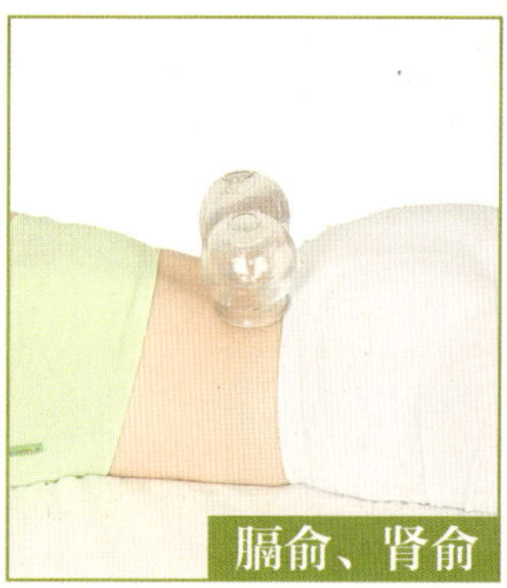

膈俞、肾俞

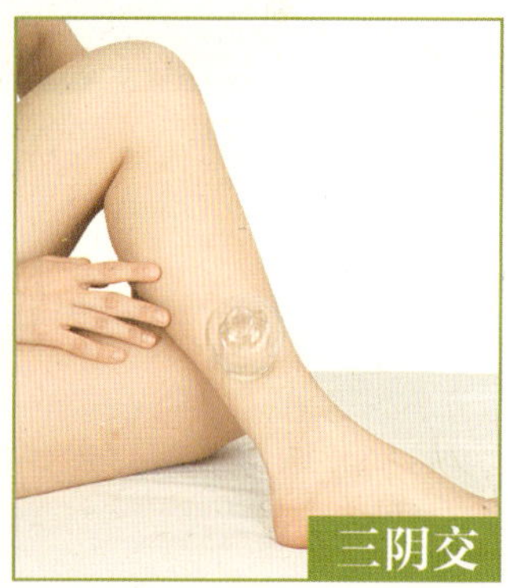

三阴交

拔罐腹部关元： 将火罐扣在关元穴上，留罐 10 分钟后取下，以局部皮肤潮红为度。

拔罐腰背部膈俞、肾俞： 将火罐扣在膈俞穴、肾俞穴上，留罐 10 分钟后取下，以局部皮肤充血为度。

拔罐下肢部三阴交： 将火罐扣在三阴交穴上，留罐 10 分钟后取下，以局部充血、温热为宜。

带下病——强腰利湿调经带

小医生断症： 妇女阴道内流出的白带量多，色白或淡黄，质清稀；色白质清稀如水，有冷感；量不甚多，色黄或赤白相兼，质稠或有臭气；量多色黄，质粘稠，有臭气，或如泡沫状，或色白如豆渣状；带下量多，色黄绿如脓，或浑浊如米泔，质稠，恶臭难闻。

小叮咛： 带下病常并发月经不调、不孕等，是妇科领域中仅次于月经病的常见病，应予重视。

所需穴位一览

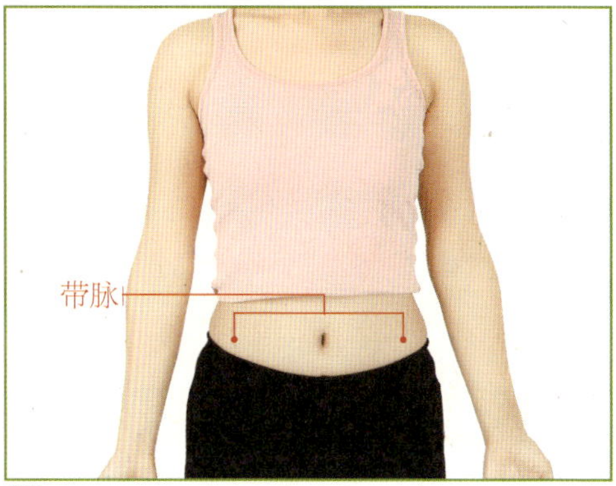

带脉具有健脾利湿、调经止带的作用，是调节带下的要穴。

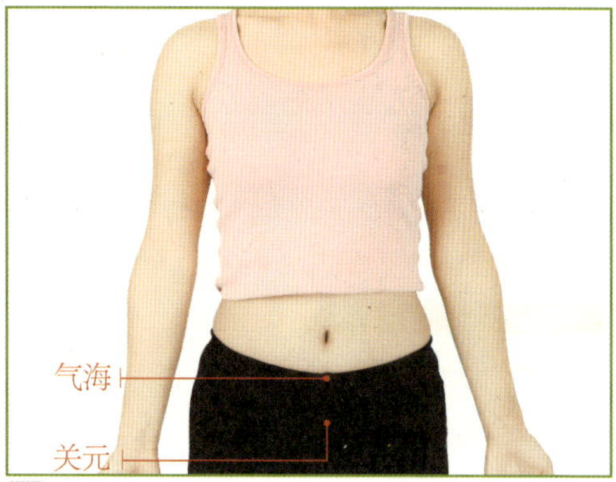

气海具有补气理气、固精调经的作用；关元具有培肾固本、补气回阳、清热利湿的作用。

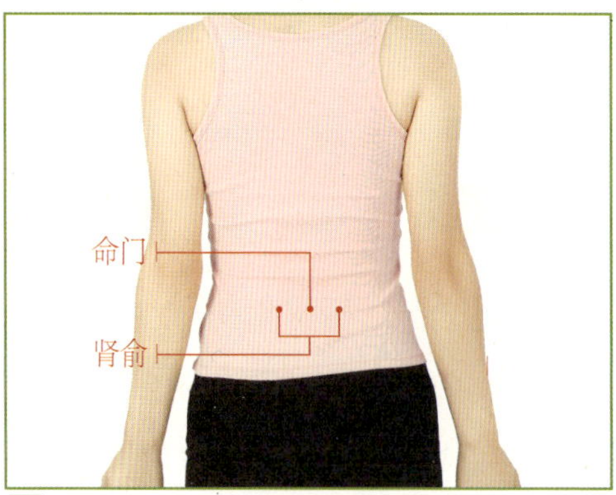

命门具有培元补肾、强健腰脊的作用；肾俞具有益肾助阳、强腰利水的作用。

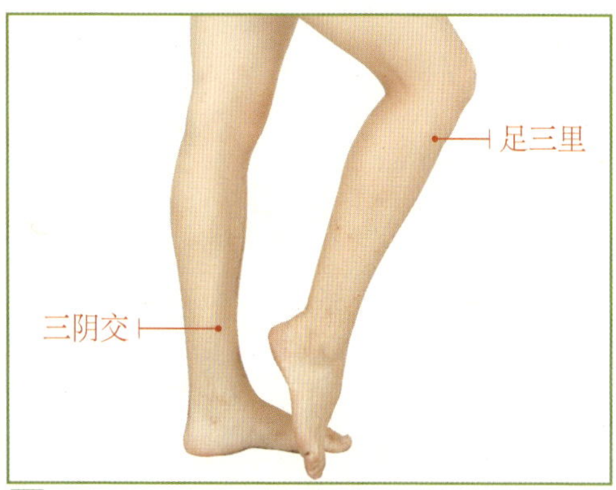

足三里具有健脾和胃、扶正培元的作用；三阴交具有健脾理血、益肾平肝的作用。

刮痧方法

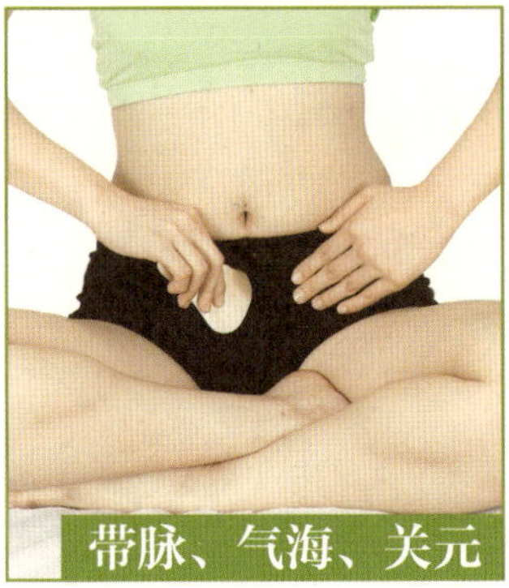
带脉、气海、关元

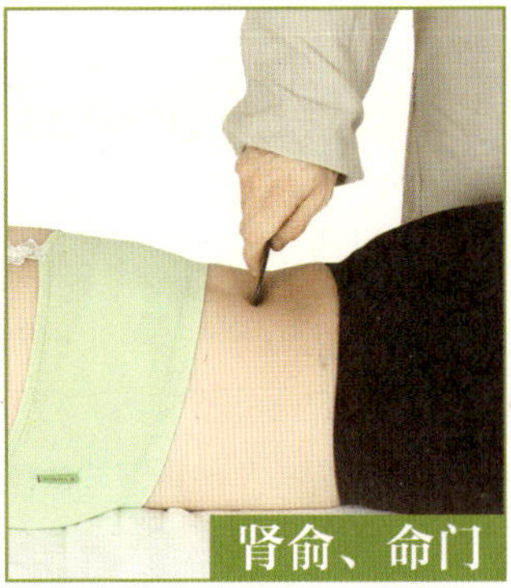
肾俞、命门

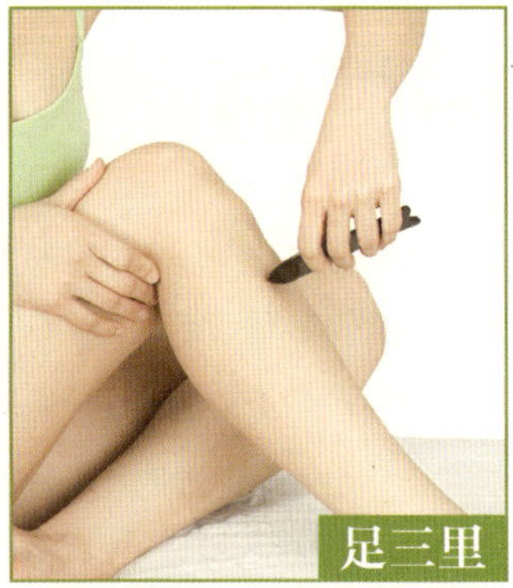
足三里

刮拭腹部带脉、气海、关元：先用刮痧板的角部横刮带脉穴 30 次，再用角刮法从气海穴刮至关元穴 30 次，以局部皮肤潮红为度。

刮拭腰部肾俞、命门：用角刮法从命门穴往外刮至肾俞穴，操作 1 ~ 3 分钟，力度微重，以出痧为度。

刮拭下肢部足三里：用刮痧板的角部刮拭足三里穴 30 次，从上往下刮拭，刮至潮红、出痧为度。

拔罐方法

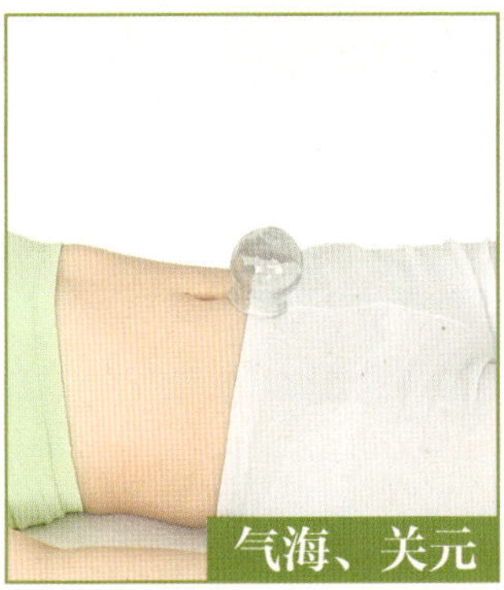
气海、关元

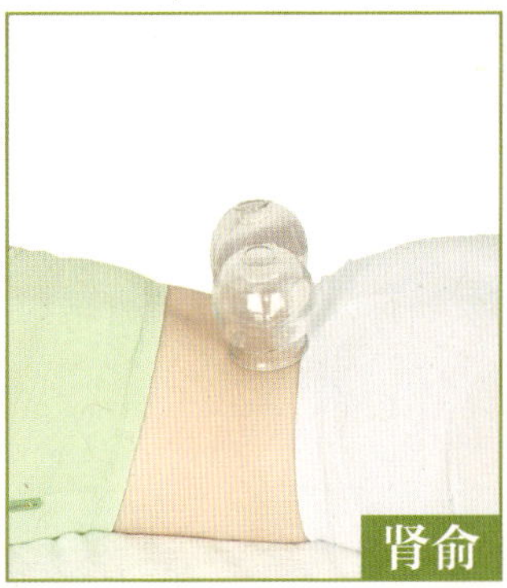
肾俞

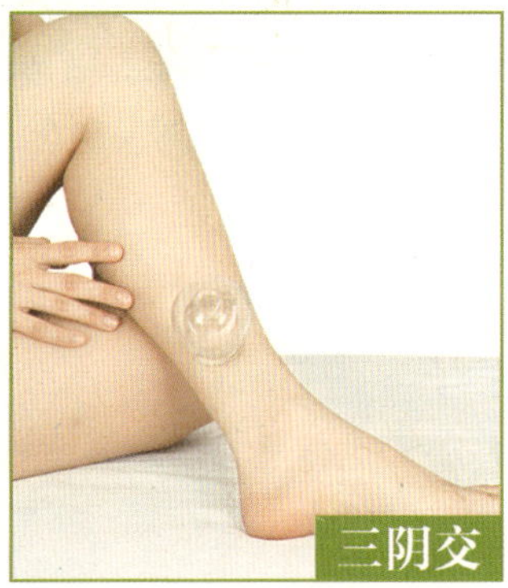
三阴交

拔罐腹部气海、关元：将火罐扣在气海穴、关元穴上，留罐 10 分钟后取下，以局部皮肤潮红为度。

拔罐腰部肾俞：将火罐扣在肾俞穴上，留罐 10 分钟，以局部皮肤潮红、充血为度。

拔罐下肢部三阴交：点燃棉球后，伸入罐内旋转一圈马上抽出，将火罐扣在三阴交穴上，留罐 10 分钟，以局部皮肤潮红为度。

慢性盆腔炎——强腰和血祛寒湿

小医生断症：慢性盆腔炎常引起下腹部坠胀、疼痛及腰骶部酸痛，常在劳累、性交后及月经前后加剧，伴有月经不规则，全身症状多不明显，有时仅有低热，易感疲倦。由于病程时间较长，部分患者可出现神经衰弱症状，如精神不振、周身不适、失眠等。

小叮咛：本病往往经久不愈，并可反复发作，严重者可导致不孕症，应积极予以治疗。

所需穴位一览

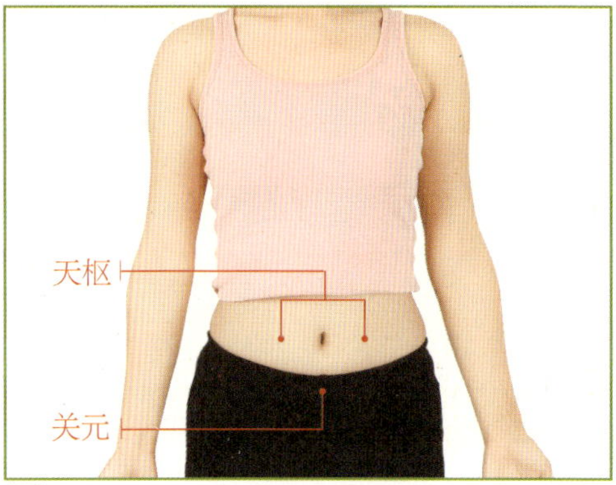

天枢具有理气化滞、和血调经的作用；关元具有培肾固本、补气回阳、清热利湿的作用。

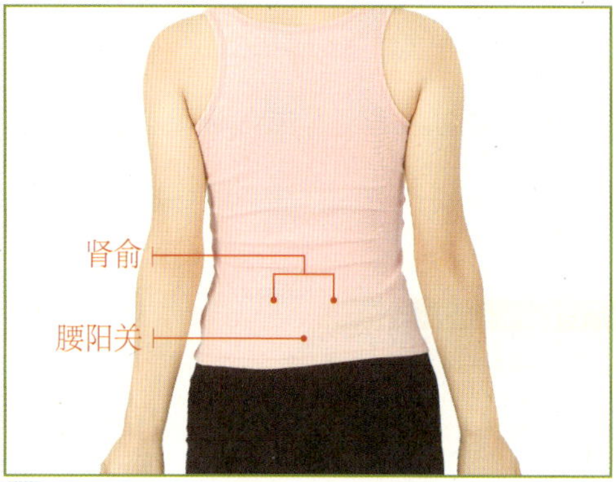

肾俞具有益肾助阳、强腰利水的作用；腰阳关具有祛寒除湿、舒筋活络的作用。

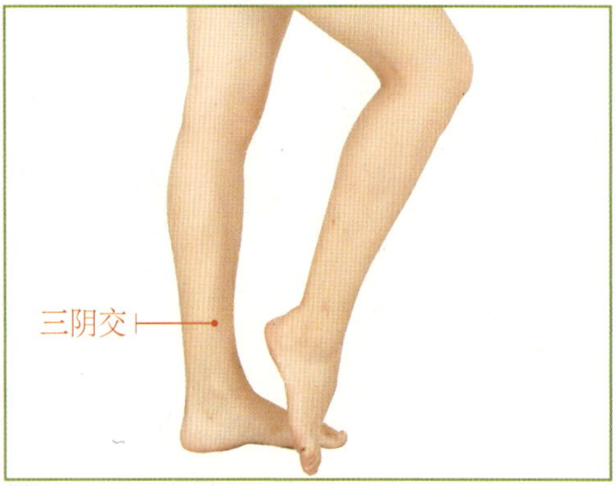

三阴交具有健脾理血、益肾平肝的作用，是调理妇科疾患的要穴。

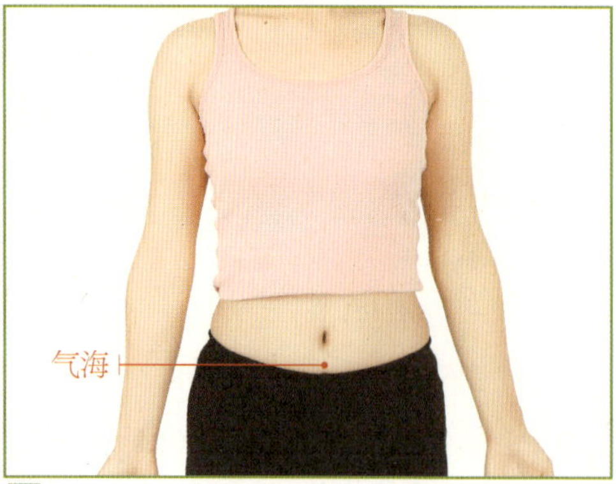

气海具有补气理气、固精调经的作用，能缓解慢性盆腔炎引起的腹坠胀、月经不调等。

刮痧方法

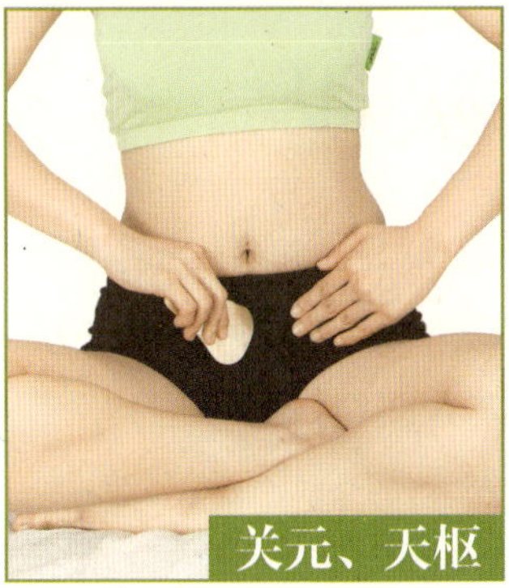

关元、天枢

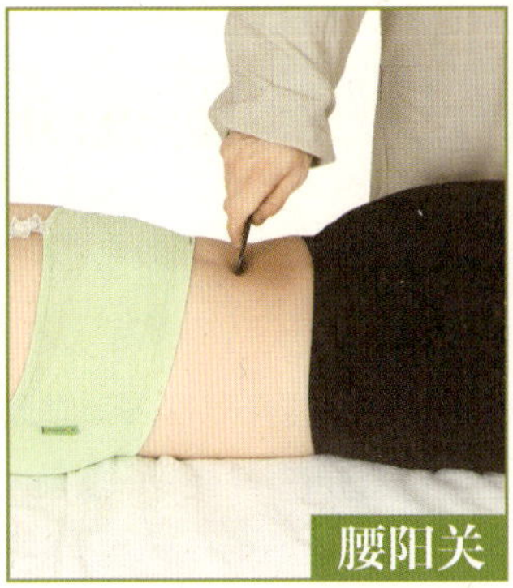

腰阳关

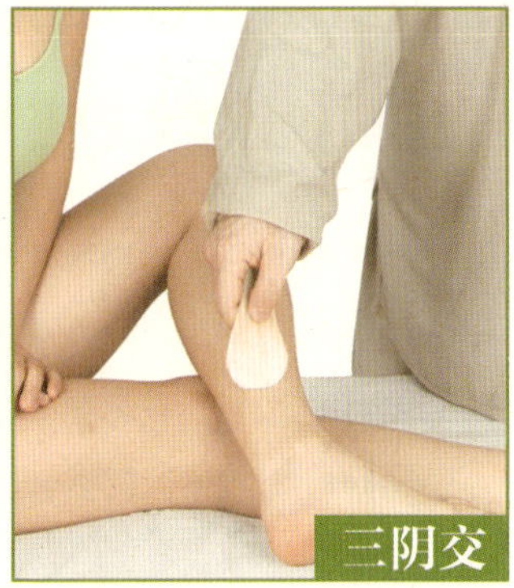

三阴交

刮拭腹部关元、天枢：以刮痧板的厚棱角面侧为着力点，让刮痧板与表面皮肤成 45° 角，从天枢穴刮至关元穴 30 次，至皮肤发红，皮下紫色痧斑、痧痕形成为止。

刮拭腰部腰阳关：用角刮法重刮腰阳关穴 30 次，至皮肤发红，皮下紫色痧斑、痧痕形成为止。

刮拭下肢部三阴交：以刮痧板的厚边棱角边侧为着力点，刮拭三阴交穴 30 次，以出痧为度。

拔罐方法

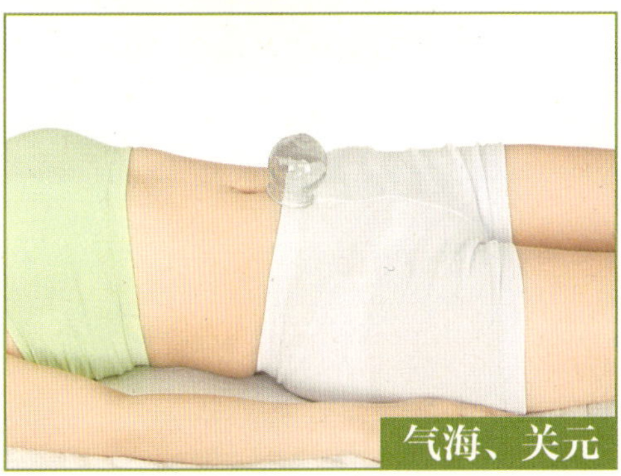

气海、关元

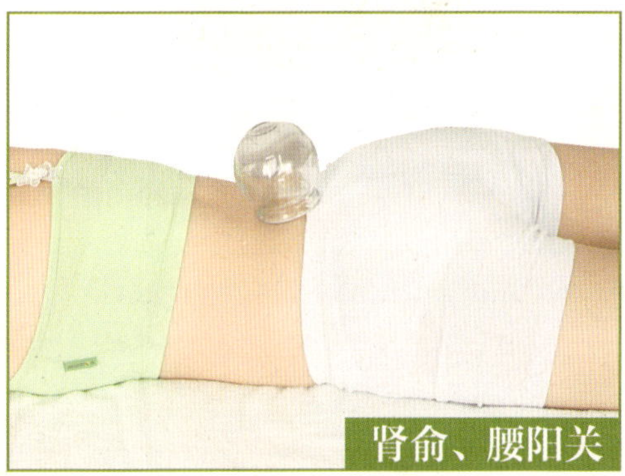

肾俞、腰阳关

拔罐腹部气海、关元：点燃棉球后，伸入罐内旋转一圈马上抽出，将火罐扣在气海穴、关元穴上，留罐 10 分钟后取下，以局部皮肤潮红为度。

拔罐腰部肾俞、腰阳关：点燃棉球后，伸入罐内旋转一圈马上抽出，将火罐扣在肾俞穴、腰阳关穴上，每穴留罐 10 分钟后取下，以局部皮肤充血为度。

乳腺增生——理气活血散瘀积

小医生断症：乳房疼痛和肿块为本病主要的临床表现，常为胀痛或刺痛，可累及一侧或两侧乳房，以一侧偏重多见，疼痛严重者不可触碰；肿块可发于单侧或双侧乳房内，单个或多个，好发于乳房外上处；少数患者可出现乳头溢液，为自发溢液，草黄色或棕色浆液性溢液。

小叮咛：过度紧张刺激、忧虑悲伤会造成神经衰弱，加重内分泌失调，促使增生症的加重。

所需穴位一览

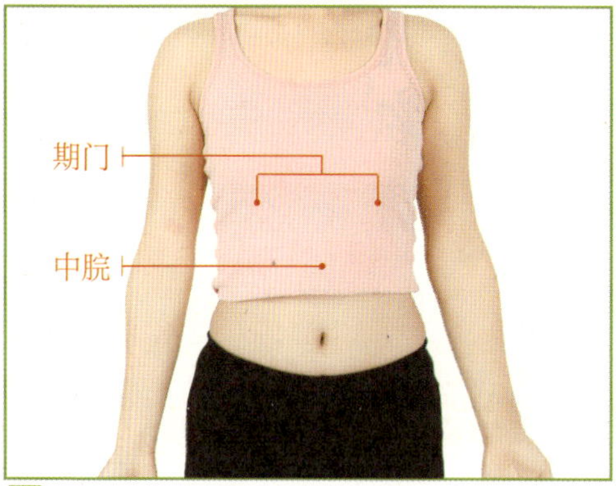

期门具有健脾疏肝、理气活血的作用；中脘具有和胃健脾、降逆利水的作用。

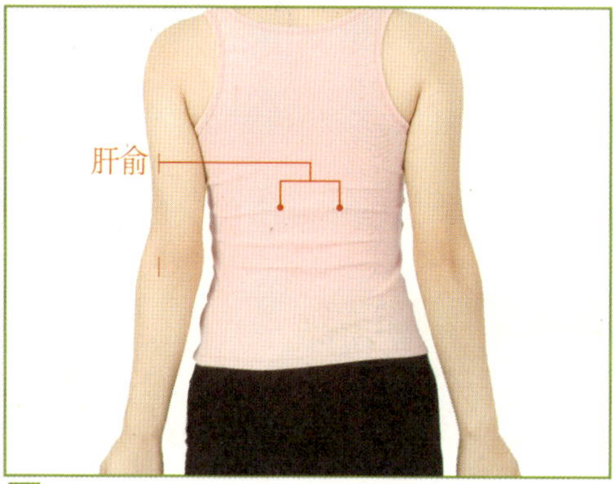

肝俞具有疏肝利胆、理气明目的作用，能舒缓情绪，调节内分泌。

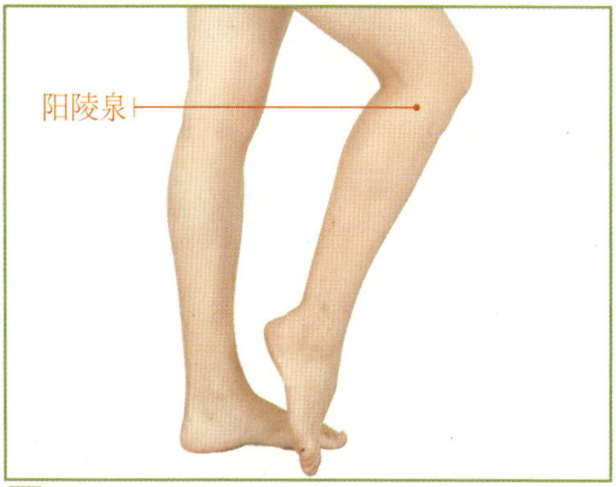

阳陵泉具有舒肝利胆、强健腰膝的作用，能防治气机郁滞引起的乳腺增生。

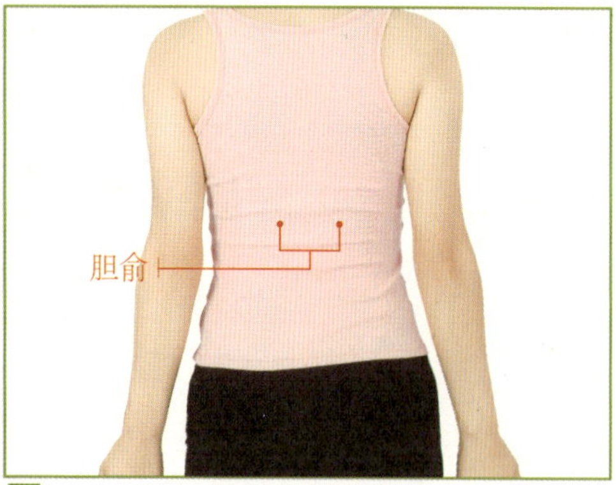

胆俞具有疏肝利胆、清热化湿的作用，能改善乳房胀痛。

刮痧方法

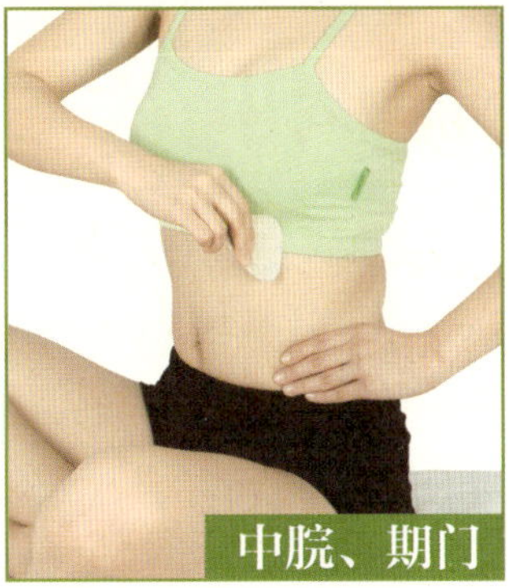
中脘、期门

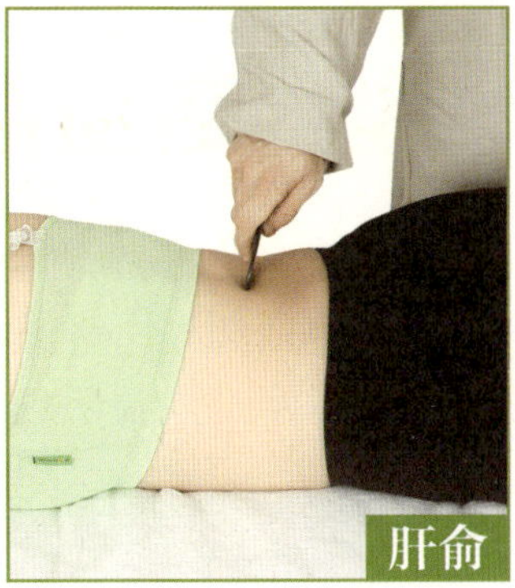
肝俞

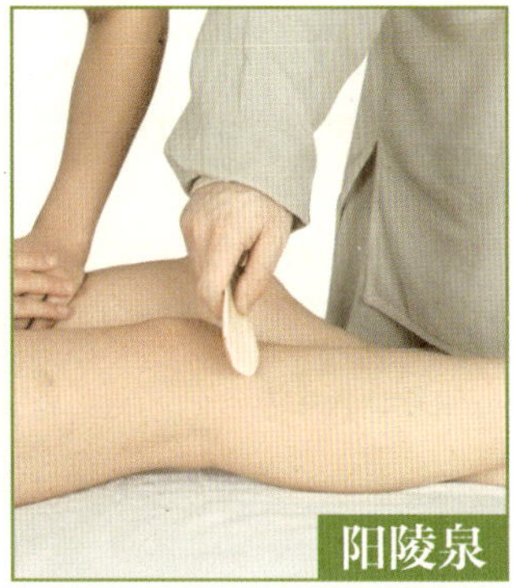
阳陵泉

刮拭腹部中脘、期门：用角刮法轻刮中脘穴、期门穴各 30 次，以酸胀、出痧为度。

刮拭背部肝俞：用角刮法自上而下刮拭肝俞穴 1 ~ 3 分钟，至皮肤发红，皮下紫色痧斑、痧痕形成为止。

刮拭下肢部阳陵泉：用角刮法刮拭阳陵泉穴 30 次，力度适中，以潮红、出痧为度。

拔罐方法

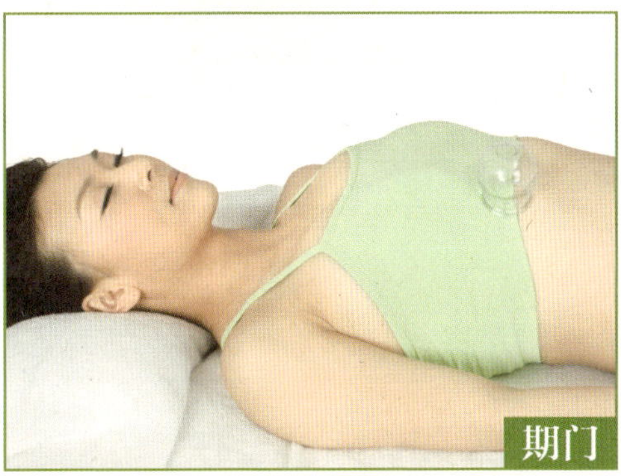
期门

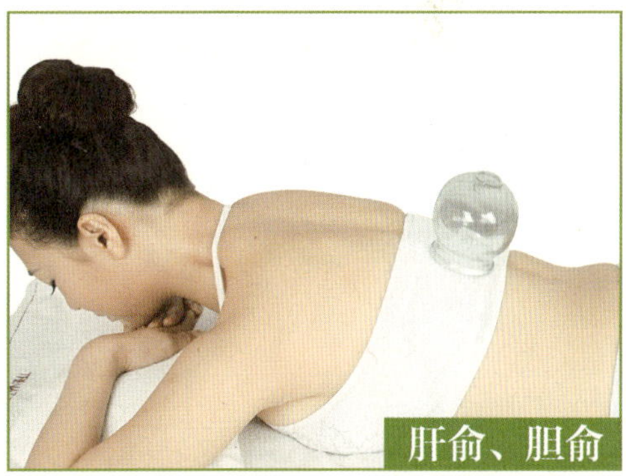
肝俞、胆俞

拔罐腹部期门：点燃棉球后，伸入罐内旋转一圈马上抽出，将火罐扣在期门穴上，留罐 10 分钟后取下，以局部皮肤潮红为度。

拔罐背部肝俞、胆俞：点燃棉球后，伸入罐内旋转一圈马上抽出，将火罐扣在肝俞穴、胆俞穴上，每穴留罐 10 分钟，以局部皮肤充血为度。

更年期综合征——养心安神调肝肾

小医生断症：更年期综合征多发生于45～55岁，90%的妇女可出现轻重不等的症状，最典型的症状是潮热、潮红。潮热起自前胸，涌向头颈部，然后波及全身，少数妇女仅局限在头、颈和乳房。在潮红的区域患者感到灼热，皮肤发红，紧接着爆发性出汗。

小叮咛：更年期妇女最好半年至1年进行1次体格检查，包括妇科检查和防癌检查。

所需穴位一览

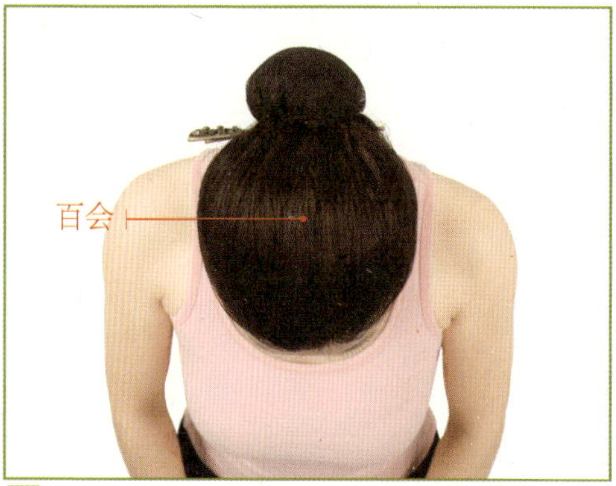

百会具有熄风醒脑、升阳固脱的作用，能安定心神，使头脑清醒。

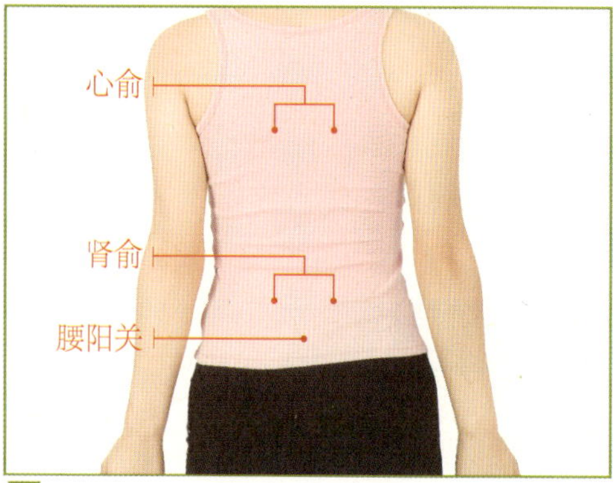

心俞可宁心安神、理气调血；肾俞可益肾助阳、强腰利水；腰阳关可祛寒除湿、舒筋活络。

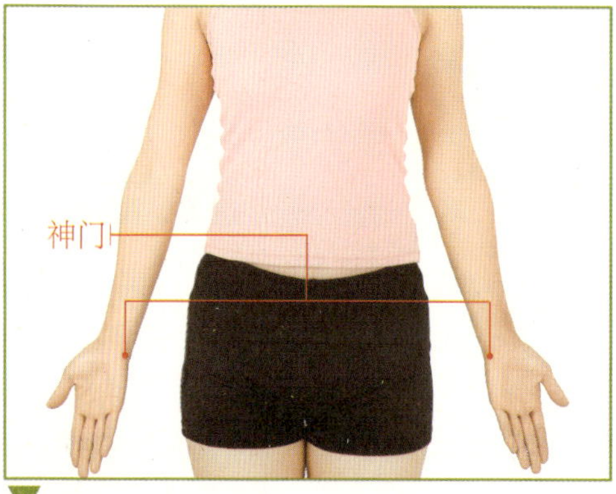

神门具有益心安神、通经活络的作用，能除烦躁，帮助睡眠。

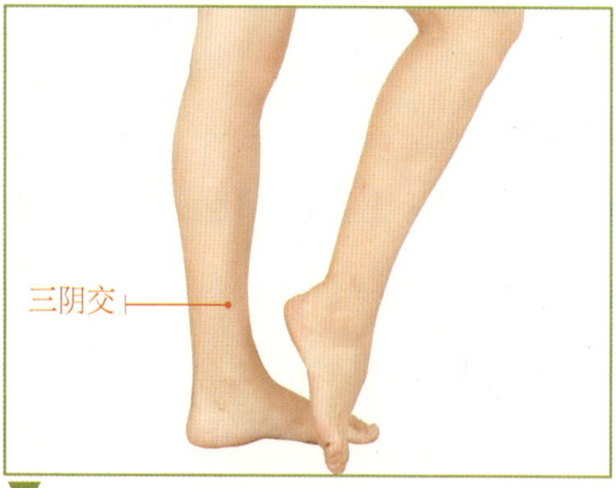

三阴交具有健脾理血、益肾平肝的作用，能改善更年期女性的潮热。

刮痧方法

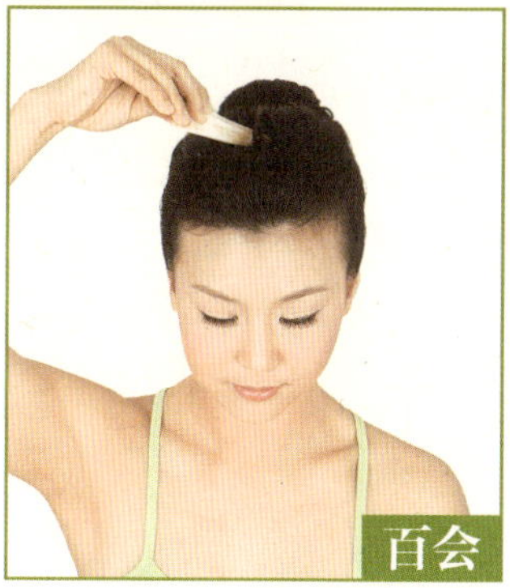
百会

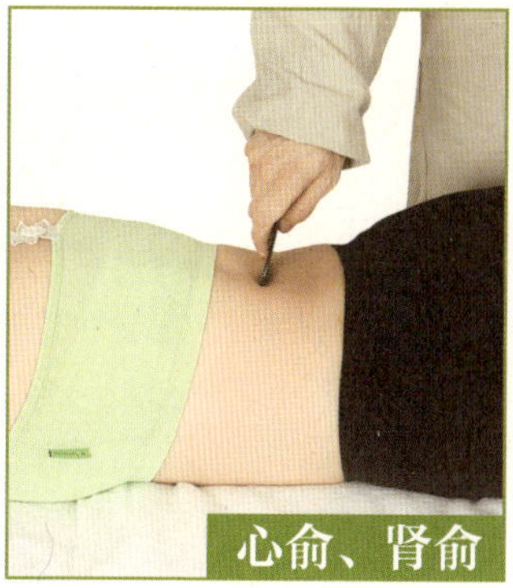
心俞、肾俞

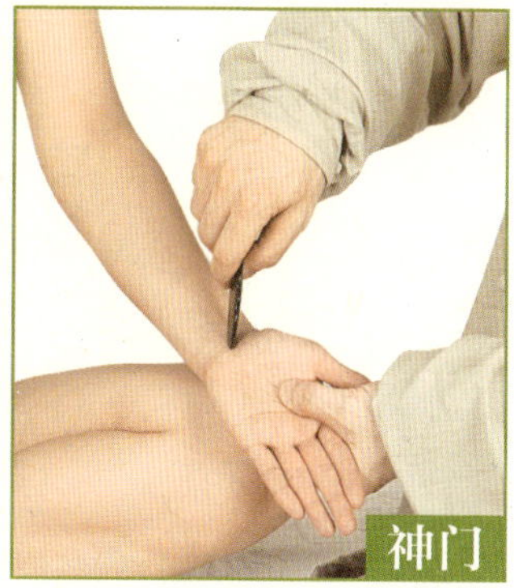
神门

刮拭头部百会：用刮痧板的角部轻轻刮拭百会穴3～5分钟，由上至下，速度适中，以发热为度。

刮拭腰背部心俞、肾俞：用角刮法从心俞穴刮至肾俞穴1～3分钟，力度微重，以出痧为度。

刮拭上肢部神门：用角刮法刮拭神门穴30次，力度适中，以出痧为度。

拔罐方法

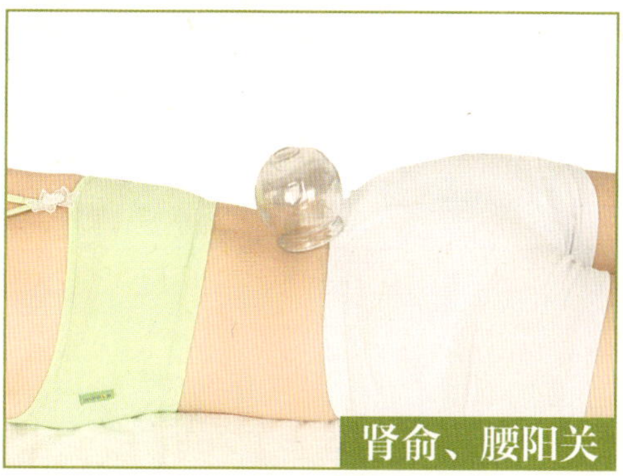
肾俞、腰阳关

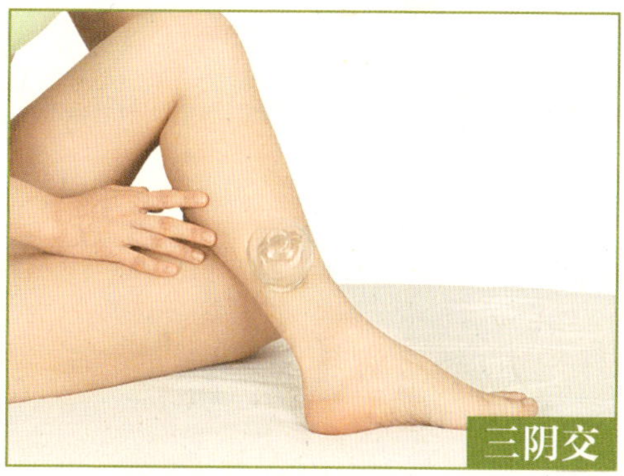
三阴交

拔罐腰部肾俞、腰阳关：将火罐分别扣在肾俞穴、腰阳关穴上，每穴留罐10分钟后取下，以局部皮肤充血为度。

拔罐下肢部三阴交：点燃棉球后，伸入罐内旋转一圈马上抽出，将火罐扣在三阴交穴上，留罐10分钟后取下，以局部皮肤充血为度。

尿道炎——强腰利水祛湿热

小医生断症： 尿道炎表现为尿频、排尿灼痛和血尿。急性期男性可有尿道分泌物，开始为黏液性，后有多量脓性分泌物；女性则少有分泌物。转为慢性时表现为尿道刺痛和排尿不适，尿道分泌物减少，呈稀薄浆液状。急性发作时耻骨上区和会阴部有钝痛，可见尿道口发红，有分泌物。

小叮咛： 尿道炎患者首先是要注意饮食营养，多食用含 B 族维生素丰富的食物，例如小麦。

所需穴位一览

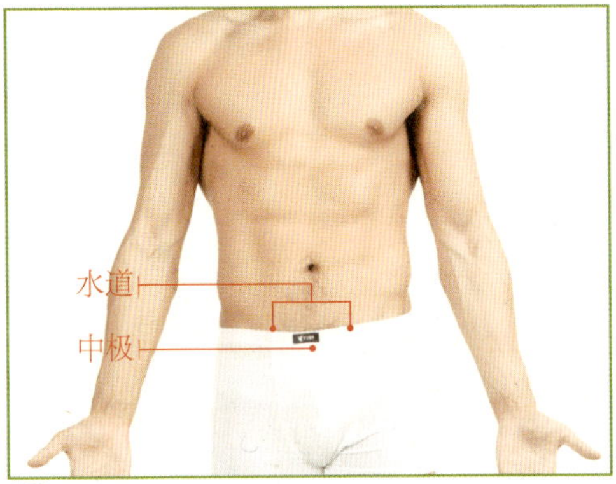

水道具有利水消肿、调经止痛的作用；中极具有益肾兴阳、通经止带、清热利湿的作用。

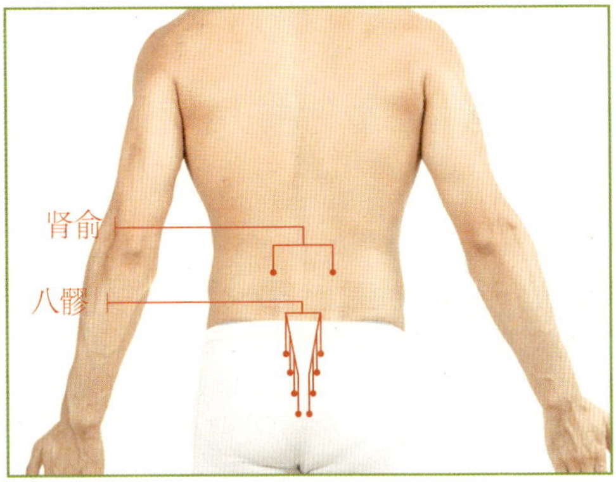

肾俞具有益肾助阳、强腰利水的作用；八髎具有调理下焦、通经活络的作用。

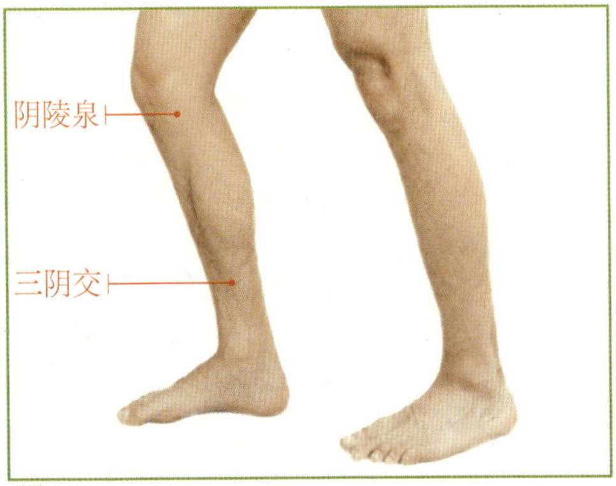

阴陵泉具有清利湿热、益肾调经的作用；三阴交具有健脾理血、益肾平肝的作用。

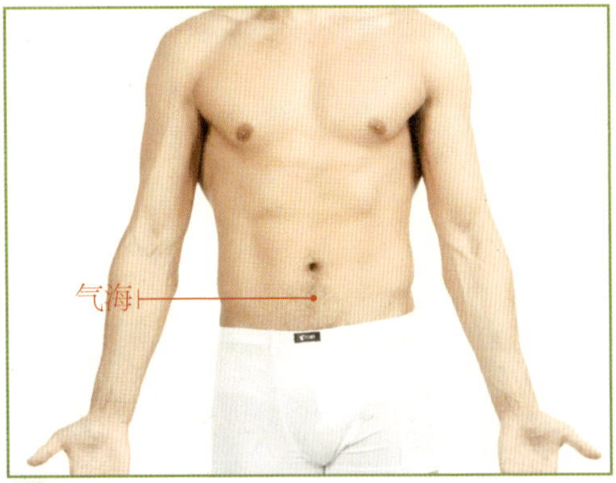

气海具有补气理气、固精调经的作用，能缓解尿道炎引起的腹坠痛。

刮痧方法

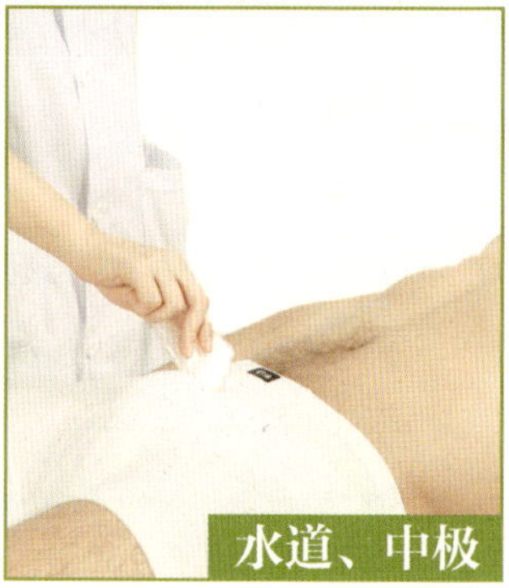
水道、中极

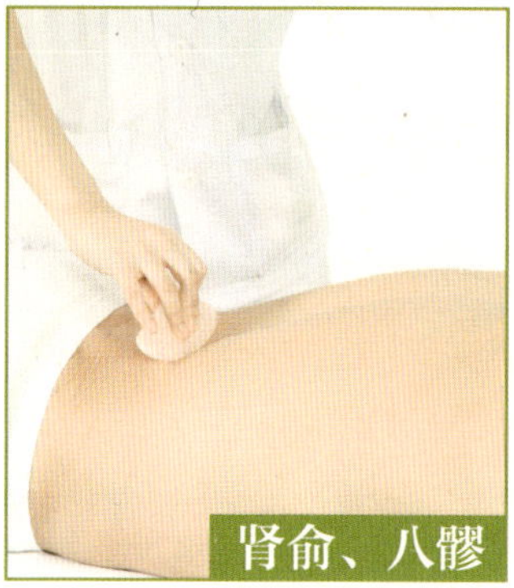
肾俞、八髎

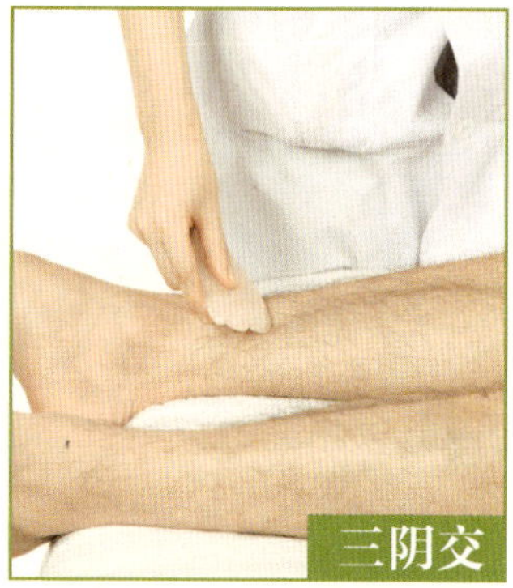
三阴交

刮拭腹部水道、中极: 以刮痧板的厚棱角为着力点,由上至下刮拭水道穴至中极穴30次,力度轻柔,可不出痧。

刮拭腰骶部肾俞、八髎: 用面刮法由上至下刮拭肾俞穴至八髎穴 10 ~ 15 次，以出痧为度。

刮拭下肢部三阴交: 用刮痧板的角部边缘重刮三阴交穴 30 次，以出痧为度。

拔罐方法

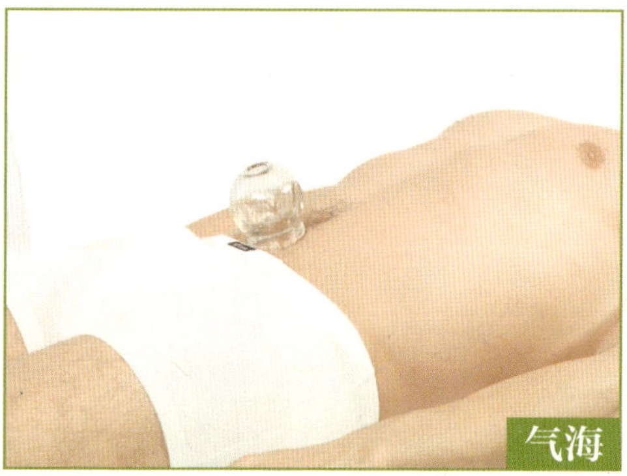
气海

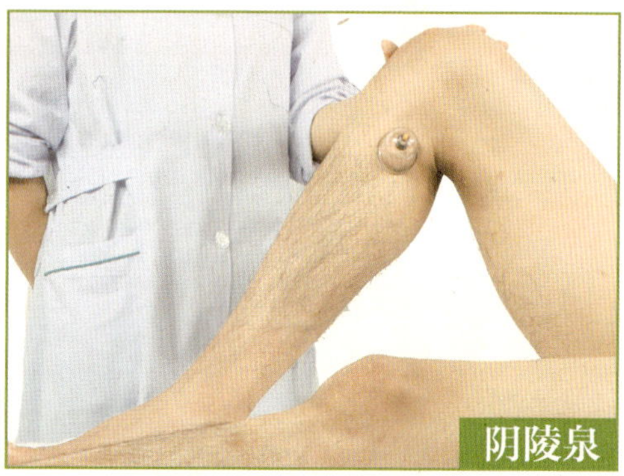
阴陵泉

拔罐腹部气海: 点燃棉球后，伸入罐内旋转一圈马上抽出，将火罐扣在气海穴上，留罐 10 分钟后取下，以局部皮肤潮红为度。

拔罐下肢部阴陵泉: 用拔罐器将气罐拔取在阴陵泉穴上，留罐 10 分钟后取下，以局部皮肤潮红、充血为度。

前列腺炎——清热利湿益肾阳

小医生断症： 前列腺炎表现为尿频、尿急、尿痛，排尿时尿道不适或灼热。排尿后和便后常有白色分泌物自尿道口流出。有时可有血精、会阴部疼痛、性功能障碍、精神神经症状。前列腺呈饱满、增大、质软、轻度压痛。病程长者，前列腺缩小、变硬、表面不完整，有小硬结。

小叮咛： 浓度高的尿液会对前列腺产生一些刺激，本病患者应多饮水、多排尿。

所需穴位一览

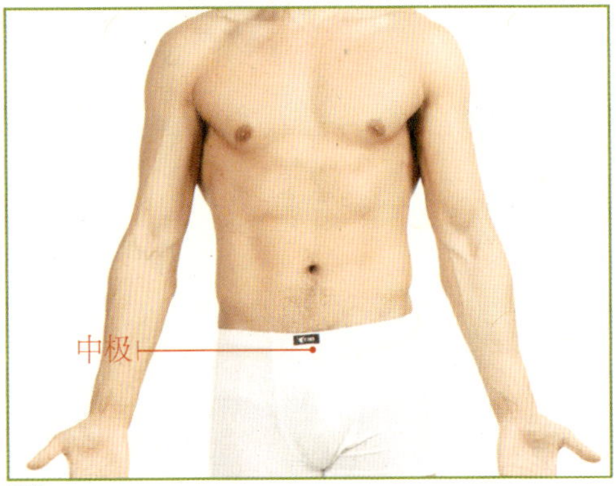

中极具有益肾兴阳、通经止带、清热利湿的作用。

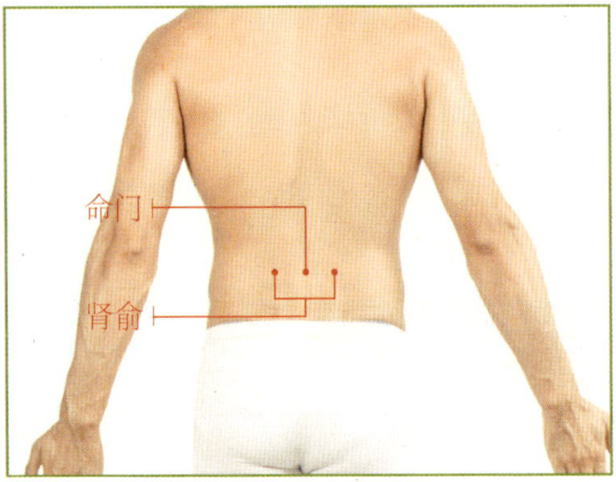

命门具有培元补肾、强健腰脊的作用；肾俞具有益肾助阳、强腰利水的作用。

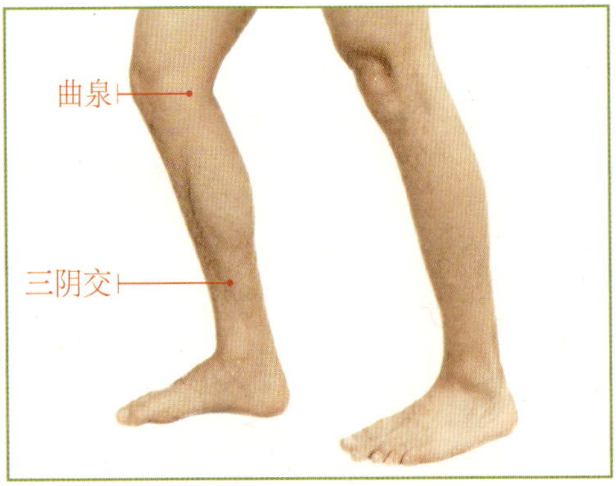

曲泉具有清利湿热、通调下焦的作用；三阴交具有健脾理血、益肾平肝的作用。

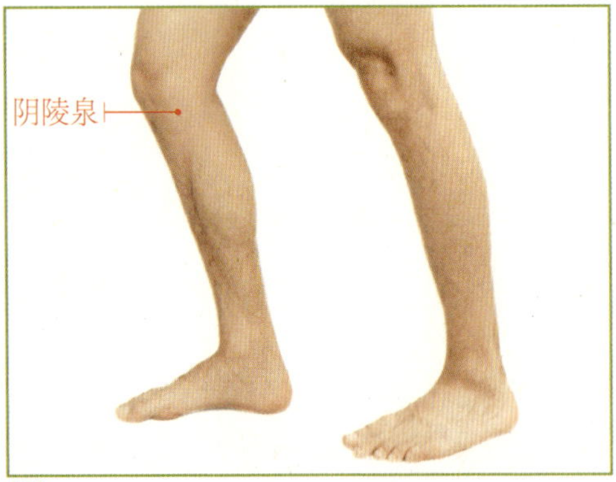

阴陵泉具有清利湿热、益肾调经、通经活络的作用。

刮痧方法

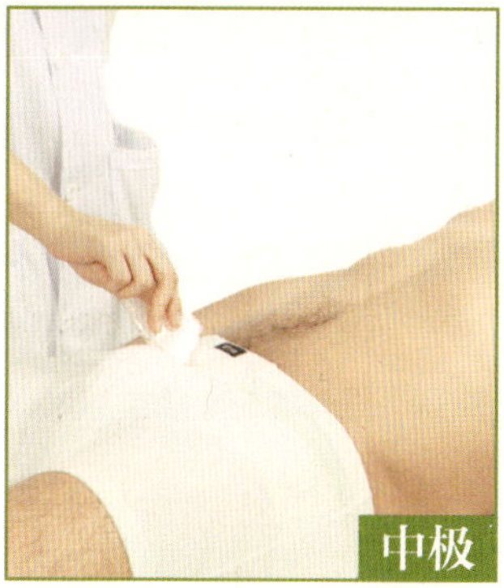

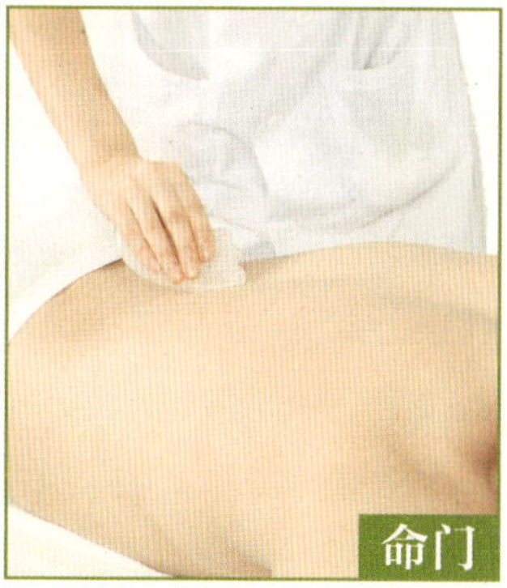

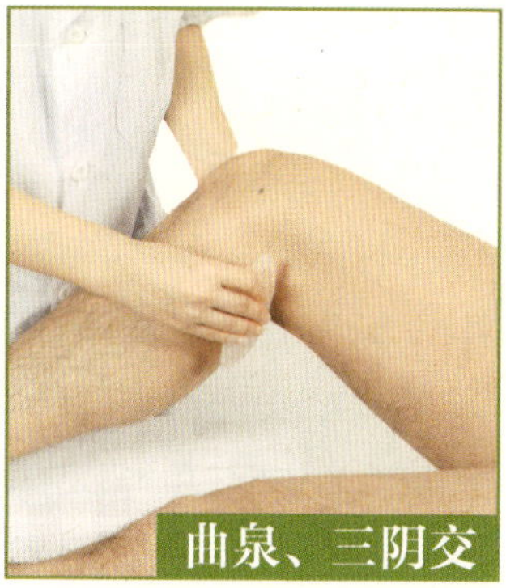

刮拭腹部中极：用刮痧板的边缘棱角刮拭中极穴 30 次，由上至下，力度适中，以皮肤潮红为度。

刮拭腰部命门：用刮痧板的角部刮拭命门穴 30 次，力度适中，以皮肤潮红为度。

刮拭下肢部曲泉、三阴交：用面刮法刮拭曲泉穴至三阴交穴 10 ~ 15 次，力度稍重，以局部皮肤出痧为度。

拔罐方法

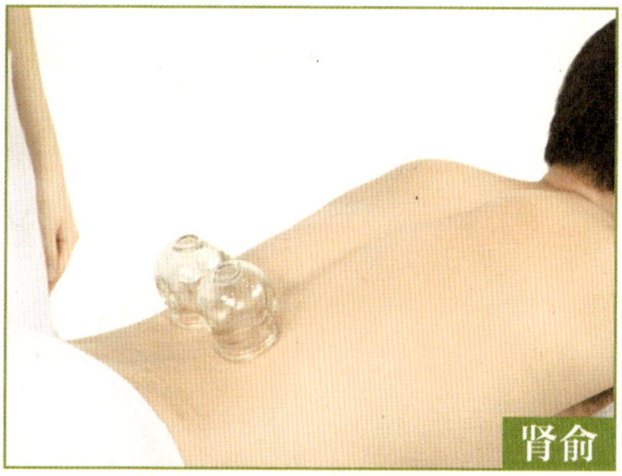

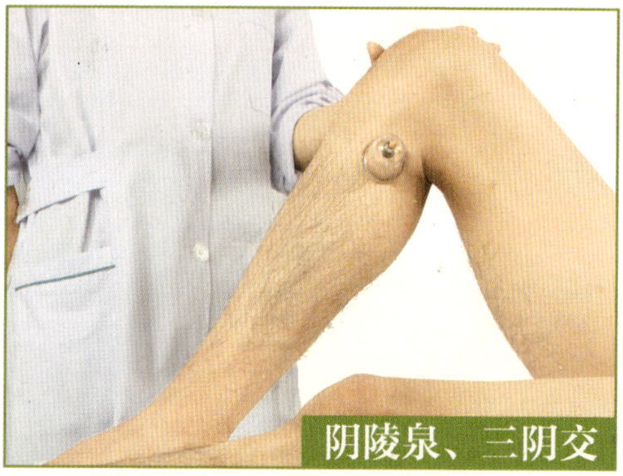

拔罐腰部肾俞：点燃棉球后，伸入罐内旋转一圈马上抽出，然后迅速将火罐扣在肾俞穴上，留罐 15 分钟后取下。

拔罐下肢部阴陵泉、三阴交：用拔罐器将气罐拔取在阴陵泉穴、三阴交穴上，分别留罐 15 分钟后取下，以局部潮红为度。

早泄——益肾固精强腰膝

小医生断症： 早泄是指男子在阴茎勃起之后，未进入阴道之前，或正当纳入，以及刚刚进入而尚未抽动时便已射精，阴茎也自然随之疲软并进入不应期的现象。

小叮咛： 夫妻之间应相互体贴、配合，一旦出现早泄不可相互责备、埋怨，而应找出原因，共同配合治疗；注意生活要有规律，加强体育锻炼，如打太极拳、散步等。

所需穴位一览

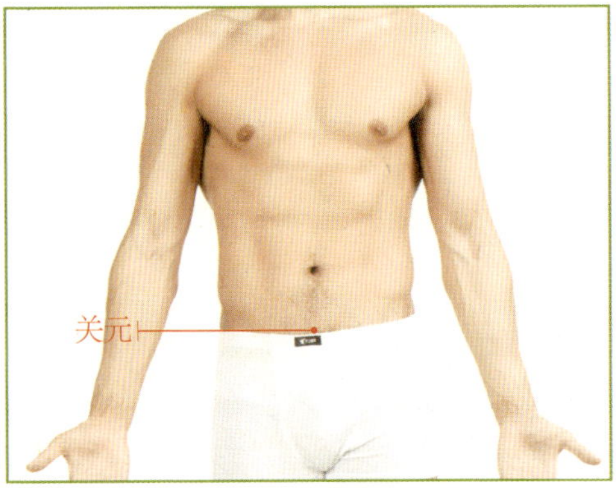

关元具有培肾固本、补气回阳、清热利湿的作用。

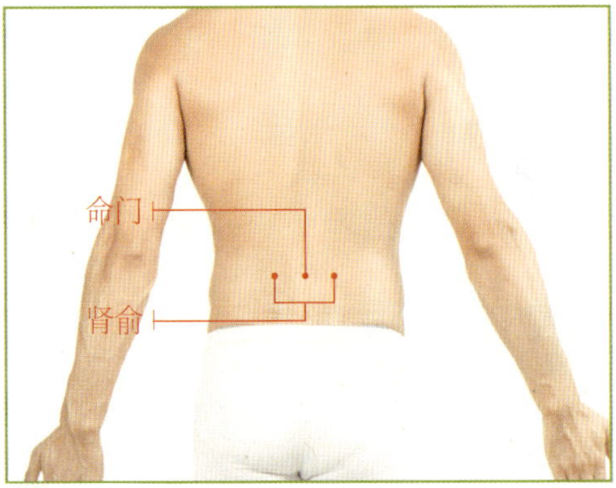

命门具有培元补肾、强健腰脊的作用；肾俞具有益肾助阳、强腰利水的作用。

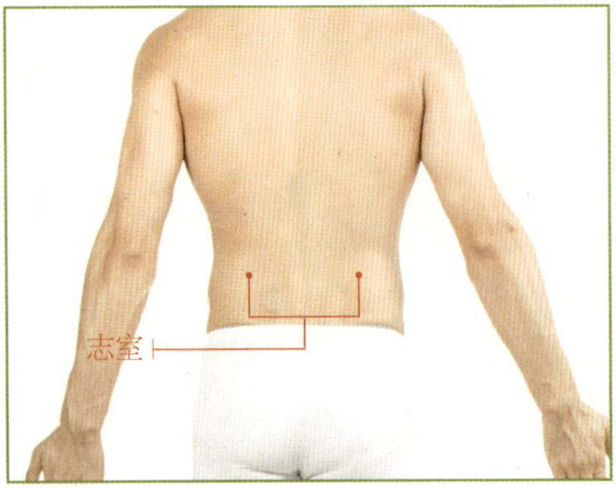

志室具有益肾固精、清热利湿、强壮腰膝的作用。

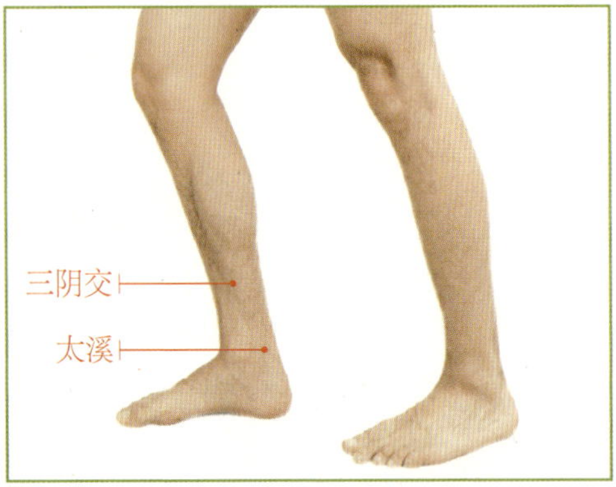

三阴交具有健脾理血、益肾平肝的作用；太溪具有滋阴益肾、壮阳强腰的作用。

刮痧方法

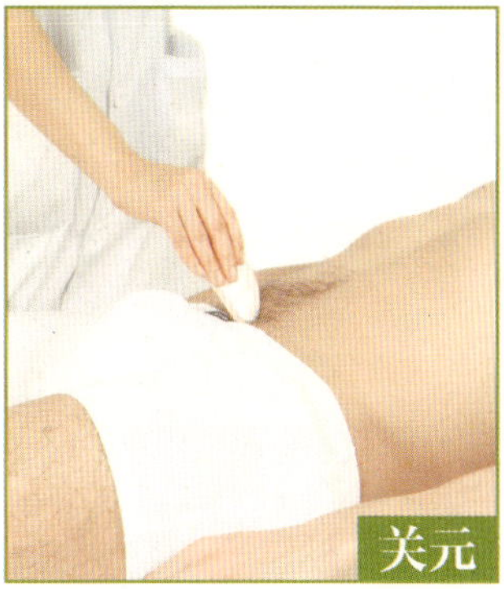
关元

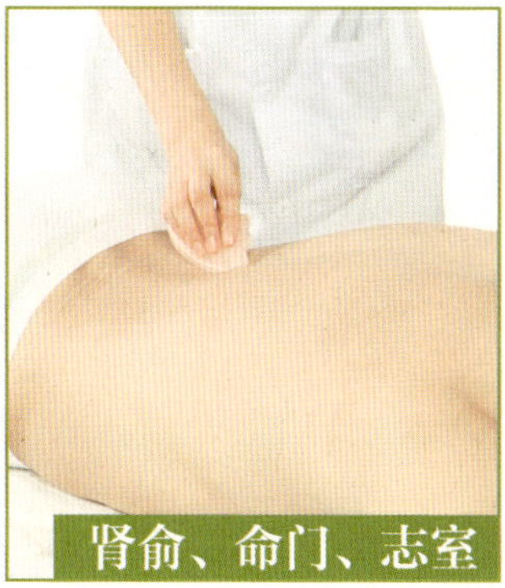
肾俞、命门、志室

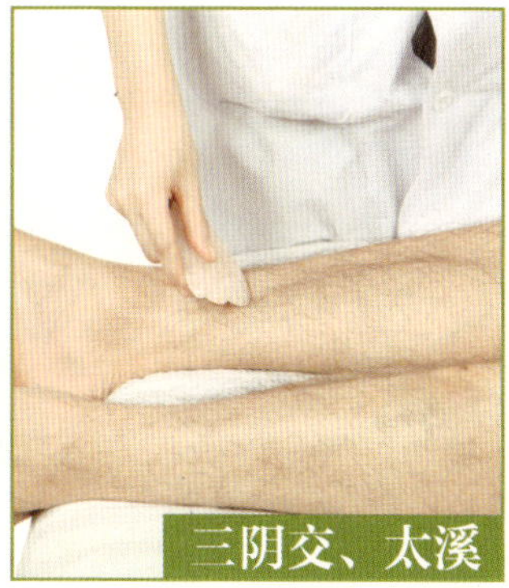
三阴交、太溪

刮拭腹部关元：将刮痧板的角部依附在关元穴处，做回旋揉动 30 次，力度适中，以酸胀为度。

刮拭腰部肾俞、命门、志室：以刮痧板的厚棱角面侧为着力点，从命门穴经肾俞穴刮至志室穴 10 ~ 15 次，力度重，以出现紫色痧斑、痧痕为度。

刮拭下肢部三阴交、太溪：用角刮法重刮三阴交穴至太溪穴 30 次，以出痧为度。

拔罐方法

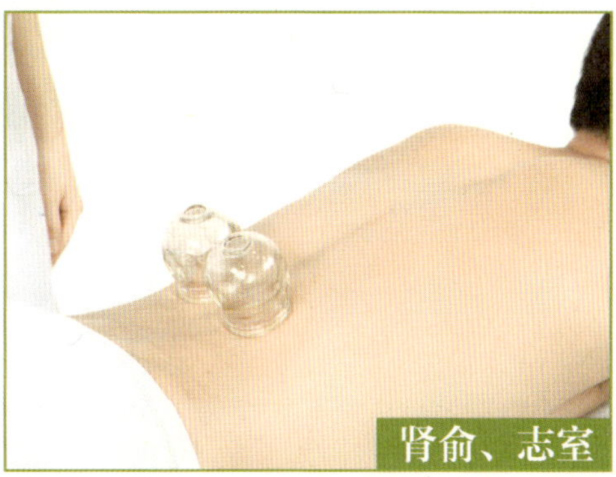
肾俞、志室

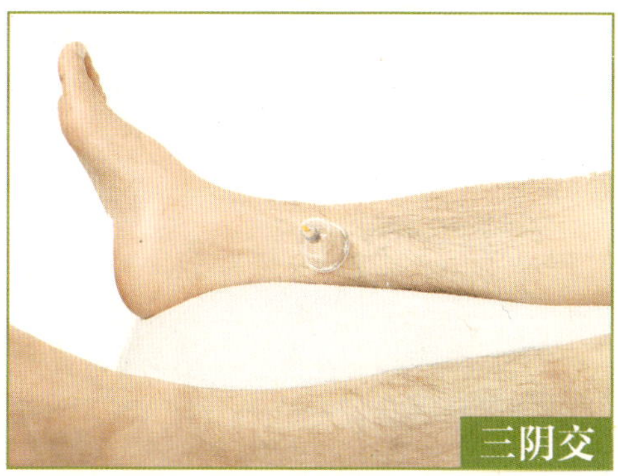
三阴交

拔罐腰部肾俞、志室：点燃棉球后，伸入罐内旋转一圈马上抽出，然后迅速将火罐扣在肾俞穴、志室穴上，每穴留罐 10 分钟后取下，以局部皮肤充血为度。

拔罐下肢部三阴交：用拔罐器将气罐拔取在三阴交穴上，留罐 10 分钟后取下，以局部皮肤潮红、充血为度。

阳痿——强腰健脊补肾元

小医生断症：逐渐发展抑或突然发生，间断抑或持续发生的阴茎勃起功能障碍，表现为阴茎持续不能达到和（或）维持足够的勃起以获得满意的性生活（性交），常伴有神疲乏力，腰酸膝软，畏寒肢冷，或小便不畅，淋漓不尽等症。

小叮咛：阳痿由房劳过度引起者，应清心寡欲，戒除手淫。

所需穴位一览

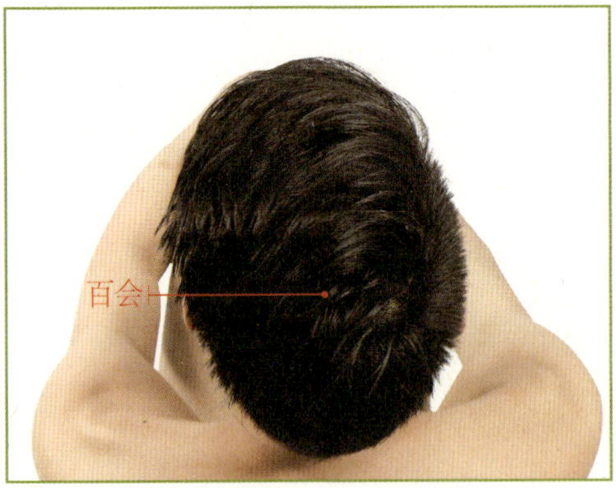

百会具有熄风醒脑、升阳固脱的作用，能升提阳气，防治阳痿。

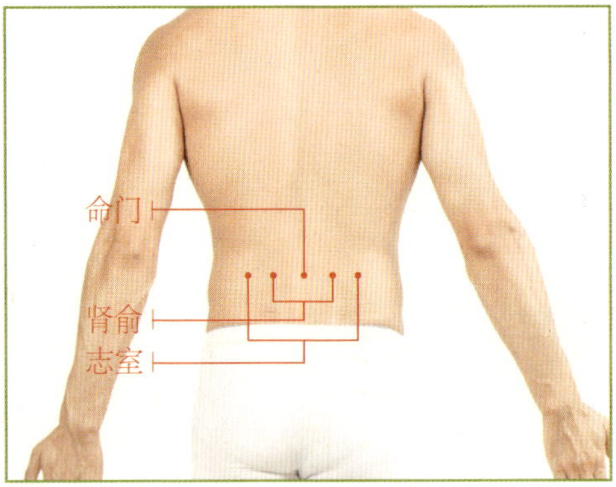

命门可培元补肾、强健腰脊的作用；肾俞可益肾助阳、强腰利水；志室可益肾固精。

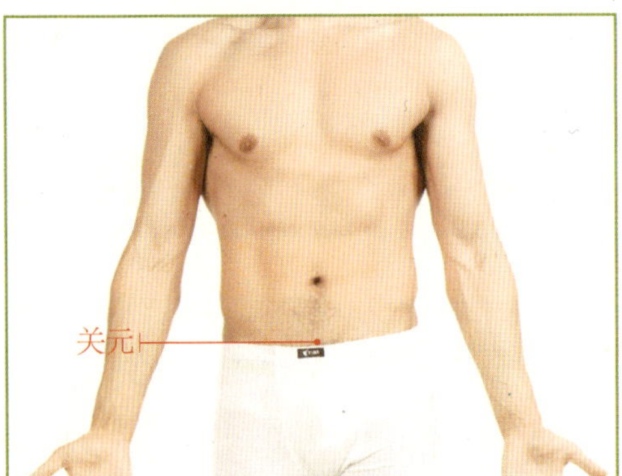

关元具有培肾固本、补气回阳、清热利湿的作用。

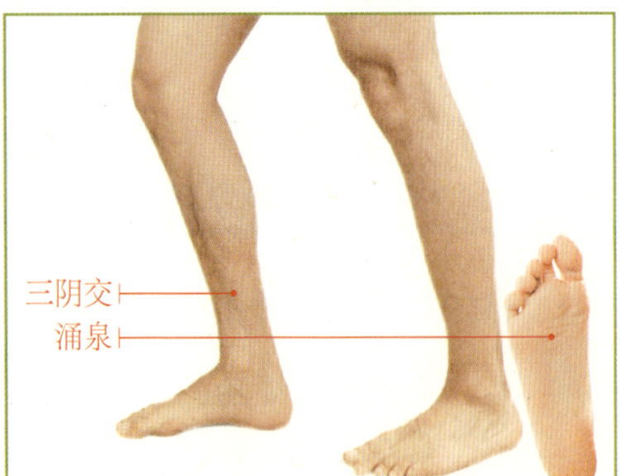

三阴交具有健脾理血、益肾平肝的作用；涌泉具有滋阴益肾的作用。

刮痧方法

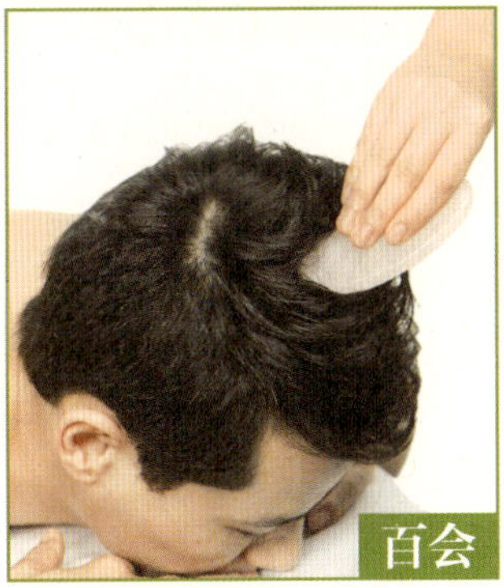
百会

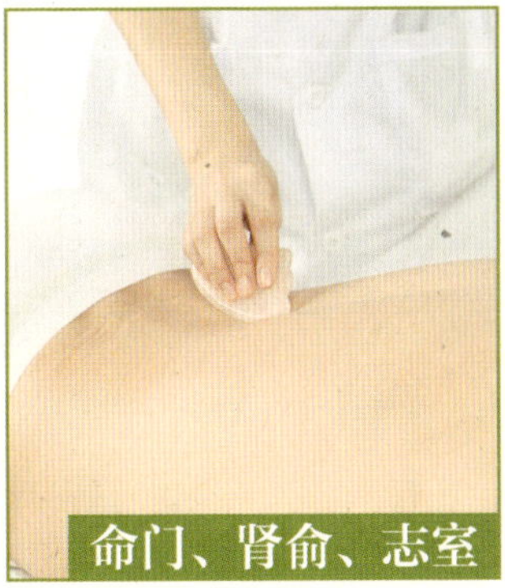
命门、肾俞、志室

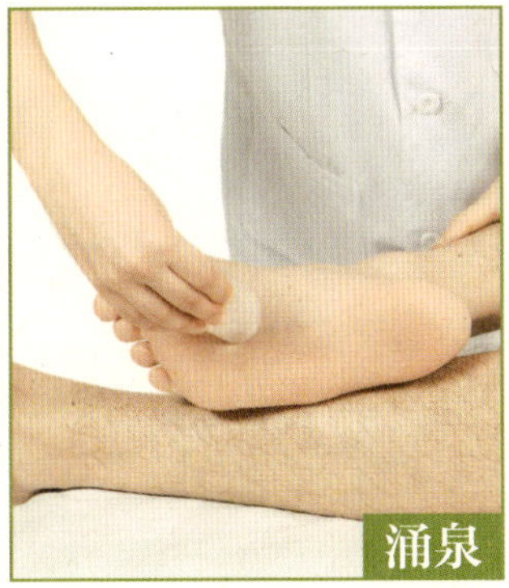
涌泉

刮拭头部百会：以刮痧板的厚棱角为着力点，刮拭百会穴 20 次，力度适中，以发热为度。

刮拭腰部命门、肾俞、志室：以刮痧板的厚棱角面侧为着力点，从命门穴经肾俞穴刮至志室穴 10 ~ 15 次，至皮下紫色痧斑、痧痕形成为止。

刮拭下肢部涌泉：用角刮法刮拭涌泉穴 30 次，力度适中，以出痧为度。

拔罐方法

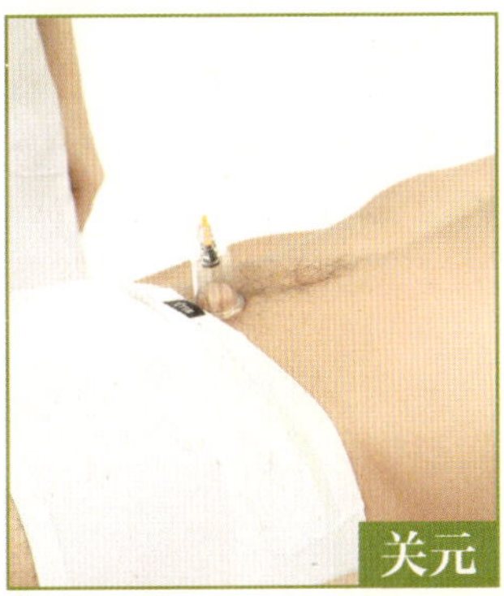
关元

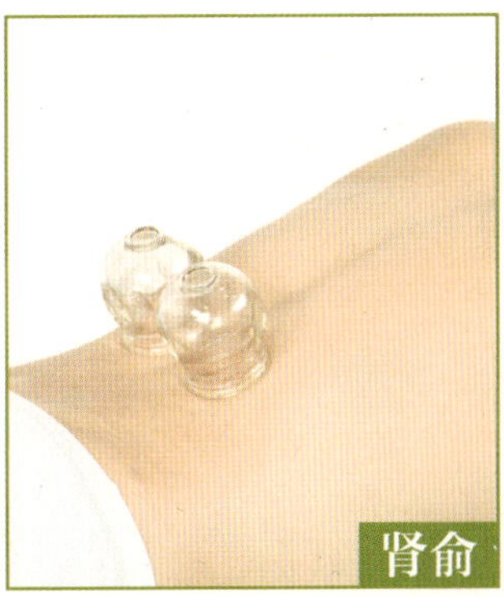
肾俞

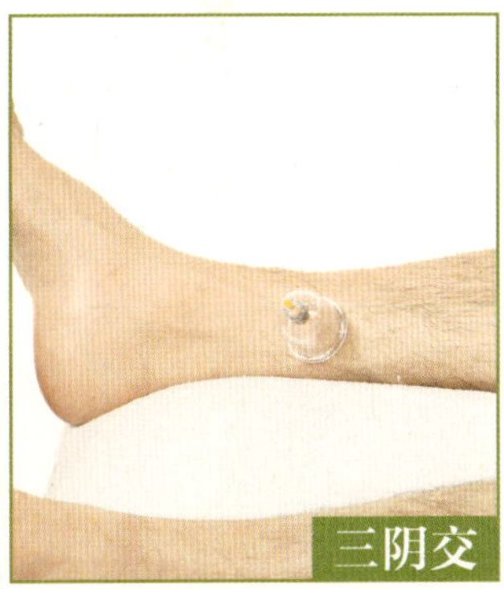
三阴交

拔罐腹部关元：用拔罐器将气罐拔取于关元穴上，留罐 10 分钟后取下，以局部潮红为度。

拔罐腰部肾俞：点燃棉球后，伸入罐内旋转一圈马上抽出，然后迅速将火罐扣在肾俞穴上，留罐 10 分钟后取下，以局部皮肤充血为度。

拔罐下肢部三阴交：将气罐扣在三阴交穴上，留罐 10 分钟后取下，以局部皮肤潮红为度。

遗精——补气回阳固肾精

小医生断症： 遗精表现为已婚男子不因性生活而排泄精液，每周一次以上或未婚成年男子频繁发生精液遗泄，每周多于两次，并伴有头昏、耳鸣、健忘、心悸、失眠、腰酸、精神萎靡等。

小叮咛： 本病应注意精神调养，排除杂念；丰富文体活动，适当参加体力劳动或运动；注意生活起居，节制性欲，戒除手淫；晚餐不宜过饱，被褥不宜过厚，内裤不宜过紧。

所需穴位一览

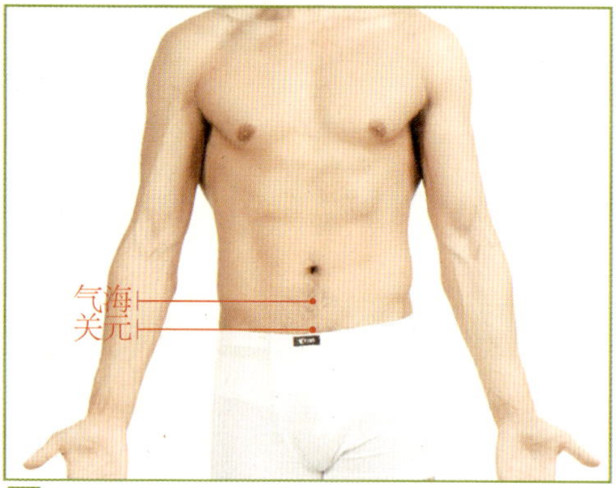

气海具有补气理气、固精调经的作用；关元具有培肾固本、补气回阳、清热利湿的作用。

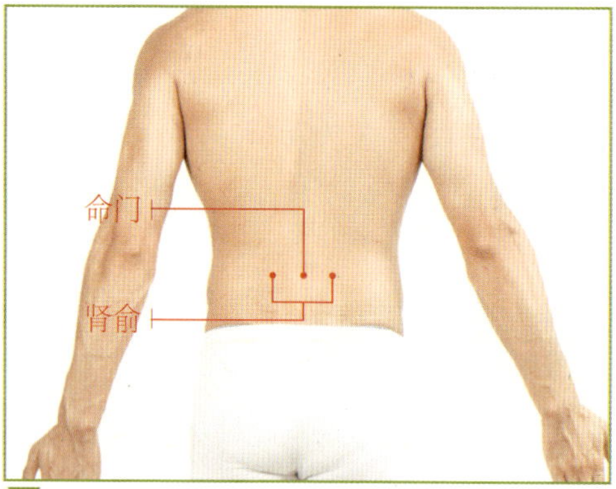

命门具有培元补肾、强健腰脊的作用；肾俞具有益肾助阳、强腰利水的作用。

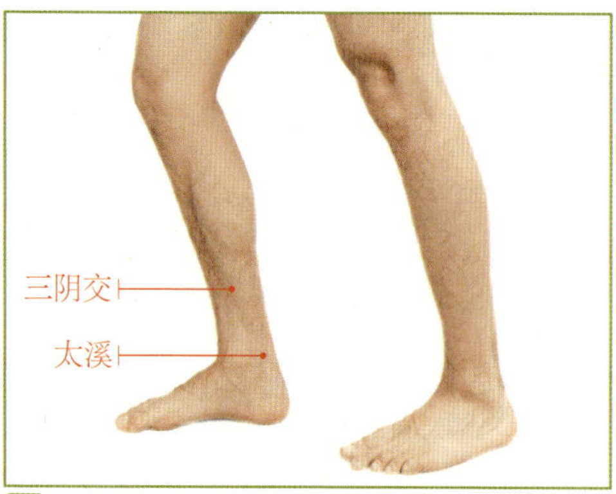

三阴交具有健脾理血、益肾平肝的作用；太溪具有滋阴益肾、壮阳强腰的作用。

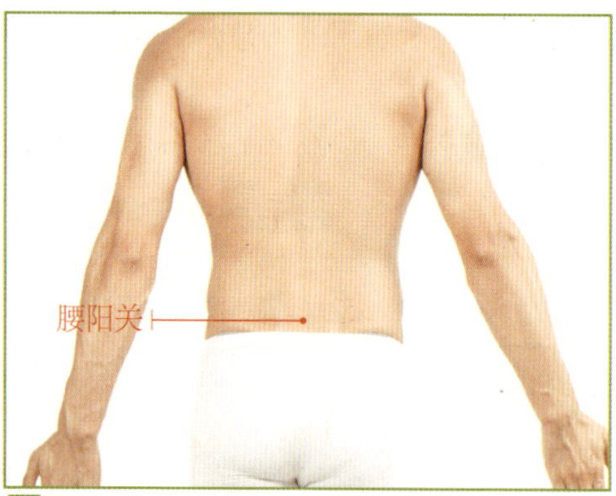

腰阳关具有祛寒除湿、舒筋活络的作用，能缓解遗精患者的腰膝酸冷现象。

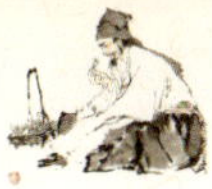

刮痧方法

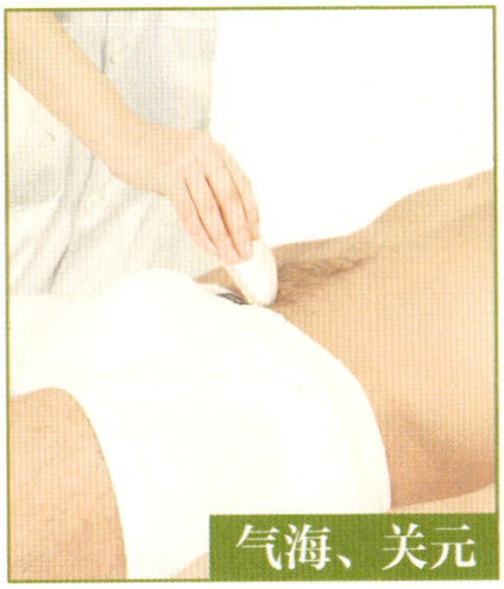

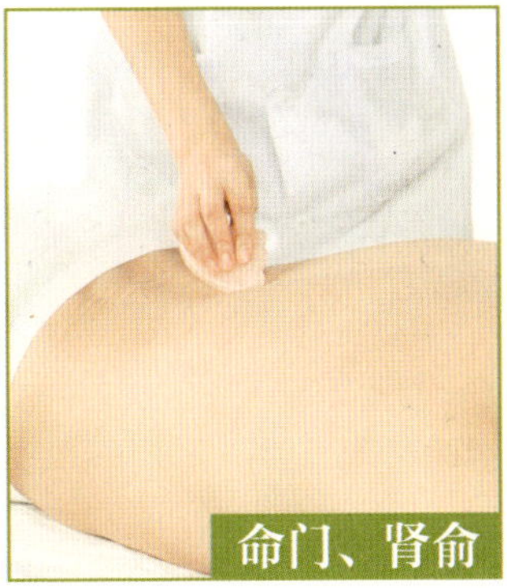

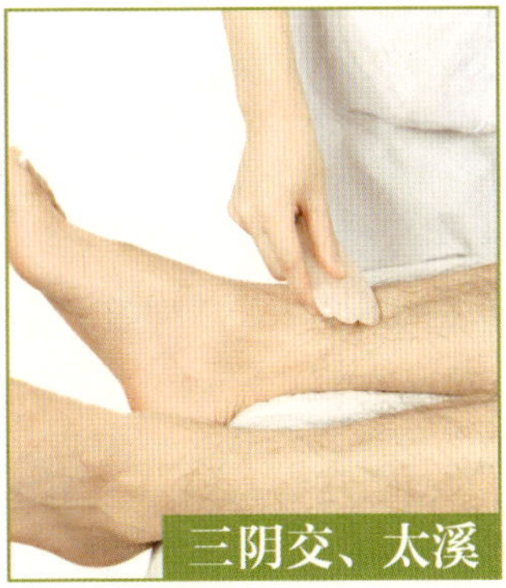

刮拭腹部气海、关元：用角刮法从上往下刮拭气海穴至关元穴 30 次，以局部皮肤潮红为度。

刮拭腰部命门、肾俞：以刮痧板的厚棱角面侧为着力点，刮拭命门穴至肾俞穴 10 ~ 15 次，至皮下紫色痧斑、痧痕形成为止。

刮拭下肢部三阴交、太溪：用角刮法刮拭三阴交穴至太溪穴 30 次，力度重，以出痧为度。

拔罐方法

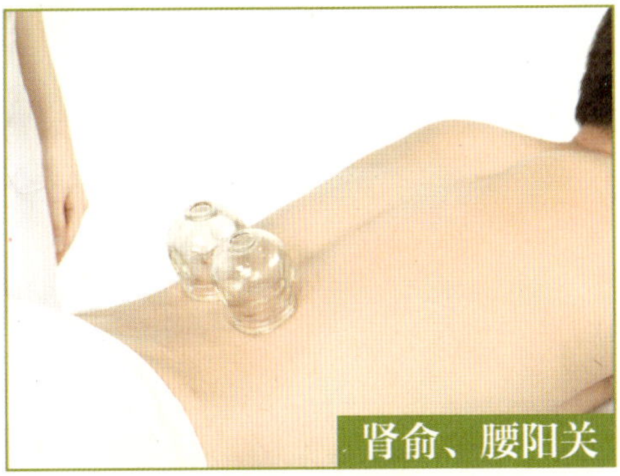

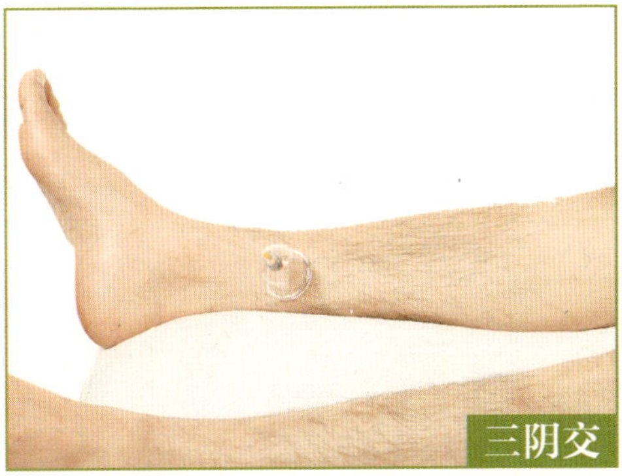

拔罐腰部肾俞、腰阳关：将火罐迅速扣在肾俞穴、腰阳关穴上，每穴留罐 15 分钟后取下，以局部皮肤充血为度。

拔罐下肢部三阴交：用拔罐器将气罐吸附在三阴交穴上，留罐 15 分钟后取下，以局部皮肤潮红、充血为度。

阴囊潮湿——清热利湿益肝肾

小医生断症：阴囊潮湿是指阴囊皮肤表面无任何变化，却出现多汗、潮湿或发凉等异常感觉。阴囊皮肤中有大量的汗腺，从而可以调节局部的温度，如果阴囊分泌出的汗液不能及时散发，就会感到阴囊总是湿湿的了，长期多汗潮湿的阴囊容易产生炎症出现外阴瘙痒难忍。

小叮咛：过敏体质的人，精神长期紧张、情绪变化起伏较大的人易患本病。

所需穴位一览

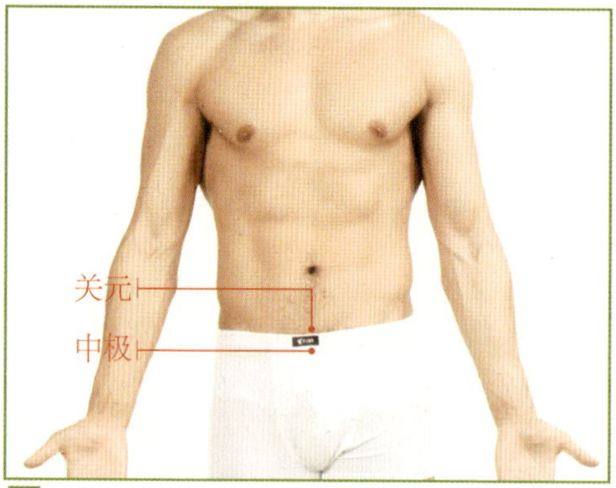

关元具有培肾固本、补气回阳、清热利湿的作用；中极具有益肾兴阳、清热利湿的作用。

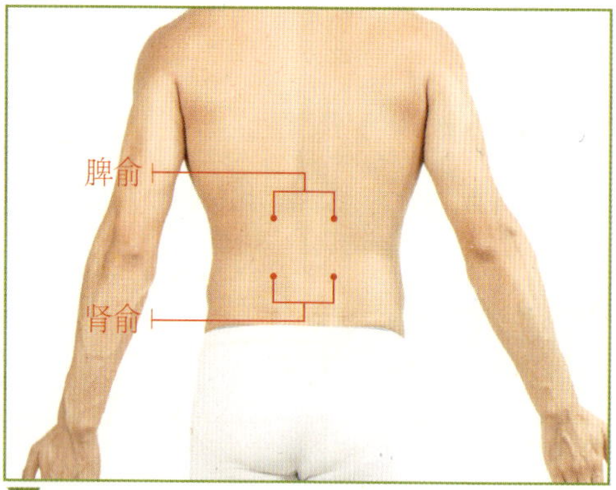

脾俞具有健脾和胃、利湿升清的作用；肾俞具有益肾助阳、强腰利水的作用。

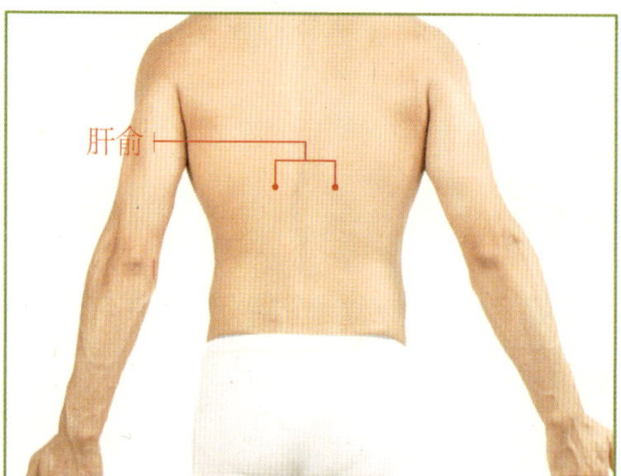

肝俞具有疏肝利胆、理气明目的作用，能有效清利肝经湿热。

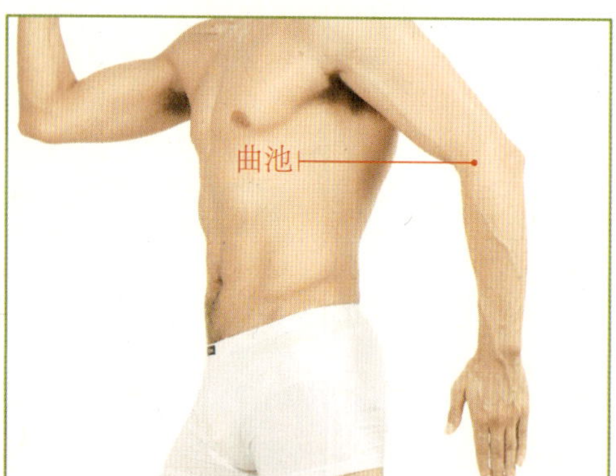

曲池具有清邪热、调气血、祛风湿、利关节的作用，能祛除体内湿热之邪。

刮痧方法

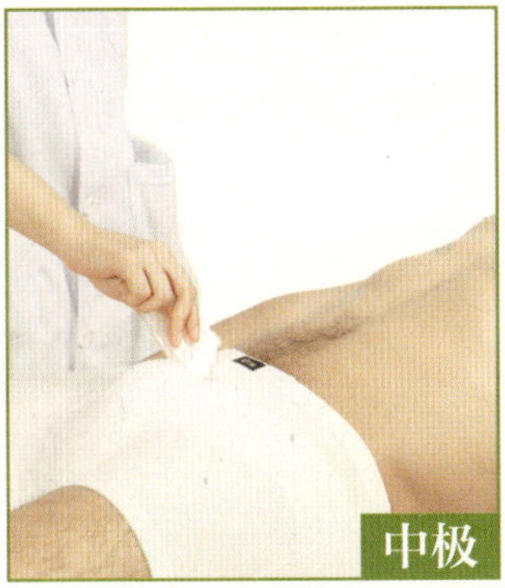
中极

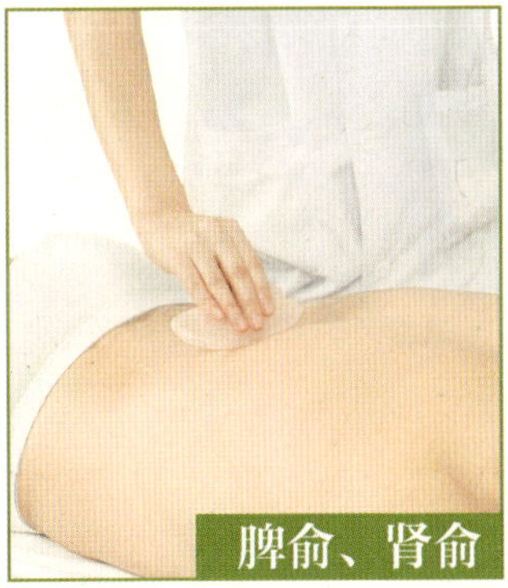
脾俞、肾俞

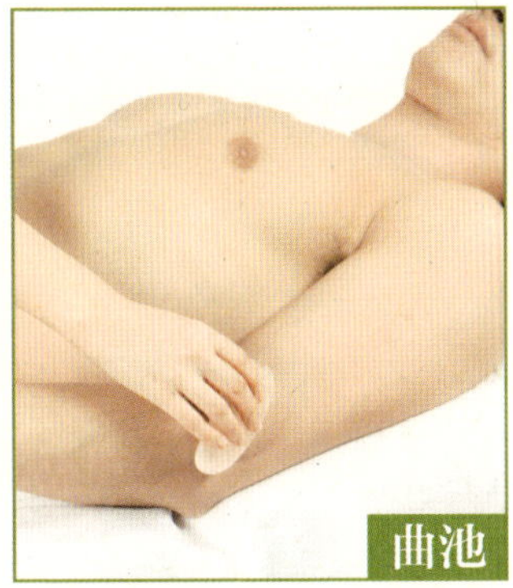
曲池

刮拭腹部中极：用角刮法刮拭中极穴 20 ~ 30 次，力度由轻渐重，刮至不再出现新痧为止。

刮拭腰背部脾俞、肾俞：用面刮法从脾俞穴刮至肾俞穴，重复 20 ~ 30 次，力度适中，刮至不再出现新痧为止。

刮拭上肢部曲池：用刮痧板的边缘刮拭曲池穴 30 次，由上往下，以出痧为度。

拔罐方法

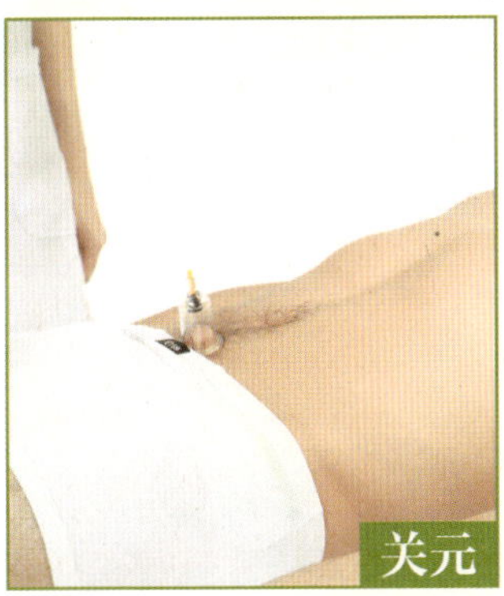
关元

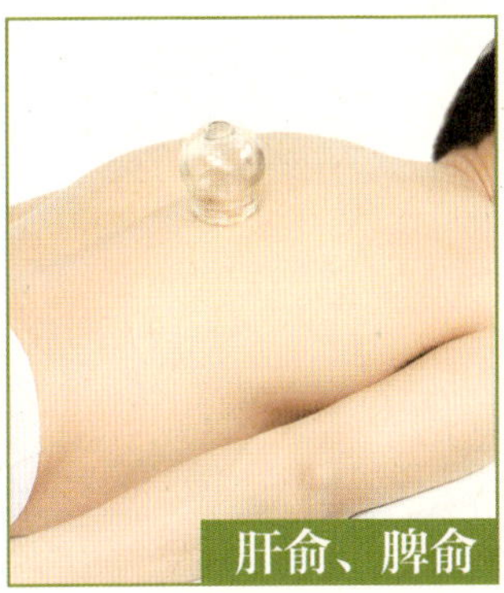
肝俞、脾俞

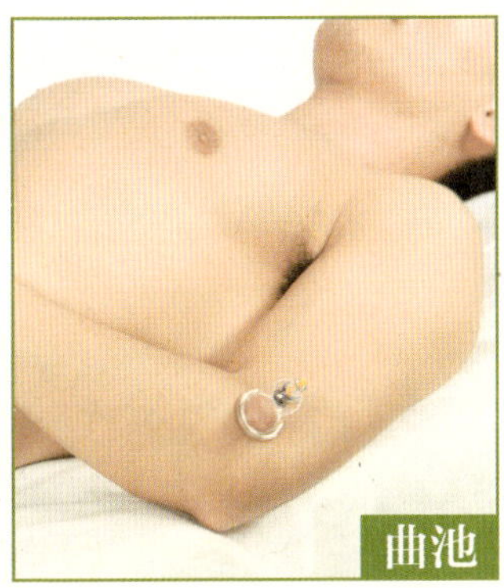
曲池

拔罐腹部关元：用拔罐器将气罐拔取在关元穴上，留罐 15 分钟后取下，以局部皮肤潮红为度。

拔罐背部肝俞、脾俞：点燃棉球后，伸入罐内旋转一圈马上抽出，然后迅速将火罐扣在肝俞穴、脾俞穴上，留罐 15 分钟后取下，以局部皮肤潮红、充血为度。

拔罐上肢部曲池：用拔罐器将气罐拔取在曲池穴上，留罐 15 分钟后取下，以充血为度。

预防和护理

阴囊潮湿的患者应保证内裤宽松舒适，最好为纯棉制品，不要穿过紧的内裤；必须及时换洗内裤，尤其是运动后，要及时清洁换洗内裤；饮食上，多食新鲜的蔬菜和水果，不吃或少吃腥辣之品。

民间偏方

扁豆薏米排骨汤

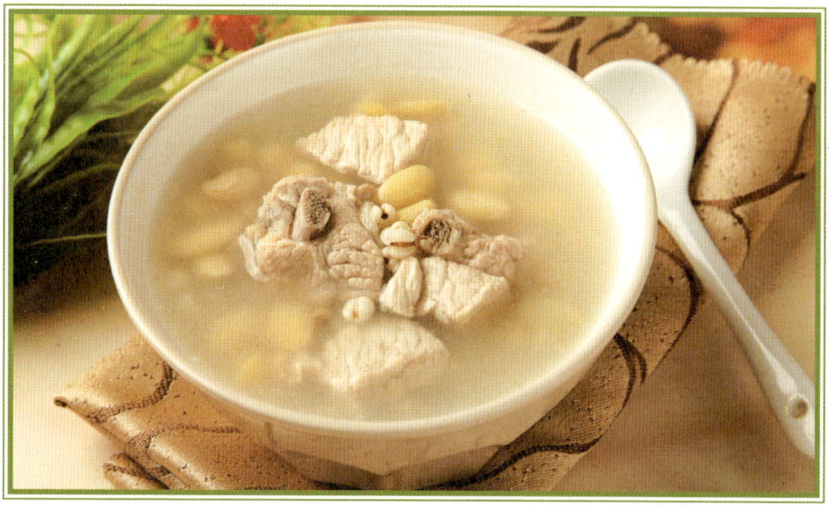

材料：扁豆 30 克，薏米 50 克，排骨 200 克，盐 2 克

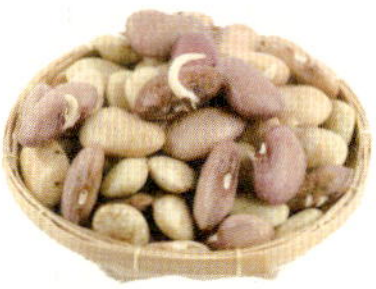

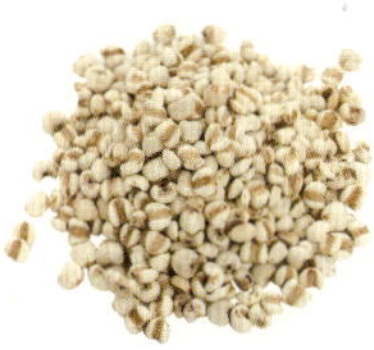

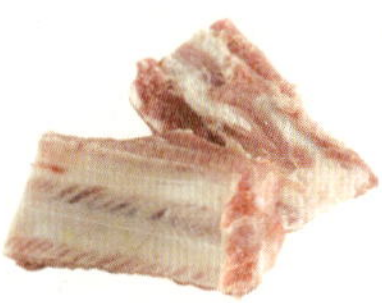

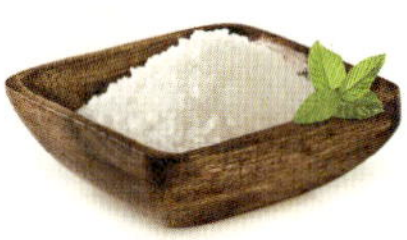

做法：排骨汆煮去血水，砂锅注水烧热，放入排骨、薏米、扁豆，搅拌片刻。盖上锅盖，烧开后转小火煮 1 个小时至食材熟软，加入少许盐调味即可。

主治：清热利湿。用于湿热蕴结型阴囊潮湿。

用法：每日一次。

第八章 易学刮痧、拔罐

——告别周身筋骨痛

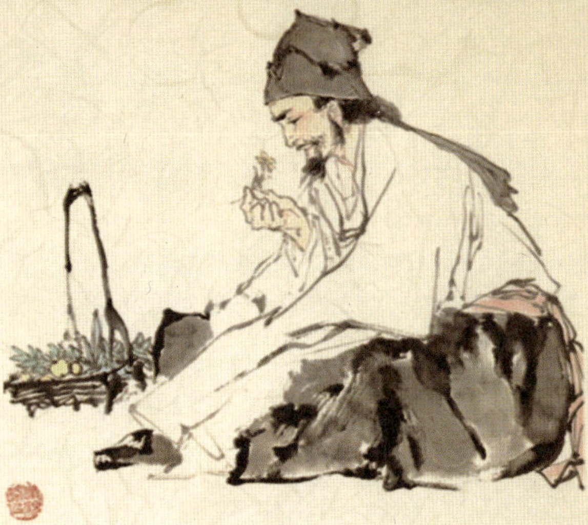

近年来筋骨酸痛这老年人常有的毛病，却像传染病一样在中青年人群中蔓延。在电脑前坐了一整天，脖子痛；空调房里待久了，腰痛；鼠标用多了，手腕痛；偶尔游游泳，肩膀痛；爬山归来，膝盖痛……人未老，为何“筋骨”先衰？专家指出，缺乏运动、不正确的姿势，以及运动损伤是导致许多年轻人全身“筋骨痛”的主要原因。

刮痧、拔罐是中国传统的养生智慧，它们藉由自然的方式，能够松解皮肉筋骨的粘连、疏通阻塞的经络，以活化细胞和脏腑功能，启动人体的自愈力，让周身筋骨痛自然减轻。

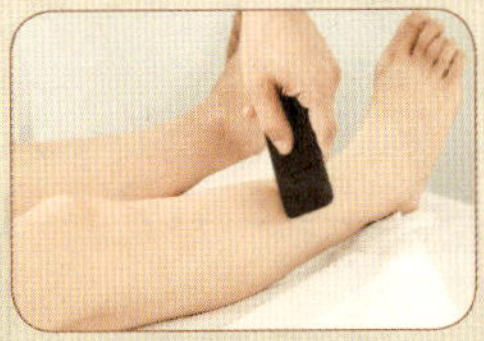
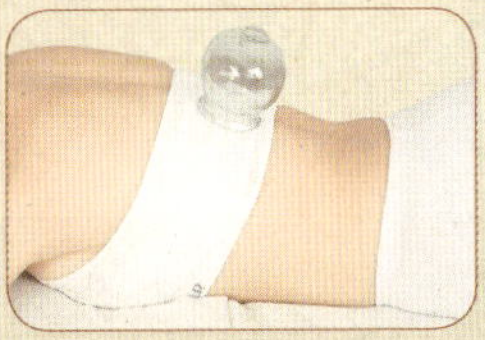
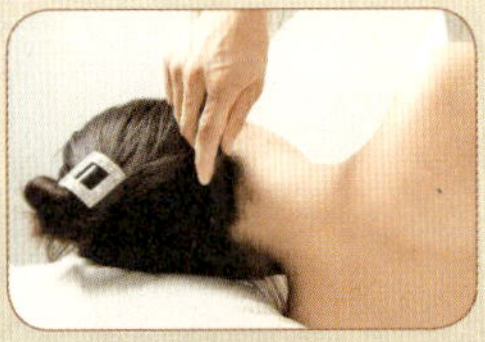
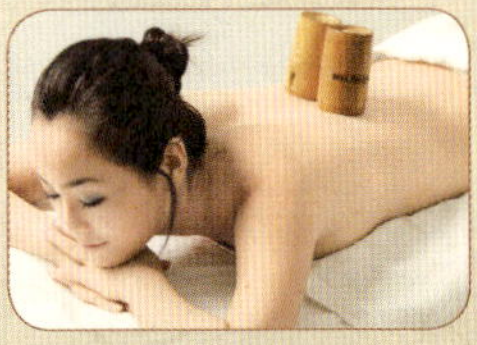

颈椎病——舒筋活络利关节

小医生断症：颈椎病是指颈椎间盘退行性变、颈椎肥厚增生以及颈部损伤等引起颈椎骨质增生，或椎间盘脱出、韧带增厚，刺激或压迫颈脊髓、颈部神经、血管而产生一系列症状的临床综合征。主要表现为颈肩痛、头晕头痛、上肢麻木、肌肉萎缩，严重者双下肢痉挛、行走困难。

小叮咛：绝大多数颈椎病患者通过姿势调整以及正确的颈肩背部肌肉锻炼就能恢复健康。

所需穴位一览

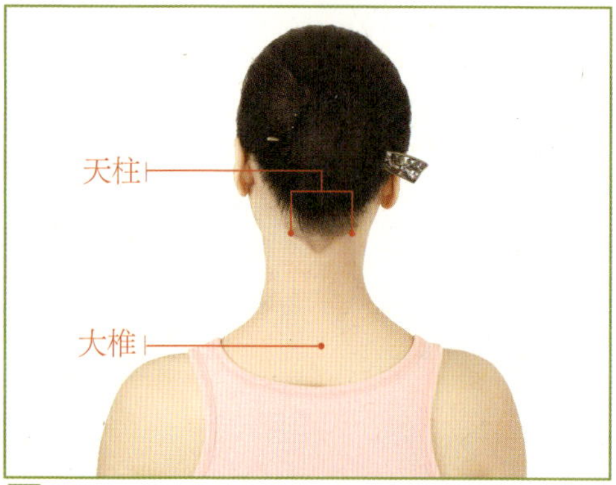

天柱具有祛风解表、舒筋活络的作用；大椎具有解表通阳、补虚宁神的作用。

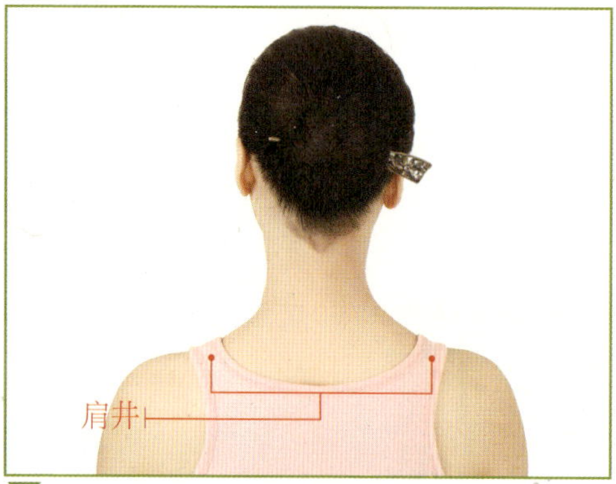

肩井具有祛风清热、活络消肿的作用，能改善颈椎病引起的肩颈疼痛。

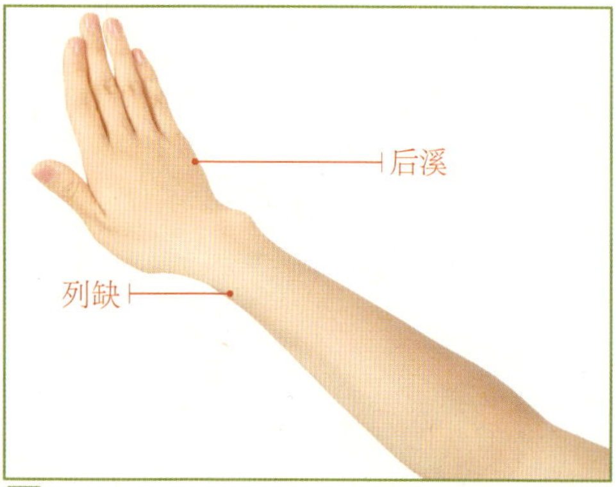

列缺具有止咳平喘、通经活络的作用；后溪具有清心安神、通经活络的作用，

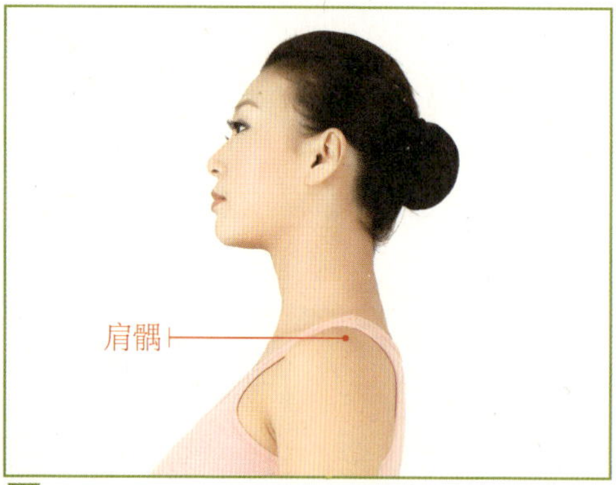

肩髃具有活血散风、通利关节的作用，能维护肩颈健康。

刮痧方法

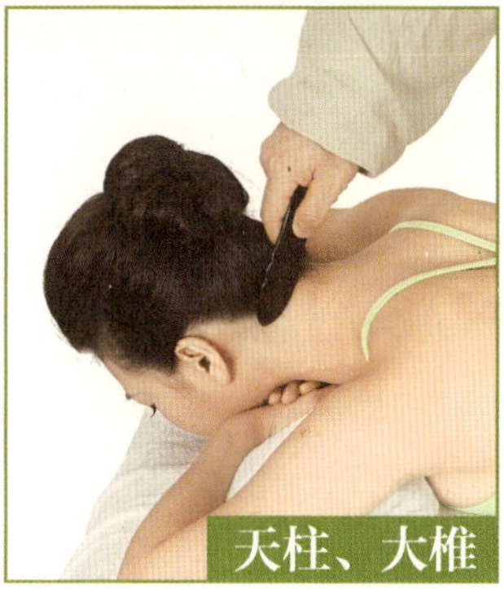

天柱、大椎

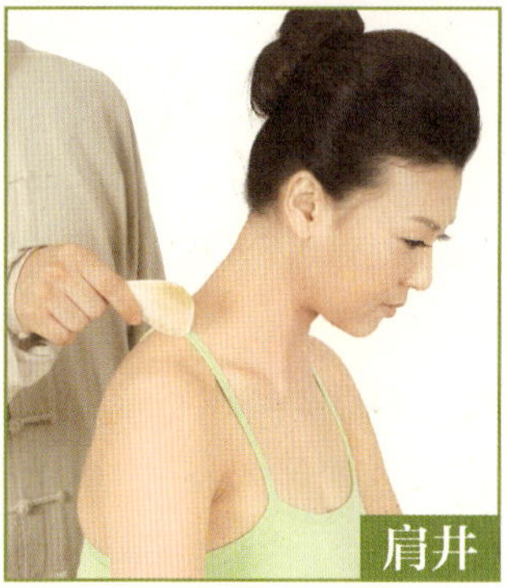

肩井

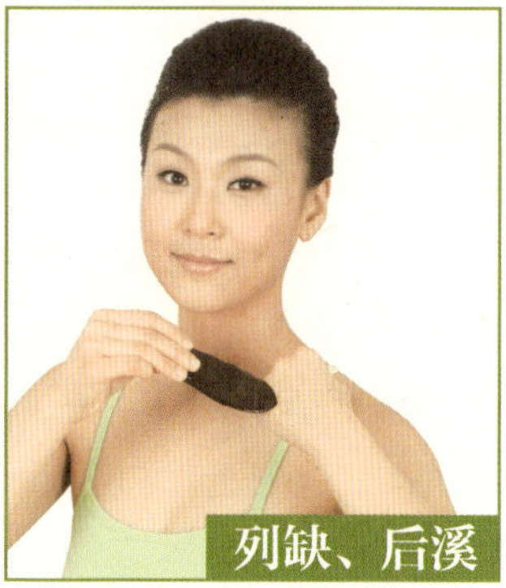

列缺、后溪

刮拭颈部天柱、大椎：用刮痧板的角部刮拭大椎穴、天柱穴 30 次，力度轻柔，可不出痧。

刮拭肩部肩井：用面刮法从内往外刮拭肩井穴 30 次，力度适中，至皮肤发红，皮下紫色痧斑、痧痕形成为止。

刮拭上肢部列缺、后溪：用角刮法刮拭列缺穴、后溪穴各 30 次，力道略重，以出痧为度。

拔罐方法

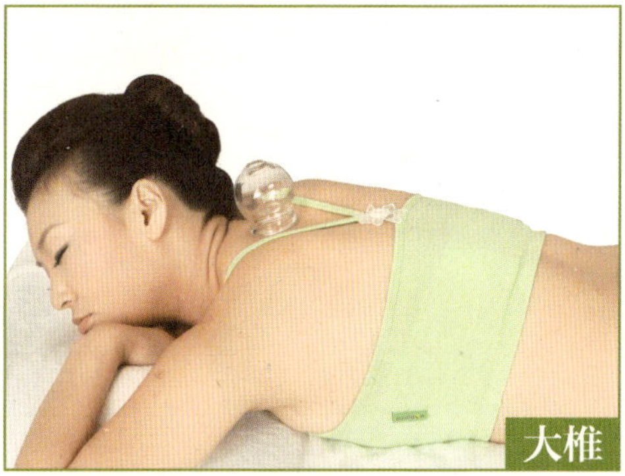

大椎

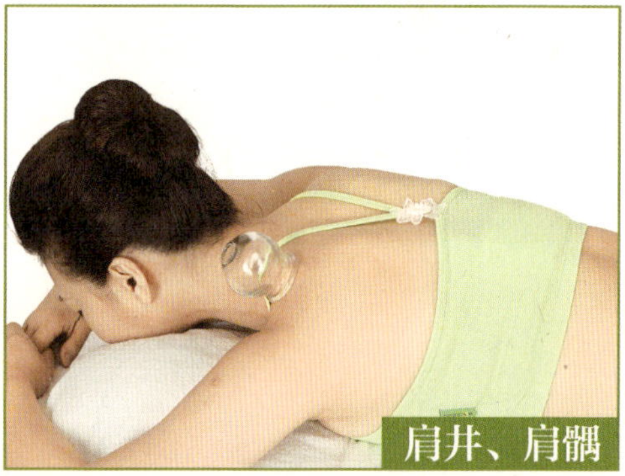

肩井、肩髃

拔罐颈部大椎：点燃棉球后，伸入罐内旋转一圈马上抽出，然后迅速将火罐扣在大椎穴上，留罐 15 分钟后取下，以局部皮肤潮红、充血为度。

拔罐肩部肩井、肩髃：点燃棉球后，伸入罐内旋转一圈马上抽出，然后迅速将火罐扣在肩井穴、肩髃穴上，留罐 10 分钟后取下，以局部皮肤潮红、充血为度。

落枕——通经活络止疼痛

小医生断症： 落枕主要症状为颈部疼痛及活动受限，轻者为针刺痛，重者如刀割样或撕裂样疼痛。疼痛主要在颈部，也可以模糊地放射至头、背和上肢，任何活动均可加重疼痛。

小叮咛： 本病病程不长，一般经数天的休息即可自愈。但有少数患者症状严重，需给予治疗。睡眠时枕头要合适，不能过高、过低、过硬，避免颈部受寒受凉，尽量不要在床上看书、看报。

所需穴位一览

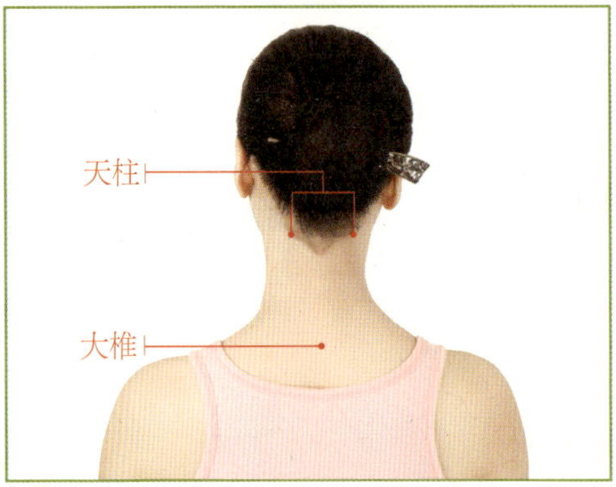

天柱具有祛风解表、舒筋活络的作用；大椎具有解表通阳、补虚宁神的作用。

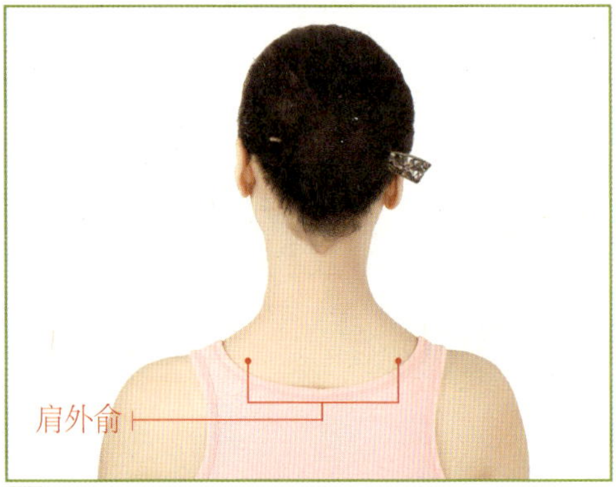

肩外俞具有舒筋活络、祛风止痛的作用，能缓解落枕引起的肩背疼痛。

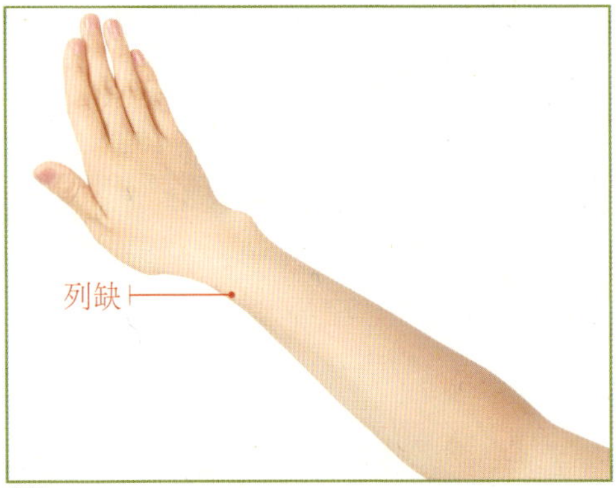

列缺具有通经活络的作用，古有“头项寻列缺”一说，是头项病症的克星。

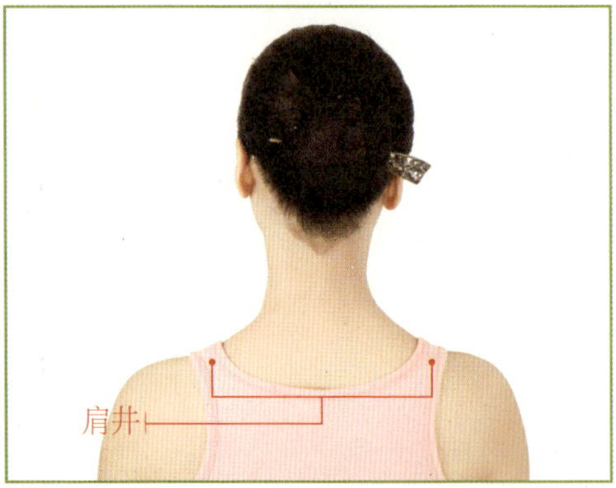

肩井具有祛风清热、活络消肿的作用，能缓解颈肩疼痛。

刮痧方法

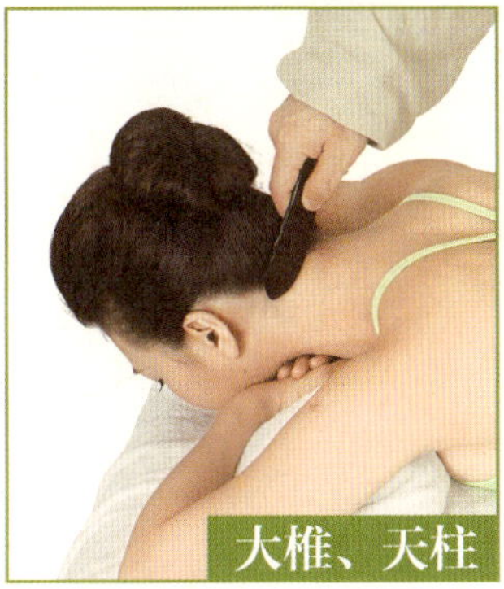
大椎、天柱

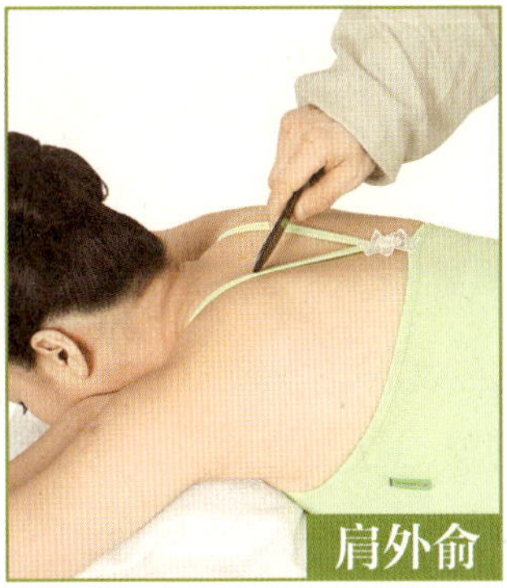
肩外俞

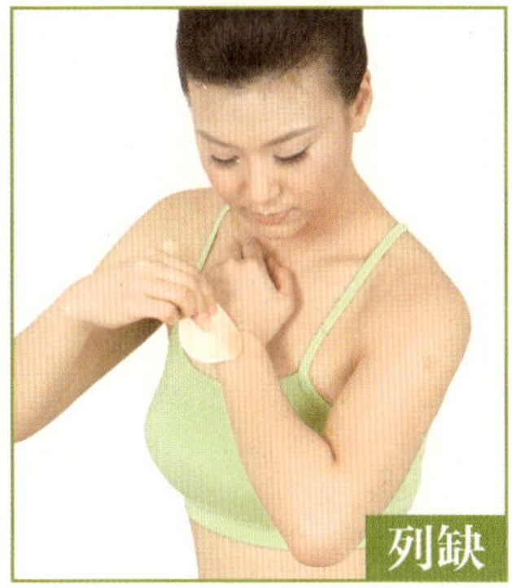
列缺

刮拭颈部大椎、天柱： 用刮痧板的角部从天柱穴刮至大椎穴 30 次，力度轻柔，可不出痧。

刮拭肩部肩外俞： 用刮痧板的角部刮拭肩外俞穴 30 次，力度轻柔，至局部皮肤潮红、发热为度，可不出痧。

刮拭上肢部列缺： 用角刮法从上往下刮拭列缺穴 30 次，力度由轻至重，以潮红、发热为度。

拔罐方法

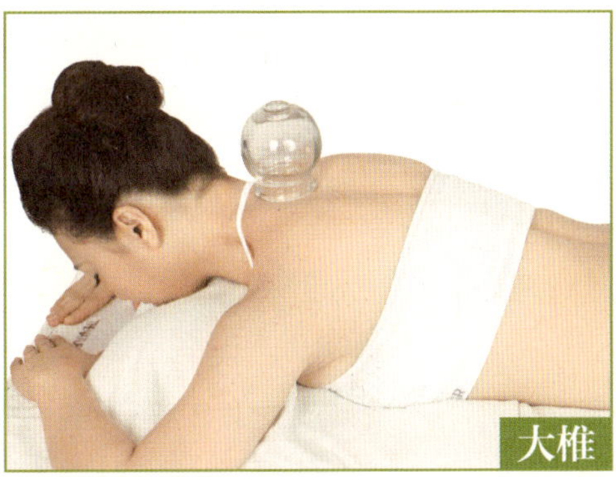
大椎

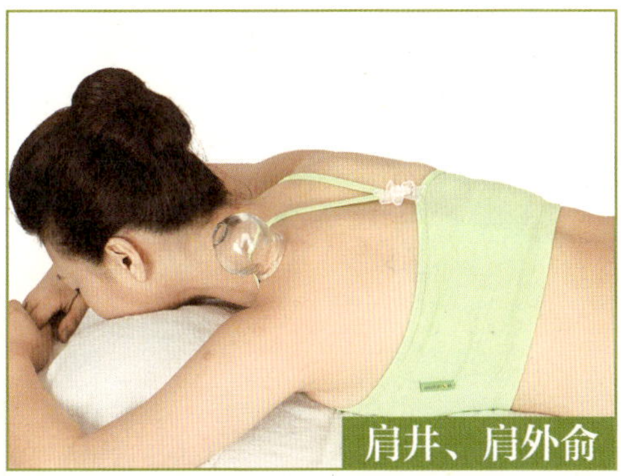
肩井、肩外俞

拔罐颈部大椎： 点燃棉球后，伸入罐内旋转一圈马上抽出，然后迅速将火罐扣在大椎穴上，留罐 10 分钟后取下，以局部皮肤充血为度。

拔罐肩部肩井、肩外俞： 点燃棉球后，伸入罐内旋转一圈马上抽出，然后迅速将火罐扣在肩井穴、肩外俞穴上，留罐 10 分钟，以局部皮肤充血为度。

肩周炎——活血散风利关节

小医生断症：肩周炎的主要症状为颈肩持续疼痛，患侧上肢抬高、旋转、前后摆动受限，遇风遇冷感觉有沉重隐痛。如不及时治疗，拖延日久可使关节粘连，患侧上肢变细，无力甚至形成废用性萎缩。

小叮咛：对肩周炎患者来说，特别要注重关节的运动，可经常打太极拳、太极剑、门球等。

所需穴位一览

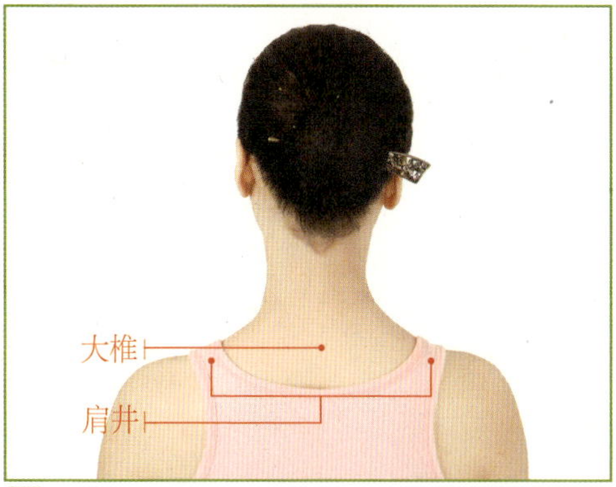

大椎具有解表通阳、补虚宁神的作用；肩井具有祛风清热、活络消肿的作用。

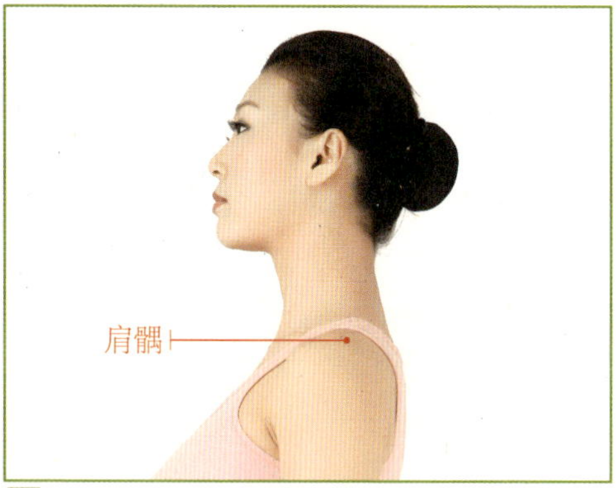

肩髃具有活血散风、通利关节的作用，能防治肩周炎。

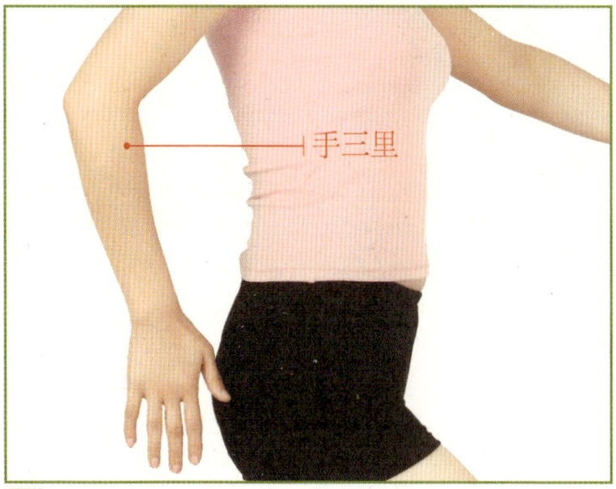

手三里具有通经活络、清热明目的作用，能改善肩周炎引起的上肢无力。

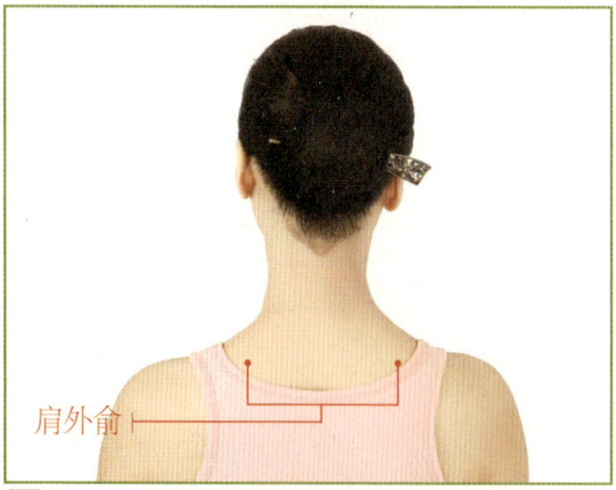

肩外俞具有舒筋活络、祛风止痛的作用，能缓解肩周炎引起的肩背疼痛。

刮痧方法

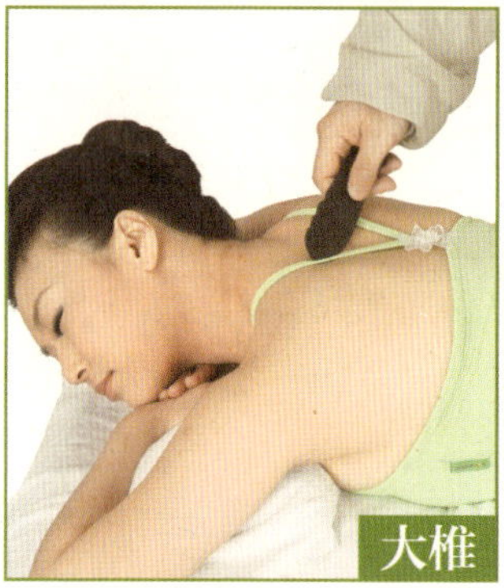
大椎

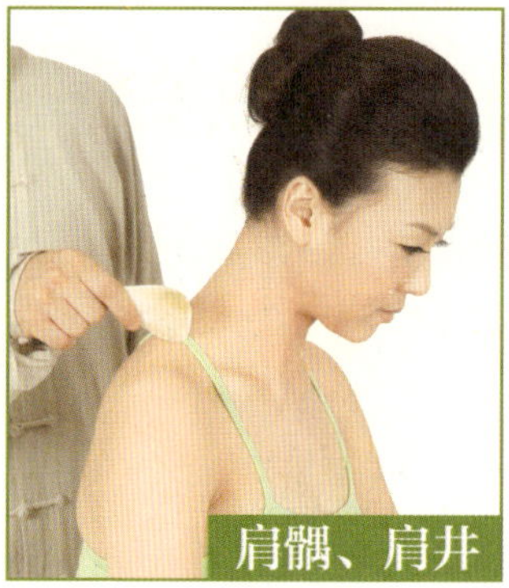
肩髃、肩井

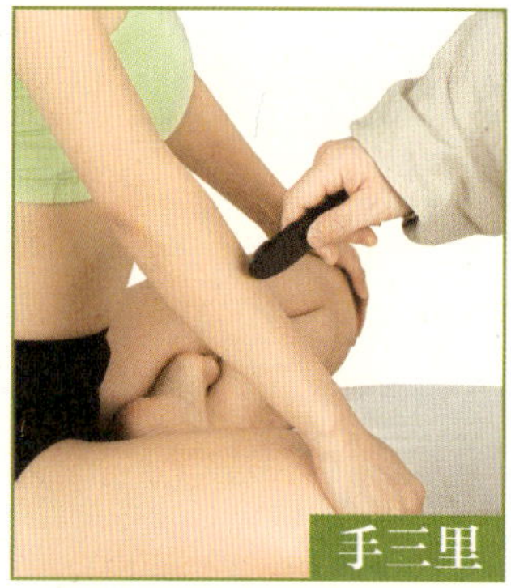
手三里

刮拭颈部大椎：用角刮法刮拭大椎穴 30 次，力度轻柔，以皮肤潮红为宜。

刮拭肩部肩髃、肩井：用刮痧板的厚棱角面侧为着力点从肩井穴刮拭至肩髃穴 30 次，力度微重，以出痧为度。

刮拭上肢部手三里：用刮痧板的角部刮拭手三里穴 30 次，由上至下，力度微重，以出痧为度。

拔罐方法

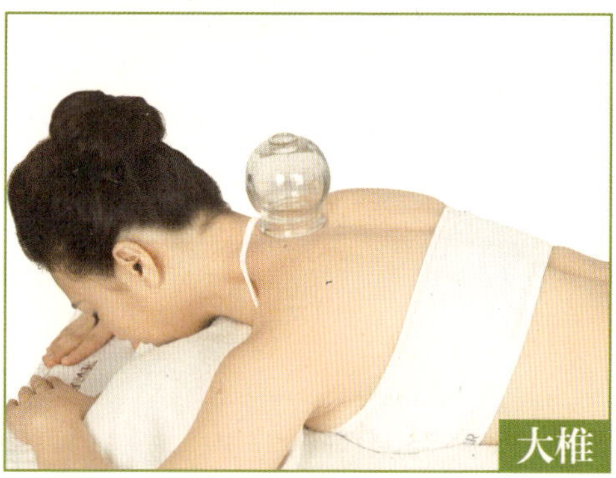
大椎

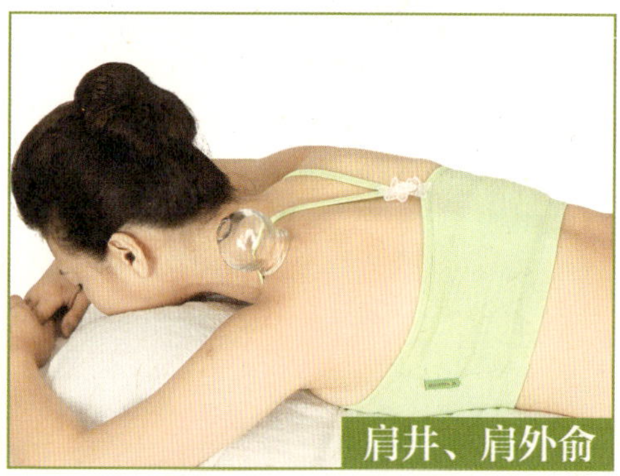
肩井、肩外俞

拔罐颈部大椎：点燃棉球后，伸入罐内旋转一圈马上抽出，然后迅速将火罐扣在大椎穴上，留罐 10 分钟后取下。

拔罐肩部肩井、肩外俞：点燃棉球后，伸入罐内旋转一圈马上抽出，然后迅速将火罐扣在肩井穴、肩外俞穴上，留罐 10 分钟，以局部皮肤充血为度。

腰椎间盘突出——强腰利膝疏经络

小医生断症：腰椎间盘突出以持续性腰背部钝痛为多见，平卧位减轻，站立则加剧，在一般情况下可以忍受，持续时间少则 2 周，长者可达数月，甚至数年之久，伴有下肢放射痛或麻木，轻者表现为由腰部至大腿及小腿后侧的放射性刺痛或麻木感，直达足底部。

小叮咛：平时站或坐姿势要正确，脊柱不正，会造成椎间盘受力不均匀。

所需穴位一览

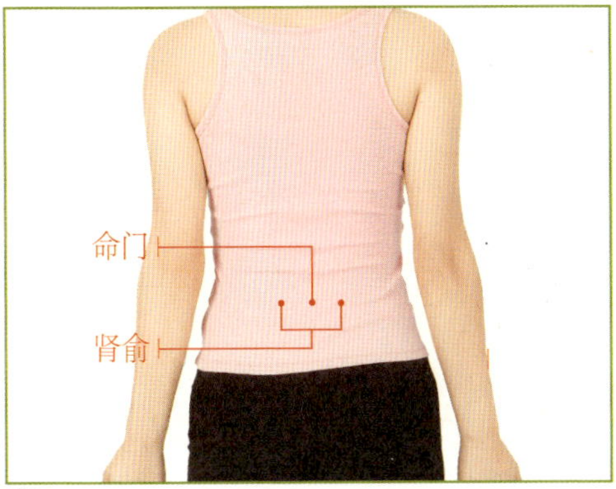

命门具有培元补肾、强健腰脊的作用；肾俞具有益肾助阳、强腰利水的作用。

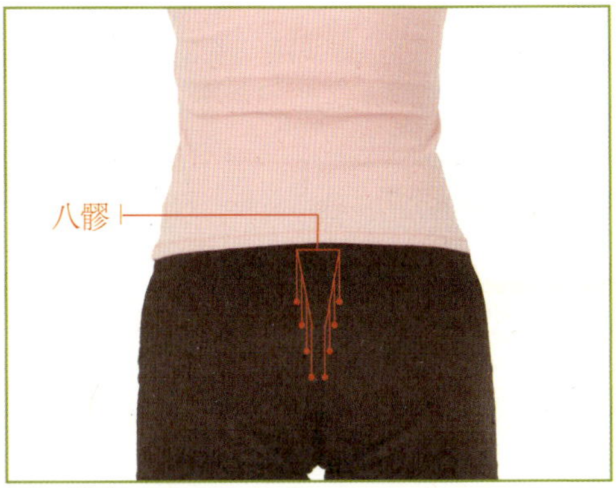

八髎具有调理下焦、通经活络的作用，能维护腰骶健康。

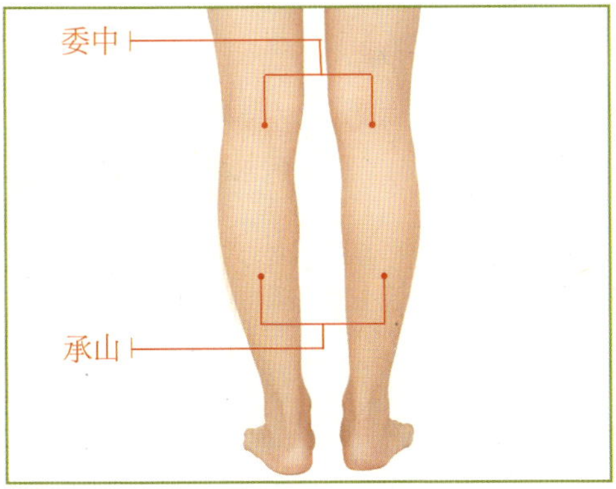

委中具有清热凉血、舒筋通络、祛除风湿的作用；承山具有理气止痛、舒筋活络的作用。

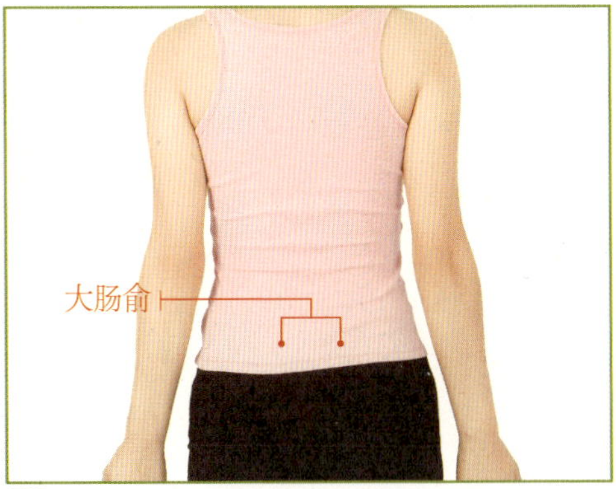

大肠俞具有疏调肠腑、理气通络的作用，且位于腰骶部，能缓解腰骶疼痛。

刮痧方法

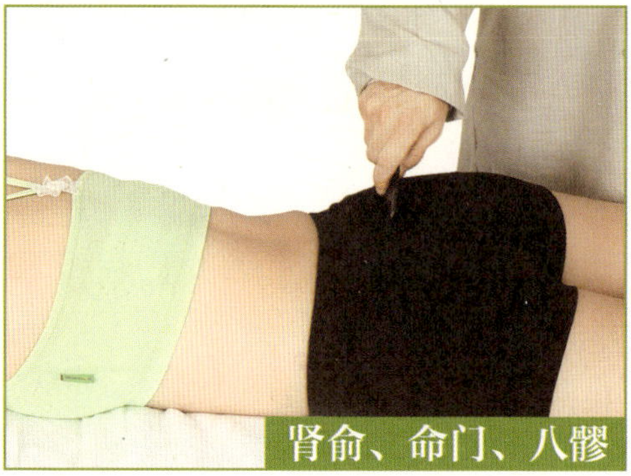
肾俞、命门、八髎

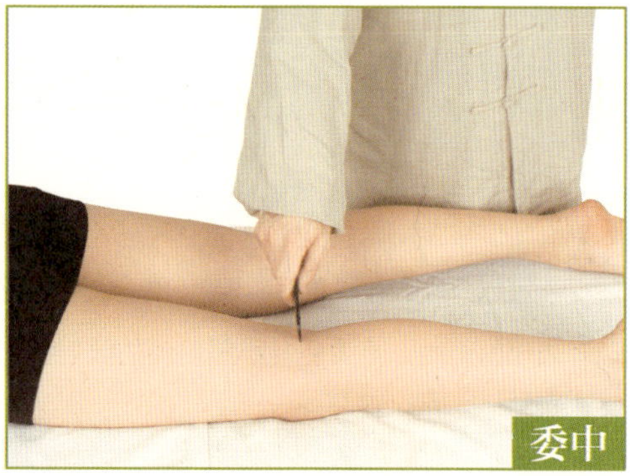
委中

刮拭腰骶部肾俞、命门、八髎：先用刮痧板的角部刮拭命门穴 30 次，再用面刮法刮肾俞穴至八髎穴 10 ~ 15 次，力度微重，以出痧为度。

刮拭下肢部委中：用刮痧板的角部刮拭委中穴 30 次，力度轻柔，速度适中，以局部皮肤潮红、发热为宜。

拔罐方法

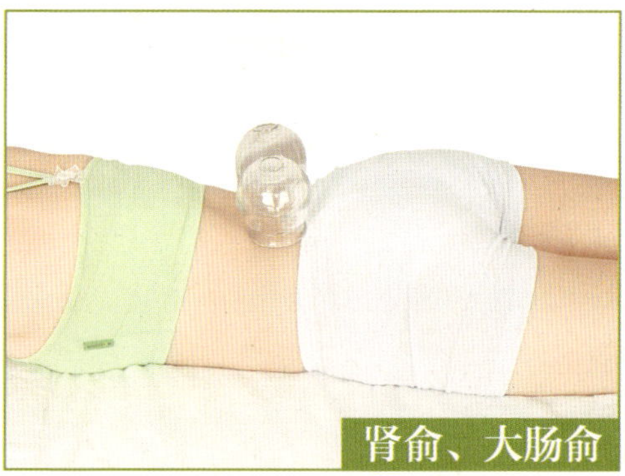
肾俞、大肠俞

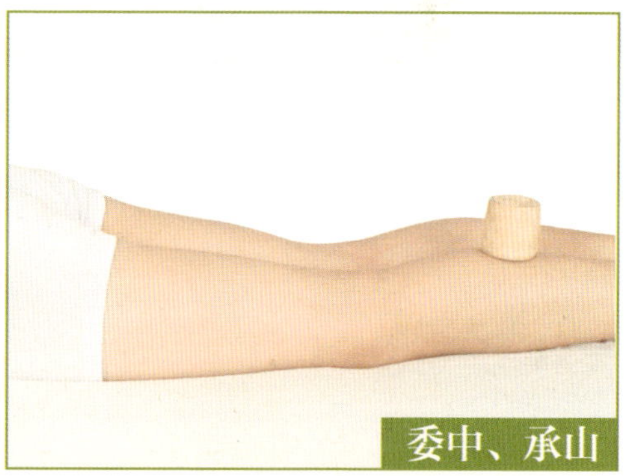
委中、承山

拔罐腰骶部肾俞、大肠俞：点燃棉球后，伸入罐内旋转一圈马上抽出，将火罐扣在肾俞穴、大肠俞穴上，留罐 10 分钟，以局部皮肤充血为度。

拔罐下肢部委中、承山：点燃棉球后，伸入罐内旋转一圈马上抽出，将竹罐拔取在委中穴、承山穴上，留罐 10 分钟后取下，以局部皮肤潮红为度。

腰肌劳损——舒筋活络强腰膝

小医生断症：腰肌劳损患者多有腰背部（有时包括臀部）弥漫性疼痛，以两侧腰部、椎旁及骶嵴上更为明显。其特点是晨起时痛剧，活动数分钟或半小时后缓解，但至傍晚时似乎因活动过多疼痛又复现，休息后又好转。

小叮咛：防治本病要保持良好的生活习惯，防止腰腿受凉，防止过度劳累。

所需穴位一览

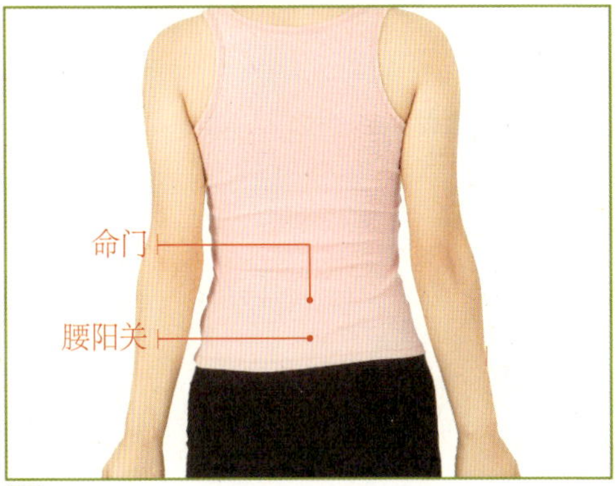

命门具有培元补肾、强健腰脊的作用；腰阳关具有祛寒除湿、舒筋活络的作用。

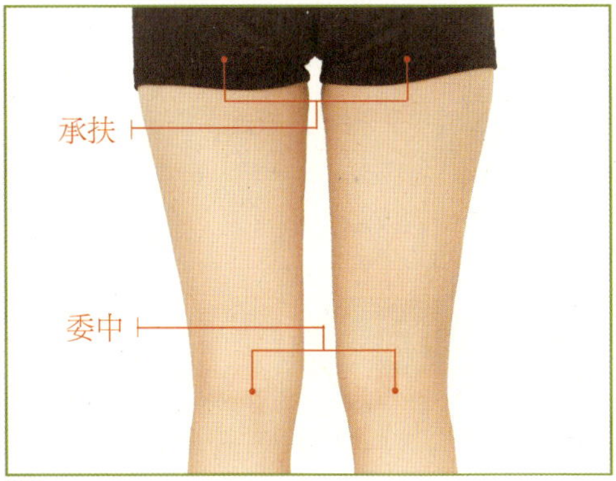

承扶具有通便消痔、舒筋活络的作用；委中具有清热凉血、舒筋通络、祛除风湿的作用。

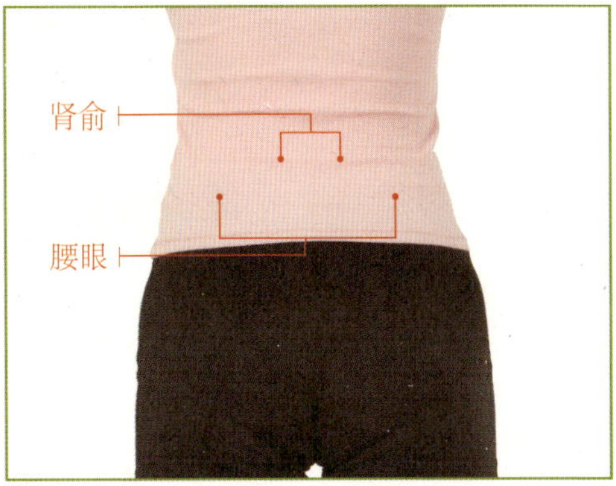

肾俞具有益肾助阳、强腰利水的作用；腰眼具有强腰健肾的作用。

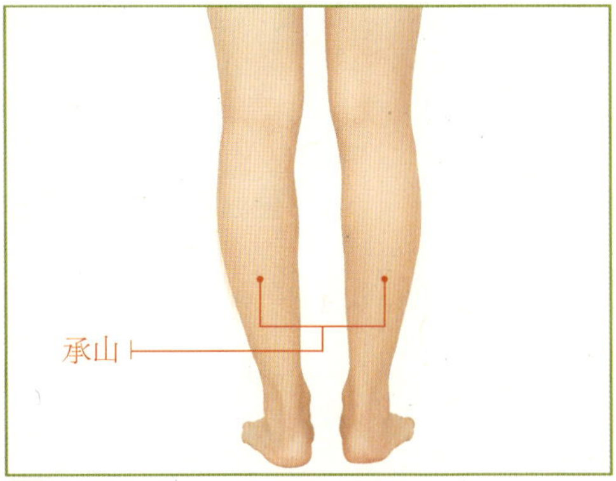

承山具有理气止痛、舒筋活络的作用，能改善腰肌劳损引起的下肢酸痛。

刮痧方法

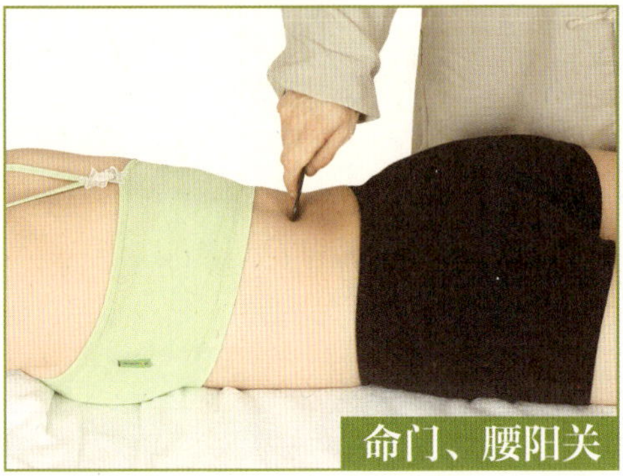

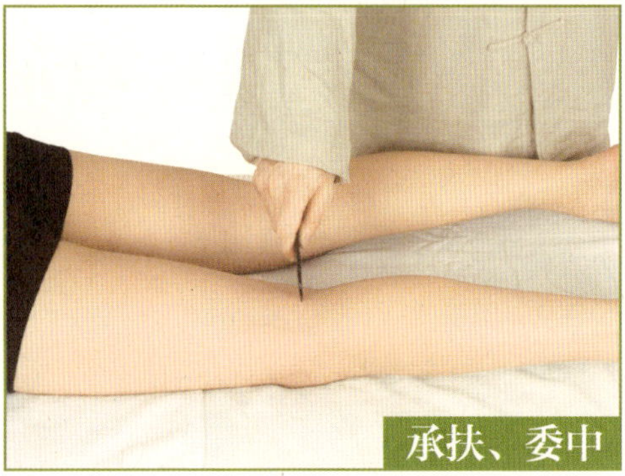

刮拭腰部命门、腰阳关：用角刮法自上而下地从命门穴刮至腰阳关穴 15 ~ 30 次，力度适中，以出痧为度。

刮拭下肢部承扶、委中：用角刮法从上往下刮拭承扶穴至委中穴 10 ~ 15 次，力度适中，手法连贯，以潮红、出痧为度。

拔罐方法

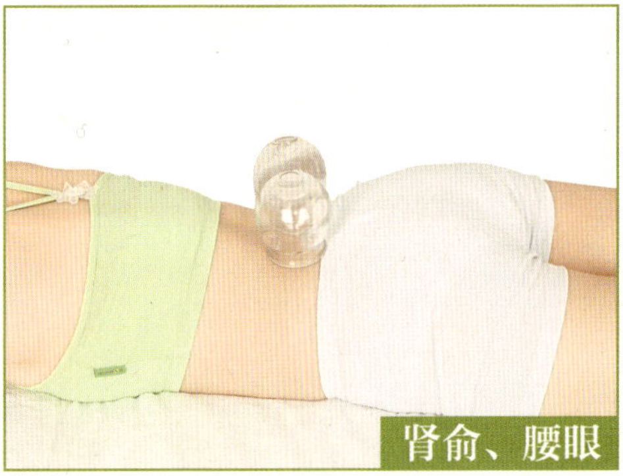

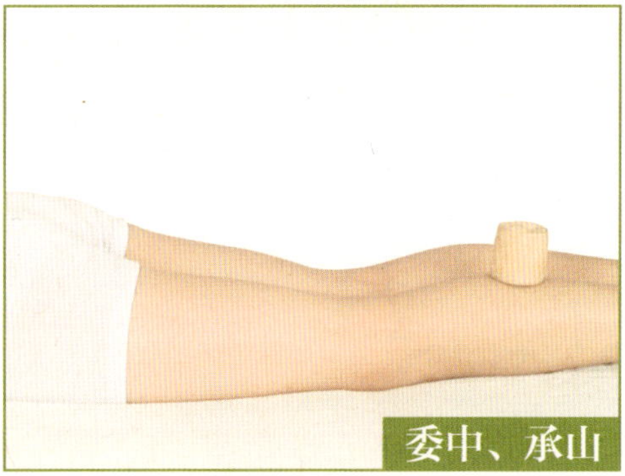

拔罐腰部肾俞、腰眼：点燃棉球后，伸入罐内旋转一圈马上抽出，将火罐扣在肾俞穴、腰眼穴上，留罐 10 分钟后取下，以充血为度。

拔罐下肢部委中、承山：点燃棉球后，伸入罐内旋转一圈马上抽出，将竹罐拔取在委中穴、承山穴上，留罐 10 分钟后取下，以局部皮肤潮红为度。

膝关节炎——强健腰膝祛风湿

小医生断症：膝关节炎是一种以退行性病理改变为基础的疾患。多患于中老年人群，其症状多表现为膝盖红肿痛、上下楼梯痛、坐起立行时膝部酸痛不适等。也会有患者表现肿胀、弹响、积液等，如不及时治疗，则会引起关节畸形，残废。

小叮咛：建议爱美女性少穿高跟鞋，不得不穿时，应避免蹲跪或爬楼梯动作。

所需穴位一览

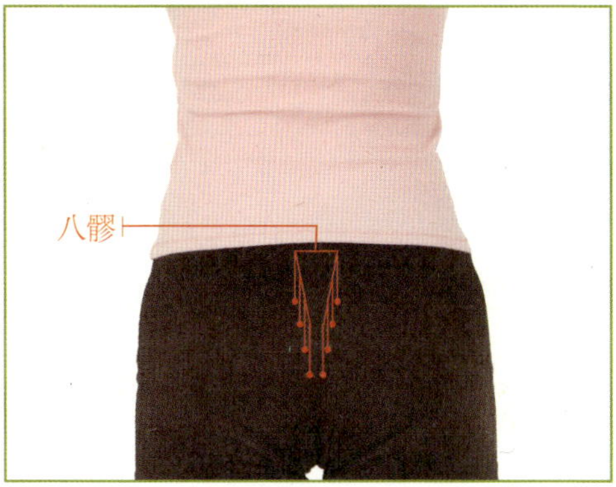

八髎具有调理下焦、通经活络的作用，能增强腰腿力量，维护腰腿健康。

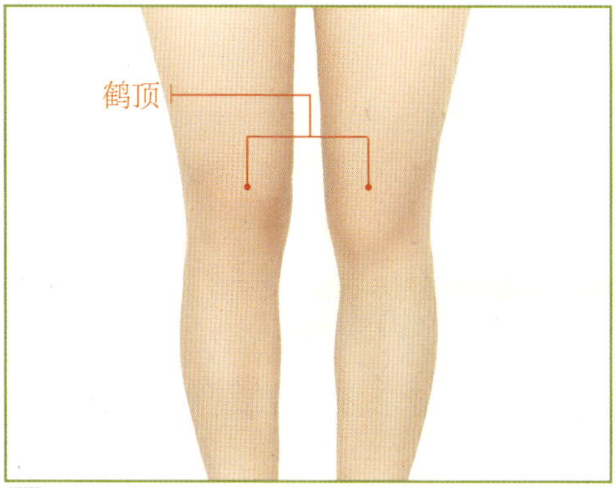

鹤顶具有通利关节的作用，能有效保护膝关节健康。

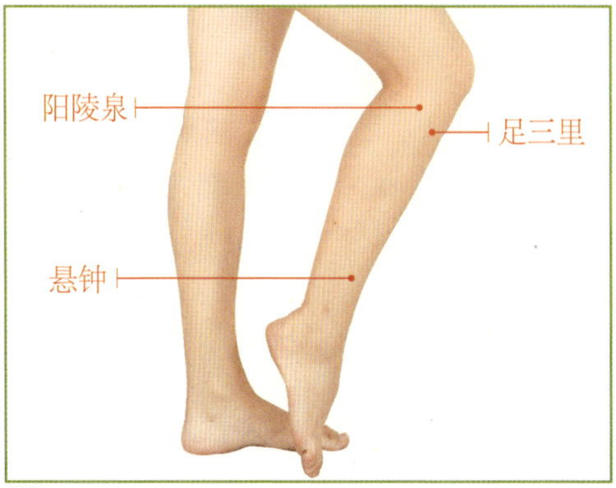

阳陵泉可舒肝利胆、强健腰膝；悬钟可祛风湿、通经络；足三里可扶正培元、通经活络。

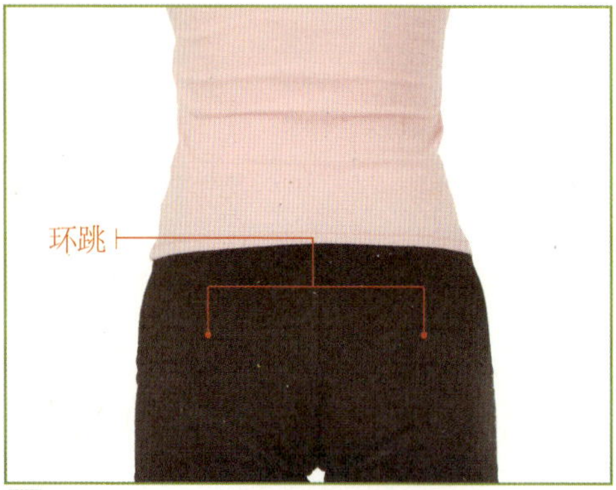

环跳具有祛风化湿、强健腰膝的作用，能维护腰膝健康。

刮痧方法

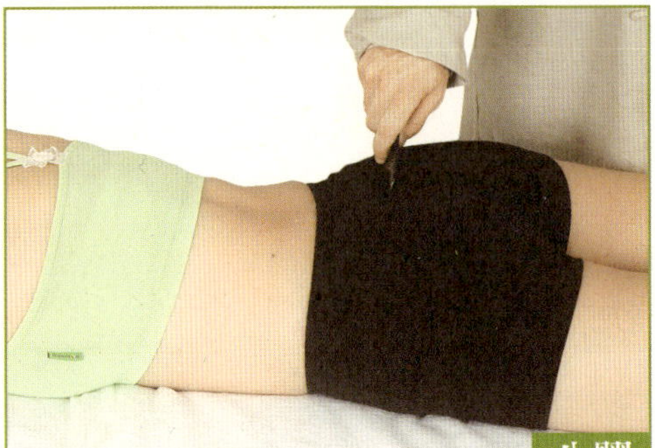

八髎

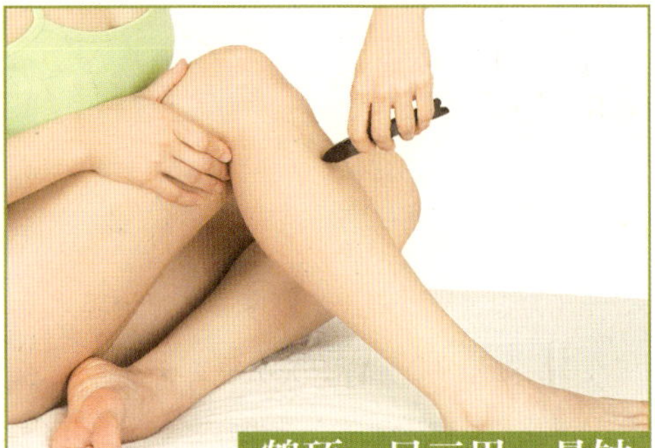

鹤顶、足三里、悬钟

刮拭骶部八髎：用刮痧板的角部从上往下刮拭八髎穴 30 次，力度轻柔，速度适中，以局部皮肤潮红为宜。

刮拭下肢部鹤顶、足三里、悬钟：用角刮法由上至下刮拭鹤顶穴、足三里穴、悬钟穴各 30 次，力度适中，以出痧为度。

拔罐方法

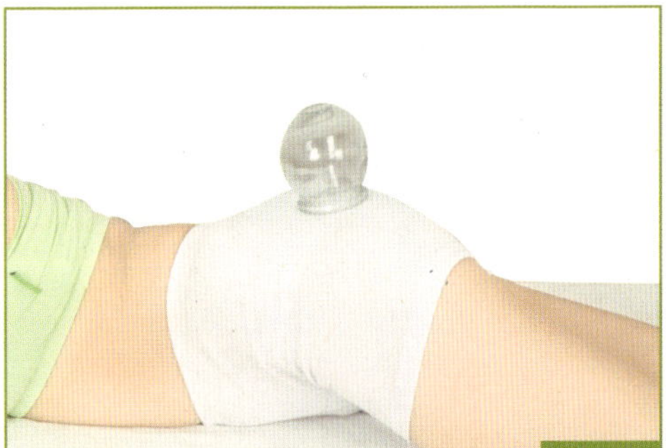

环跳

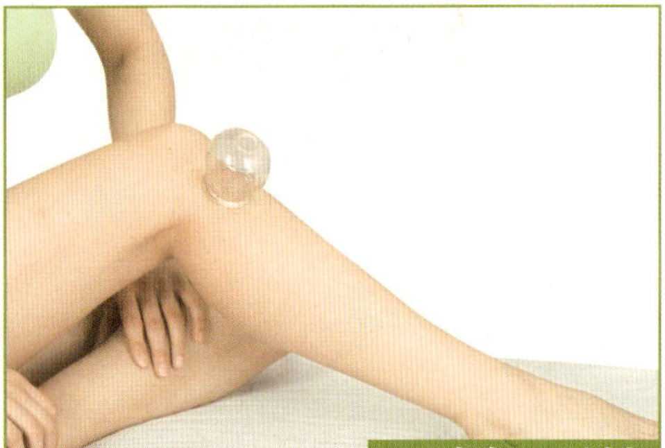

阳陵泉、悬钟

拔罐臀部环跳：点燃棉球后，伸入罐内旋转一圈马上抽出，将火罐扣在环跳穴上，留罐 10 分钟，以局部皮肤潮红、充血为度。

拔罐下肢部阳陵泉、悬钟：点燃棉球后，伸入罐内旋转一圈马上抽出，将火罐拔取在阳陵泉穴、悬钟穴上，留罐 10 分钟后取下，以局部皮肤充血为度。

足跟痛——舒筋活络止疼痛

小医生断症：足跟痛是一种症状，以跟部疼痛为主，局部不红不肿，在跟骨内侧结节处，相当于跟部前方偏内侧有一限局性压痛点，时而可牵扯小腿后侧疼痛，早晨起床时不敢直接用力及行走，久坐后起身时疼痛加重，经活动几步后症状减轻，多在一侧发病，也可两侧同时发病。

小叮咛：矫正鞋垫可缓解跖腱膜张力，减轻刺激，缓解疼痛，可适当使用。

所需穴位一览

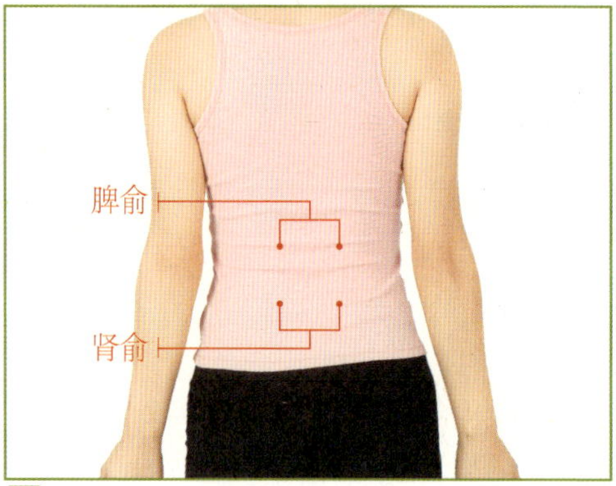

脾俞具有统血活络、利湿升清的作用；肾俞具有益肾助阳、强腰利水的作用。

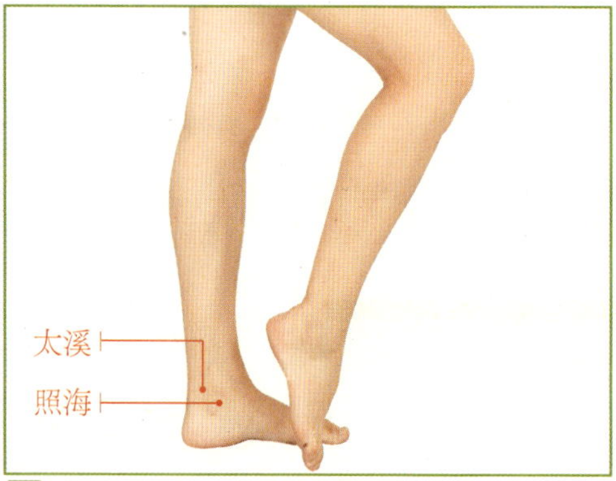

太溪具有滋阴益肾、壮阳强腰的作用；照海具有滋阴清热、调经止痛的作用。

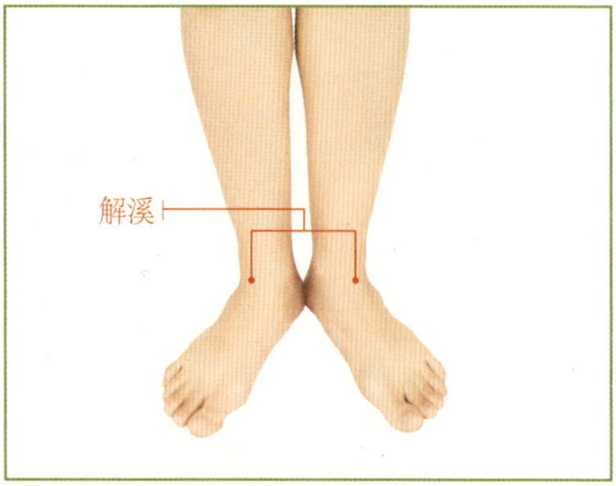

解溪具有舒筋活络、镇惊安神的作用，能维护足踝健康。

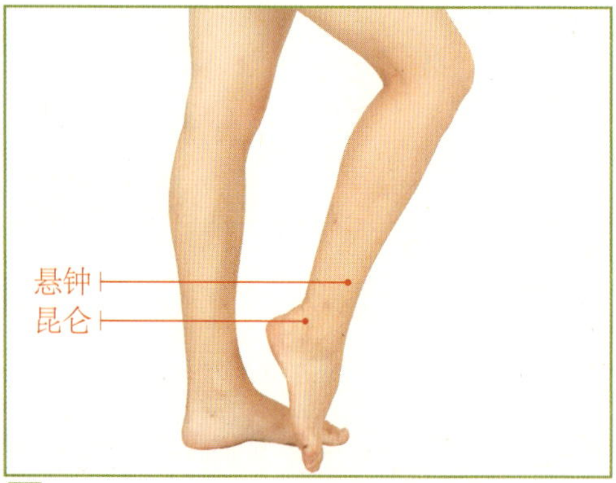

悬钟具有泄胆火、清髓热、祛风湿、通经络的作用；昆仑具有滋阴清热、止痛的作用。

刮痧方法

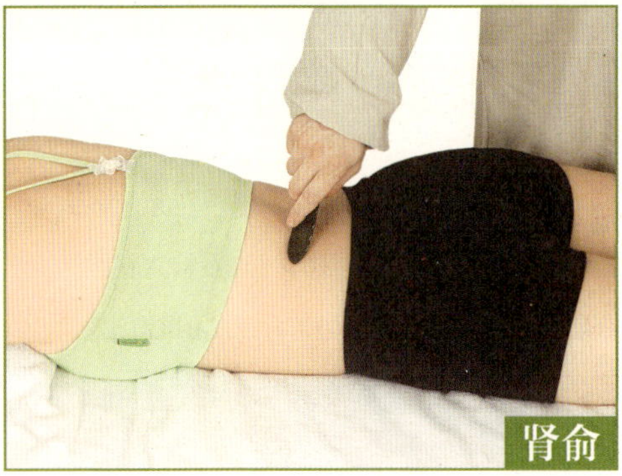
肾俞

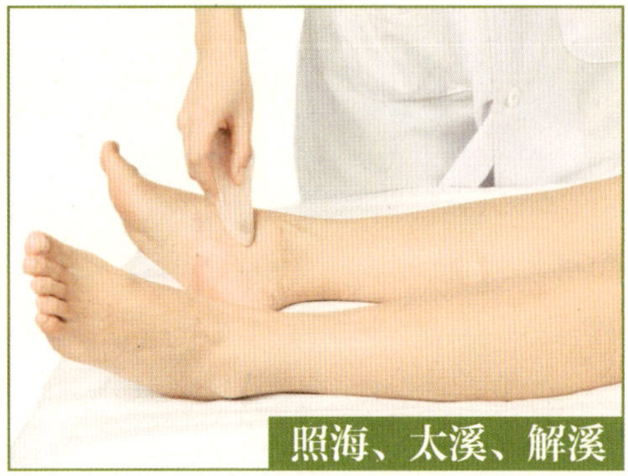
照海、太溪、解溪

刮拭腰部肾俞：用面刮法从上往下地刮拭肾俞穴 10 ～ 15 次，力度适中，速度适中，以局部皮肤出痧为度。

刮拭下肢部照海、太溪、解溪：用刮痧板的角部刮拭照海穴、太溪穴、解溪穴各 30 次，自上而下来回刮，力度适中，直至皮肤发红，皮下出现紫色痧斑、痧痕形成为止。

拔罐方法

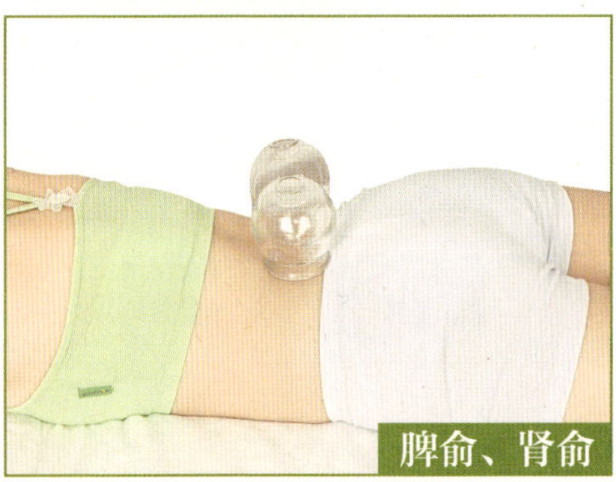
脾俞、肾俞

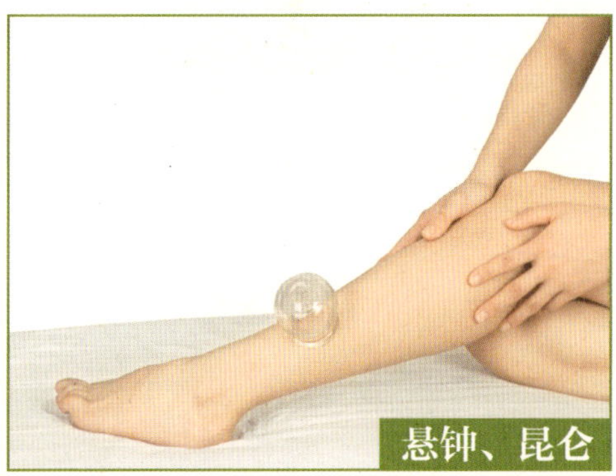
悬钟、昆仑

拔罐腰背部脾俞、肾俞：点燃棉球后，伸入罐内旋转一圈马上抽出，将火罐扣在脾俞穴、肾俞穴上，留罐 10 分钟，以充血为度。

拔罐下肢部悬钟、昆仑：点燃棉球后，伸入罐内旋转一圈马上抽出，将火罐扣在悬钟穴、昆仑穴上，每穴留罐 10 分钟后取下，以局部皮肤充血为度。

坐骨神经痛——强腰利膝通经络

小医生断症：坐骨神经痛多见于中老年男子，以单侧较多，起病急骤，首先感到下背部酸痛和腰部僵直感，或者在发病前数周，在走路和运动时，下肢有短暂的疼痛，以后逐步加重而发展为剧烈疼痛，疼痛由腰部，臀部或髋部开始，向下沿大腿后侧，腘窝，小腿外侧和足背扩散。

小叮咛：坐骨神经痛患者应使用硬板床休息，可坚持做床上体操，要劳逸结合，生活规律化。

所需穴位一览

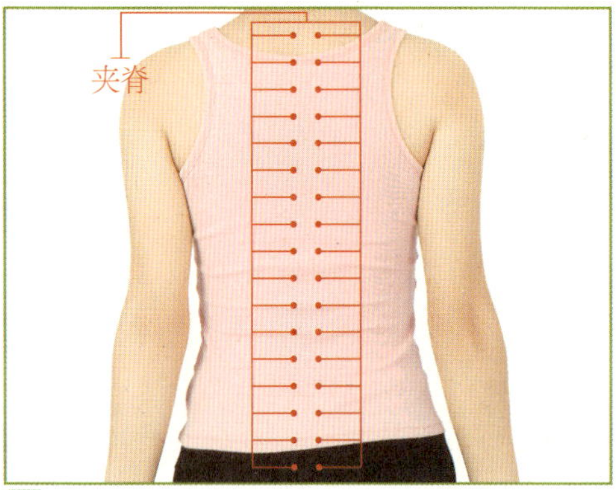

夹脊具有调和脏腑、补虚扶正的作用，能增强体力，维护脊柱健康。

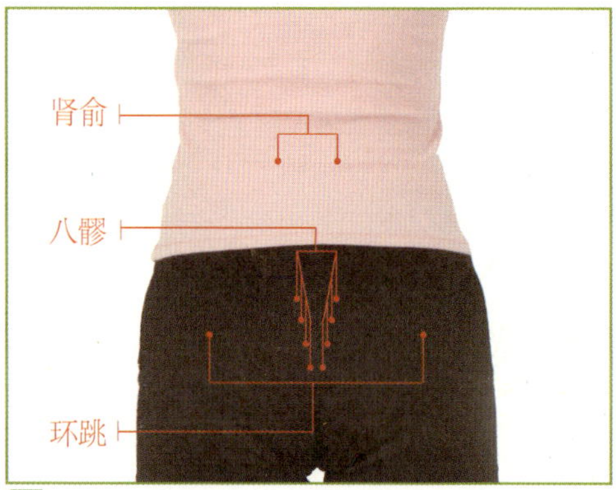

肾俞可益肾助阳、强腰利水；八髎可调理下焦、通经活络；环跳可祛风化湿、强健腰膝。

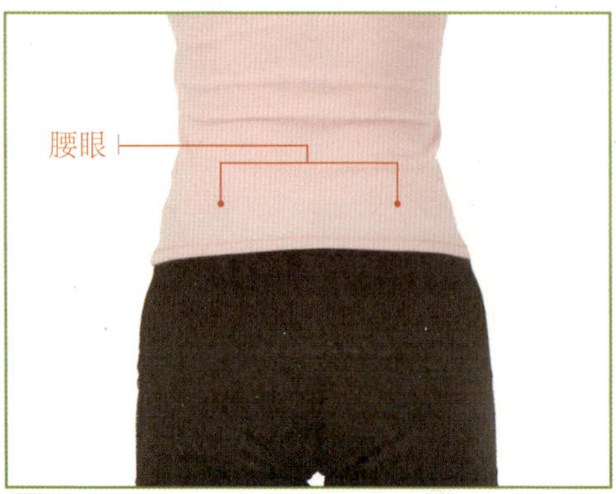

腰眼具有强腰健肾、通经活络的作用，能缓解腰腿疼痛。

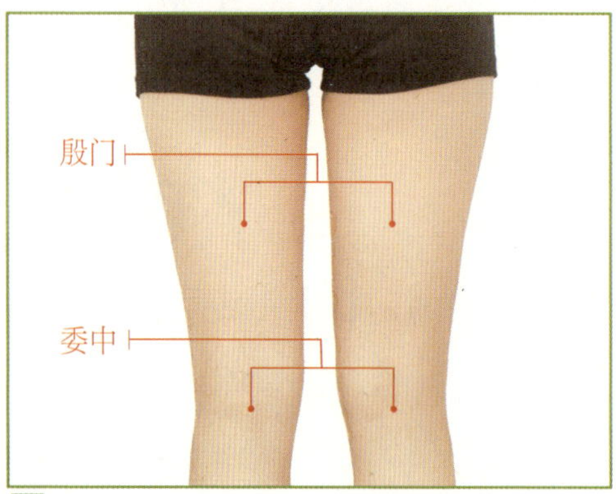

殷门具有舒筋通络、强健腰膝的作用；委中具有清热凉血、舒筋通络、祛除风湿的作用。

刮痧方法

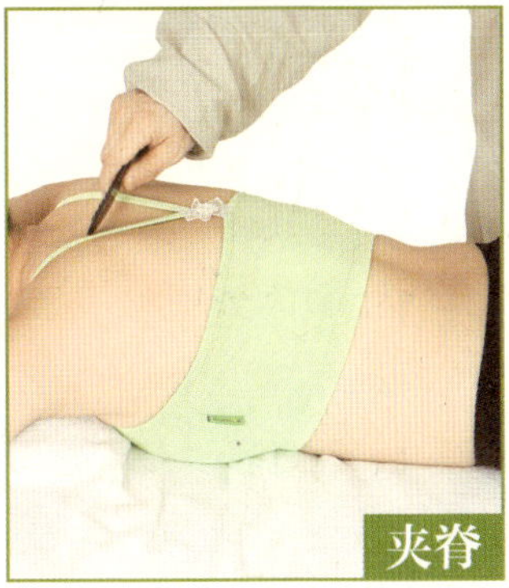
夹脊

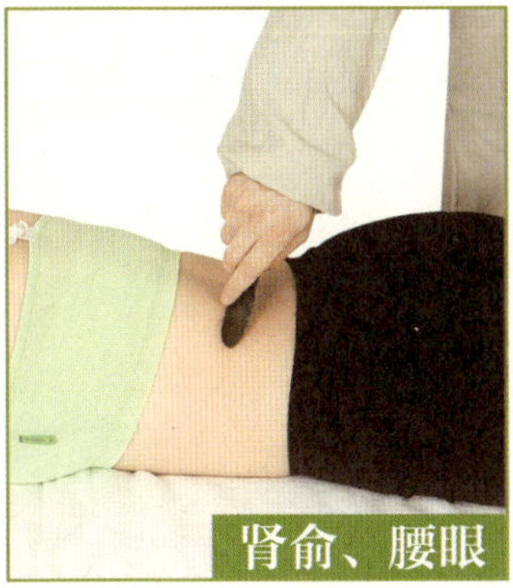
肾俞、腰眼

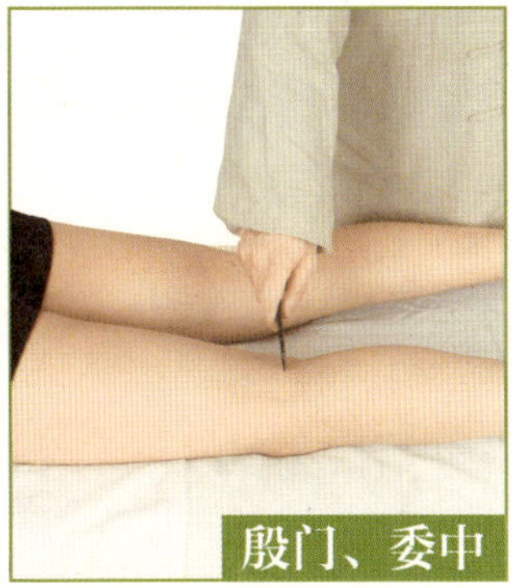
殷门、委中

刮拭背部夹脊：用角刮法从上往下刮拭夹脊穴 10 ~ 15 次，力度适中，以潮红、出痧为度。

刮拭腰部肾俞、腰眼：用面刮法由肾俞穴刮至腰眼穴 10 ~ 15 次，以出痧为度。

刮拭下肢部殷门、委中：用角刮法从殷门穴刮至委中穴 10 ~ 15 次，力度适中，速度均匀，以局部皮肤出痧为度。

拔罐方法

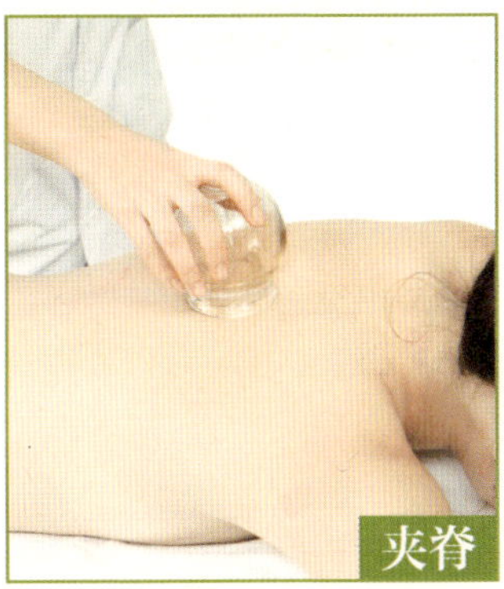
夹脊

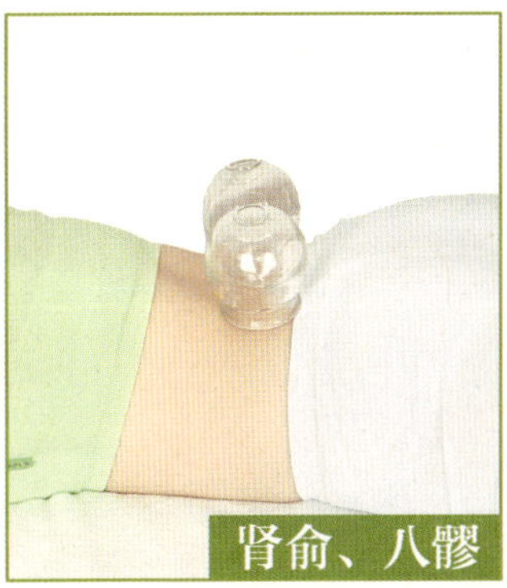
肾俞、八髎

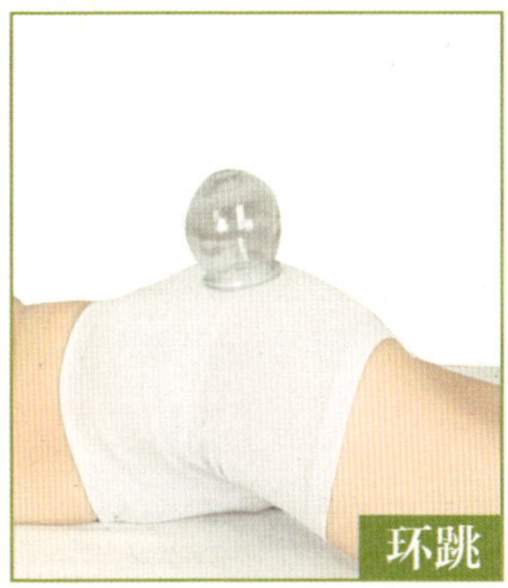
环跳

拔罐背部夹脊：点燃棉球后，伸入罐内旋转一圈马上抽出，将火罐扣在大椎穴上，沿着夹脊穴来回走罐，操作 10 次，以皮肤潮红为度。

拔罐腰骶部肾俞、八髎：将火罐扣在肾俞穴、八髎穴上，留罐 10 分钟，以局部皮肤潮红、充血为度。

拔罐臀部环跳：将火罐扣在环跳穴上，留罐 10 分钟，以局部皮肤充血为度。

预防和护理

坐骨神经痛的患者可适当参加各种体育活动，运动后要注意保护腰部和患肢，内衣汗湿后要及时换洗，防止潮湿的衣服在身上被焐干，出汗后也不宜立即洗澡，待落汗后再洗，以防受凉、受风。

民间偏方

伸筋草茶

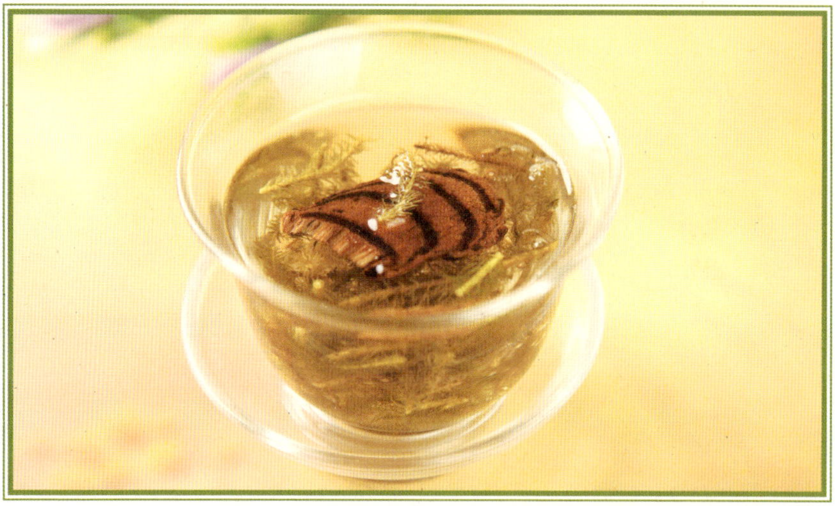

材料：伸筋草 20 克，鸡血藤 15 克

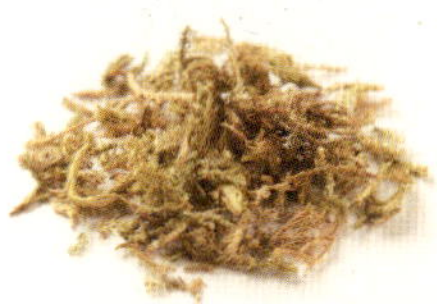

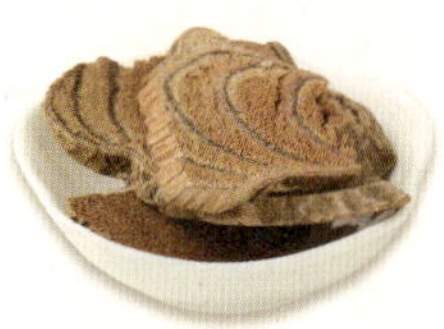

做法：将上述两味药加 500 毫升清水，煎煮至沸腾后，改小火焖 30 分钟后取出药液，置保温瓶中。

主治：舒筋活络、止痛散瘀。用于经络阻滞不通的坐骨神经痛患者。

用法：每日 1 剂，代茶饮，可分数次饮完。